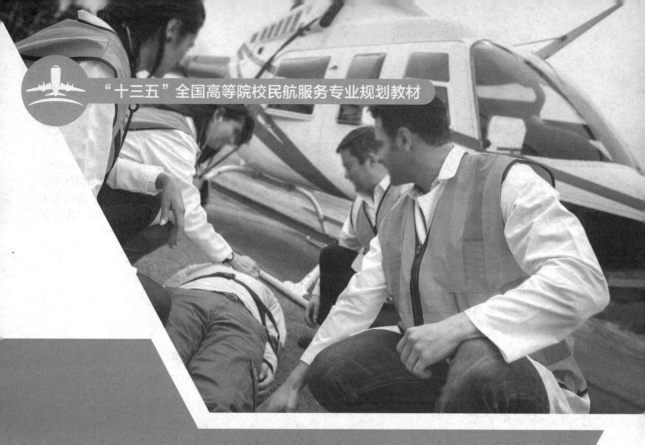

"十三五"全国高等院校民航服务专业规划教材

航空卫生保健与急救

U0387555

主　编◎何蔓莉
主　审◎陈淑英

In-Flight Medical Care and First Aid

清华大学出版社
北京

内容简介

　　学习和掌握航空卫生保健与急救的相关知识，是空勤人员维护自身健康的必要前提。本书从理论出发，结合实际操作，主要从航空卫生与保健、航空急救知识与方法两大方面进行编写，此处还介绍了与航空相关的卫生法规。航空卫生与保健主要从医学病理角度出发，介绍了航空生理基础知识、常见的航空性疾病及其预防、影响航空飞行的心理疾病及空勤人员的营养要求等相关知识。航空急救知识与方法侧重实操，包含了机上旅客突发疾病的急救处理、航空飞行突发状况的现场急救，以及空中意外应急求生措施等知识点。通过本书的系统化学习，对学员及空勤人员的日常保健护理及机上紧急救助工作具有指导作用。

图书在版编目（CIP）数据

航空卫生保健与急救 / 何蔓莉主编. —北京：清华大学出版社，2019 (2025.1重印)
（"十三五"全国高等院校民航服务专业规划教材）
ISBN 978-7-302-51676-7

Ⅰ.①航…　Ⅱ.①何…　Ⅲ.①航空卫生学—高等学校—教材　Ⅳ.①R851

中国版本图书馆 CIP 数据核字（2018）第 264256 号

责任编辑：杜春杰
封面设计：刘　超
版式设计：雷鹏飞
责任校对：马军令
责任印制：宋　林

出版发行：清华大学出版社
　　　　网　　　址：https://www.tup.com.cn, https://www.wqxuetang.com
　　　　地　　　址：北京清华大学学研大厦 A 座　　　邮　　编：100084
　　　　社 总 机：010-83470000　　　　　　　　邮　　购：010-62786544
　　　　投稿与读者服务：010-62776969，c-service@tup.tsinghua.edu.cn
　　　　质量反馈：010-62772015，zhiliang@tup.tsinghua.edu.cn
　　　　课件下载：https://www.tup.com.cn, 010-62788951-233
印 装 者：三河市君旺印务有限公司
经　　销：全国新华书店
开　　本：185mm×260mm　　　印　　张：15.25　　　字　　数：371 千字
版　　次：2019 年 5 月第 1 版　　　印　　次：2025 年 1 月第 13 次印刷
定　　价：59.80 元

产品编号：079573-01

"十三五"全国高等院校民航服务专业规划教材
丛书主编及专家指导委员会

"十三五"全国高等院校民航服务专业规划教材编委会

出 版 说 明

随着经济的稳步发展，我国已经进入经济新常态的阶段，特别是十九大指出：中国社会主要矛盾已经转化为人民日益增长的美好生活需要和不平衡不充分的发展之间的矛盾，这客观上要求社会服务系统要完善升级。作为公共交通运输的主要组成部分，民航运输在满足人们对美好生活的追求和促进国民经济发展中扮演着重要的角色，具有广阔的发展空间。特别是"十三五"期间，国家高度重视民航业的发展，将民航业作为推动我国经济社会发展的重要战略产业，预示着我国民航业将会有更好、更快的发展。从国产化飞机C919的试飞，到宽体飞机规划的出台，以及民航发展战略的实施，标志着我国民航业已经步入崭新的发展阶段，这一阶段的特点是以人才为核心，而这一发展模式必将进一步对民航人才质量提出更高的要求。面对民航业发展对人才培养提出的挑战，培养服务于民航业发展的高质量人才，不仅需要转变人才培养观念，创新教育模式，更需要加强人才培养过程中基本环节的建设，而教材建设就是其首要的任务。

我国民航服务专业的学历教育，经过18年的探索与发展，其办学水平、办学结构、办学规模、办学条件和师资队伍等方面都发生了巨大的变化，专业建设水平稳步提高，适应民航发展的人才培养体系初步形成。但我们应该清醒地看到，目前我国民航服务类专业的人才培养仍存在着诸多问题，特别是专业人才培养质量仍不能适应民航发展对人才的需求，人才培养的规模与高质量人才短缺的矛盾仍很突出。而目前相关专业教材的开发还处于探索阶段，缺乏系统性与规范性。已出版的民航服务类专业教材，在吸收民航服务类专业研究成果方面做出了有益的尝试，涌现出不同层次的系列教材，推动了民航服务的专业建设与人才培养，但从总体来看，民航服务类教材的建设仍落后于民航业对专业人才培养的实践要求，教材建设已成为相关人才培养的瓶颈。这就需要以引领和服务专业发展为宗旨，系统总结民航服务实践经验与教学研究成果，开发全面反映民航服务职业特点、符合人才培养规律和满足教学需要的系统性专业教材，积极有效地推进民航服务专业人才的培养工作。

基于上述思考，编委会经过两年多的实际调研与反复论证，在广泛征询民航业内专家的意见与建议、总结我国民航服务类专业教育的研究成果后，结合我国民航服务业的发展趋势，致力于编写出一套系统的、具有一定权威性和实用性的民航服务类系列教材，为推进我国民航服务人才的培养尽微薄之力。

本系列教材由沈阳航空航天大学、南昌航空大学、郑州航空工业管理学院、上海民航职业技术学院、长沙航空职业技术学院、西安航空职业技术学院、中原工学院、上海外国语大学、山东大学、大连外国语大学、沈阳师范大学、曲阜师范大学、湖南艺术职业学院、陕西师范大学、兰州大学、云南大学、四川大学、湖南民族职业学院、江西青年职业学院、天津交通职业学院、潍坊职业学院、南京旅游职业学院等多所高校的众多资深专家和学者共同打造，还邀请了多名原中国东方航空公司、原中国南方航空公司、原中国国际航空公司和原海南航空公司中从事多年乘务工作的乘务长和乘务员参与教材的编写。

目前，我国民航服务类的专业教育呈现着多元化、多层次的办学格局，各类学校的办学模式也呈现出个性化的特点，在人才培养体系、课程设置以及课程内容等方面，各学校之间存在着一定的差异，对教材也有不同的需求。为了能够更好地满足不同办学层次、教学模式对教材的需要，本套教材主要突出以下特点。

第一，兼顾本、专科不同培养层次的教学需要。鉴于近些年我国本科层次民航服务专业办学规模的不断扩大，在教材需求方面显得十分迫切，同时，专科层面的办学已经到了规模化的阶段，完善与更新教材体系和内容迫在眉睫，本套教材充分考虑了各类办学层次的需要，本着"求同存异、个性单列、内容升级"的原则，通过教材体系的科学架构和教材内容的层次化，以达到兼顾民航服务类本、专科不同层次教学之需要。

第二，将最新实践经验和专业研究成果融入教材。服务类人才培养是系统性问题，具有很强的内在规定性，民航服务的实践经验和专业建设成果是教材的基础，本套教材以丰富理论、培养技能为主，力求夯实服务基础、培养服务职业素质，将实践层面行之有效的经验与民航服务类人才培养规律的研究成果有效融合，以提高教材对人才培养的有效性。

第三，落实素质教育理念，注重服务人才培养。习近平总书记在党的十九大报告中强调，"要全面贯彻党的教育方针，落实立德树人根本任务，发展素质教育，推进教育公平，培养德智体美全面发展的社会主义建设者和接班人"，人才以德为先，以社会主义价值观铸就人的灵魂，才能使人才担当重任，也是高校人才培养的基本任务。教育实践表明，素质是人才培养的基础，也是人才职业发展的基石，人才的能力与技能以精神与灵魂为附着，但在传统的民航服务教材体系中，包含素质教育板块的教材较为少见。根据党的教育方针，本套教材的编写考虑到素质教育与专业能力培养的关系，以及素质对职业生涯的潜在影响，首次在我国民航服务专业教学中提出专业教育与人文素质并重、素质决定能力的培养理念，以独特的视野，精心打造素质教育教材板块，使教材体系更加系统，强化了教材特色。

第四，必要的服务理论与专业能力培养并重。调研分析表明，忽视服务理论与人文素质所培养出的人才很难有宽阔的职业胸怀与职业精神，其未来的职业生涯发展就会乏力。因此，教材不应仅是对单纯技能的阐述与训练指导，更应该是在不淡化专业能力培养的同时，强化行业知识、职业情感、服务机理、职业道德等关系到职业发展潜力的要素的培养，以期培养出高层次和高质量的民航服务人才。

第五，架构适合未来发展需要的课程体系与内容。民航服务具有很强的国际化特点，而我国民航服务的思想、模式与方法也正处于不断创新的阶段，紧紧把握未来民航服务的发展趋势，提出面向未来的解决问题的方案，是本套教材的基本出发点和应该承担的责任。我们力图将未来民航服务的发展趋势、服务思想、服务模式创新、服务理论体系以及服务管理等内容进行重新架构，以期能对我国民航服务人才培养，乃至整个民航服务业的发展起到引领作用。

第六，扩大教材的种类，使教材的选择更加宽泛。鉴于我国目前尚缺乏民航服务专业更高层次办学模式的规范，各学校的人才培养方案各具特点，差异明显，为了使教材更适合于办学的需要，本套教材打破了传统教材的格局，通过课程分割、内容优化和课外外延化等方式，增加了教材体系的课程覆盖面，使不同办学层次、关联专业，可以通过教材合理组合获得完整的专业教材选择机会。

本套教材规划出版品种大约为四十种，分为：① 人文素养类教材，包括《大学语文》《应用文写作》《艺术素养》《跨文化沟通》《民航职业修养》《中国传统文化》等。② 语言类教材，包括《民航客舱服务英语教程》《民航客舱实用英语口语教程》《民航实用英语听力教程》《民航播音训练》《机上广播英语》《民航服务沟通技巧》等。③ 专业类教材，包括《民航概论》《民航服务概论》《中国民航常飞客源国概况》《民航危险品运输》《客舱安全管理与应急处置》《民航安全检查技术》《民航服务心理学》《航空运输地理》《民航服务法律实务与案例教程》等。④ 职业形象类教材，包括《空乘人员形体与仪态》《空乘人员职业形象设计与化妆》《民航体能训练》等。⑤ 专业特色类教材，包括《民航服务手语训练》《空乘服务专业导论》《空乘人员求职应聘面试指南》《民航面试英语教程》等。

为了开发职业能力，编者联合有关 VR 开发公司开发了一些与教材配套的手机移动端VR 互动资源，学生可以利用这些资源体验真实场景。

本套教材是迄今为止民航服务类专业较为完整的教材系列之一，希望能借此为我国民航服务人才的培养，乃至我国民航服务水平的提高贡献力量。民航发展方兴未艾，民航教育任重道远，为民航服务事业发展培养高质量的人才是各类人才培养部门的共同责任，相信集民航教育的业内学者、专家之共同智慧，凝聚有识之士心血的这套教材的出版，对加速我国民航服务专业建设、完善人才培养模式、优化课程体系、丰富教学内容，以及加强师资队伍建设能起到一定的推动作用。在教材使用的过程中，我们真诚地希望听到业内专家、学者批评的声音，收到广大师生的反馈意见，以利于进一步提高教材的水平。

客服信箱：thjdservice@126.com。

丛 书 序

《礼记·学记》曰:"古之王者,建国君民,教学为先。"教育是兴国安邦之本,决定着人类的今天,也决定着人类的未来,企业发展也大同小异,重视人才是企业的成功之道,别无二选。航空经济是现代经济发展的新趋势,是当今世界经济发展的新引擎,民航是经济全球化的主流形态和主导模式,是区域经济发展和产业升级的驱动力。作为发展中的中国民航业,有巨大的发展潜力,其民航发展战略的实施必将成为我国未来经济发展的增长点。

"十三五"期间正值实现我国民航强国战略构想的关键时期,"一带一路"倡议方兴未艾,"空中丝路"越来越宽阔。面对高速发展的民航运输,需要推动持续的创新与变革;同时,基于民航运输的安全性和规范性的特点,其对人才有着近乎苛刻的要求,只有人才培养先行,夯实人才基础,才能抓住国家战略转型与产业升级的巨大机遇,实现民航运输发展的战略目标。经历多年民航服务人才发展的积累,我国建立了较为完善的民航服务人才培养体系,培养了大量服务民航发展的各类人才,保证了我国民航运输业的高速持续发展。与此同时,我国民航人才培养正面临新的挑战,既要通过教育创新,提升人才品质,又需要在人才培养过程中精细化,把人才培养目标落实到人才培养的过程中,而教材作为专业人才培养的基础,需要先行,从而发挥引领作用。教材建设发挥的作用并不局限于专业教育本身,其对行业发展的引领,专业人才的培养方向,人才素质、知识、能力结构的塑造以及职业发展潜力的培养具有不可替代的作用。

我国民航运输发展的实践表明,人才培养决定着民航发展的水平,而民航人才的培养需要社会各方面的共同努力。我们惊喜地看到,清华大学出版社秉承"自强不息,厚德载物"的人文精神,发挥强势的品牌优势,投身到民航服务专业系列教材的开发行列,改变了民航服务教材研发的格局,体现了其对社会责任的担当。

本套教材体系组织严谨,精心策划,高屋建瓴,深入浅出,具有突出的特色。第一,从民航服务人才培养的全局出发,关注了民航服务产业的未来发展趋势,架构了以培养目标为导向的教材体系与内容结构,比较全面地反映了服务人才培养趋势,具有良好的统领性;第二,很好地回归了教材的本质——适用性,体现在每本教材均有独特的视角和编写立意,既有高度的提升、理论的升华,也注重教育要素在课程体系中的细化,具有较强的可用性;第三,引入了职业素质教育的理念,补齐了服务人才素质教育缺少教材的短板,可谓是对传统服务人才培养理念的一次冲击;第四,教材编写人员参与面非常广泛。这反映出本套教材充分体现了当今民航服务专业教育的教学成果和编写者的思考,形成了相互交流的良性机制，势必对全国民航服务类专业的发展起到推动作用。

教材建设是专业人才培养的基础，与其服务的行业的发展交互作用，共同实现人才培养—社会检验的良性循环是助推民航服务人才的动力。希望这套教材能够在民航服务类专业人才培养的实践中，发挥更广泛的积极作用。相信通过不断总结与完善，这套教材一定会成为具有自身特色的、适应我国民航业发展要求的，以及深受读者喜欢的规范教材。

此为序。

原海南航空公司总裁、原中国货运航空公司总裁、原上海航空公司总裁

朱益民

2017 年 9 月

前　　言

　　航空卫生保健与急救是职业医学的一个分支，它是为了使人们适应空中不良环境的需要而发展起来的。学习航空卫生保健与急救，应该在了解一般医学卫生保健与急救的基础上，侧重掌握在航空特定环境下的卫生保健与急救的原则和方法。

　　本书以中国民用航空局对空勤人员素质、能力的要求为指导思想，引入民航服务的最新知识成果，构建完善的理论知识体系、技能训练体系和实际操作体系，具有系统性、专业性、实用性和创新性等特点。

　　全书按照航空卫生与保健、航空急救知识与方法两大方面的内容进行编写。在编写的过程中，我们力求使本书在内容组织、结构编排、知识应用、教学环节、技能训练等方面有所创新和突破。本书在内容上以理论为先导，实际训练为主旨，插入了大量的实际操作图片，便于直观教学，能较好地帮助学生掌握航空卫生保健与急救的理论知识和基本技能。

　　航空卫生与保健是为了帮助空勤人员，特别是飞行人员，维护自身健康而编写的。这部分主要介绍了常见的航空性疾病、影响航空飞行的心理疾病、空勤人员的营养要求、空勤人员应预防的常见疾病和国内相关航空卫生法规等。空勤人员需要了解自己的身体在什么情况下适合飞行，在什么情况下不适合飞行，否则会对身体健康造成损害，甚至会对飞行安全构成严重的威胁。此外，特别在心理性疾病种类及预防方面作了全面、详细的介绍。

　　航空急救知识与方法是为了帮助空勤人员，特别是空乘人员，对突发疾病乘客进行紧急救助而编写的。这部分主要介绍了对乘客突发疾病的救助方法，客舱现场急救的方法以及空中意外的应急、求生措施等。这对于保证空勤人员以及全体乘客的生命安全是极其重要的，同时对避免飞机因乘客的病情返航或迫降而给航空公司带来巨大的经济损失亦具有重要意义。

　　由于编者水平有限，因此不足之处在所难免，恳请相关院校和读者提出宝贵意见，以便我们补充、完善和修订。

编　者

2018 年 8 月

CONTENTS 目录

第五章 中国民用航空卫生法规 ································· 99

第六章 机上旅客突发疾病的急救处理 ························· 117

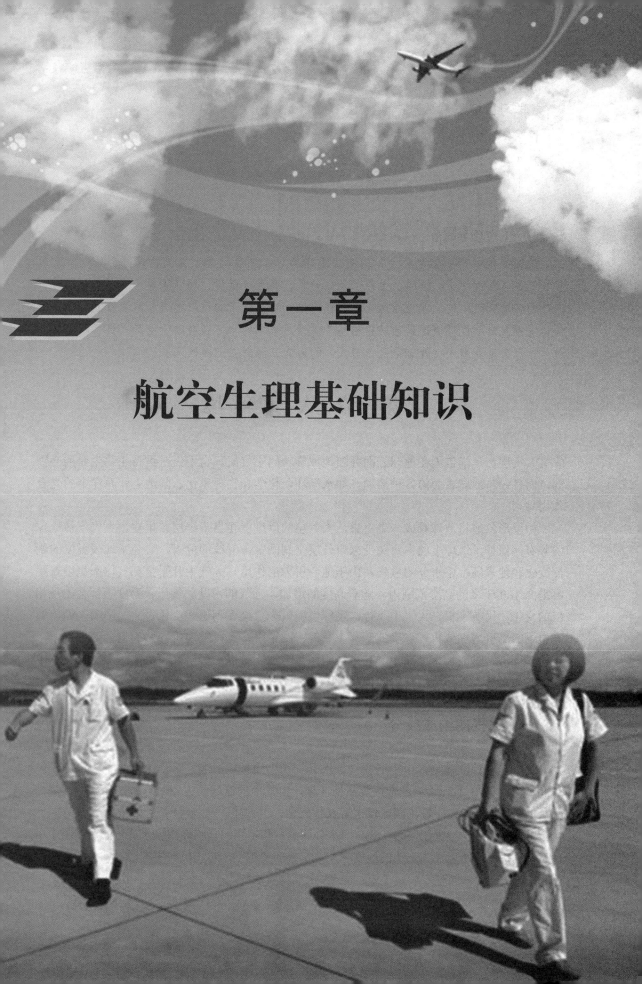

第一章

航空生理基础知识

学习目标

1. 了解与飞行相关的各大气圈层的主要特点。
2. 掌握大气成分及压力分布等基本知识。
3. 了解航空飞行对人体的影响。

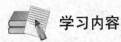

学习内容

　　航空生理学是"航空医学"的一个组成部分，主要研究人在飞行条件下处于诸如超重、失重、气流冲击、振动、噪声、低压缺氧、高温、低温、辐射等单一或复杂环境时，人体内各器官组织的生理功能反应、人体对这些环境因素的适应能力和耐受能力、飞行工作能力以及对不良环境因素的防护措施等。通过本章的学习，有助于空勤人员了解工作环境，以及帮助空勤人员就航空飞行对人体的影响方面树立正确认识。

第一节　大 气 环 境

　　大气层，是指包围在地球表面并随地球旋转的空气层。它不仅是维持生物生命所必需的，而且参与地球表面的各种活动，如水循环、化学和物理风化、陆地上和海洋中的光合作用等。

　　如果形象地将地球看成一个苹果，大气层的厚度就相当于一层苹果皮。大气层像地球的外衣，保护了地球上的生命免受来自外层空间的宇宙射线的危害，避免了地表温度的剧烈变化和地表环境中水分的散失。由于地心引力的作用，大气中几乎全部气体都集中在距离地面 100 千米的高度范围内。随着高度的增加，大气的密度、气压、温度等都会出现相应的变化。民航飞机在大气中飞行，飞行性能就会直接受到这些变化带来的影响。如伴随着机场的高度增加或机场温度的升高，空气密度下降，飞机发动机的功率也会随之减弱，飞机起飞滑跑时的加速度减小，起飞滑跑距离增加。所以，在研究飞机的基本飞行原理之前，要先了解大气环境的基本知识。

一、大气的组成成分

　　大气是一种混合物，由干洁空气、水蒸气和尘埃颗粒组成。干洁空气的主要成分是氮气和氧气。如图 1-1 所示，若按照体积计算，大气中的氮气约占 78%，氧气约占 21%，其余的 1% 是氩气、二氧化碳、氖气等其他气体。

　　水蒸气来源于地表江、河、湖、海水分的蒸发和植物的蒸腾作用。水蒸气的密度小于干洁空气的密度，所以往往空气的湿度越大，空气密度越小，对飞机产生的空气动力和发动机的功率影响较大。同时，水蒸气又是成云致雨的物质基础，在气象中扮演了重要的角色。

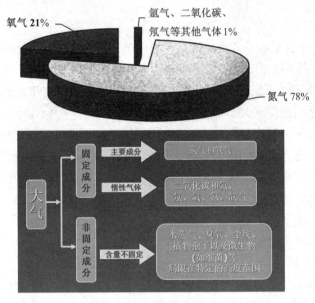

图 1-1 大气的组成成分

大气中的尘埃颗粒又叫大气杂质，是指悬浮在大气当中的固体微粒或水汽凝结物。固体微粒大部分来自于地球表面，如沙漠中的沙子，海水中的盐粒、花粉、烟尘和汽车排放的尾气等。水汽凝结物包括大气中的水滴和冰粒。这些大气杂质常常聚集在一起，形成各种天气现象。

二、大气层的结构

依据大气温度随高度变化的规律，大气层的结构可以分为对流层、平流层、中间层、电离层和散逸层五层，如图 1-2 所示。

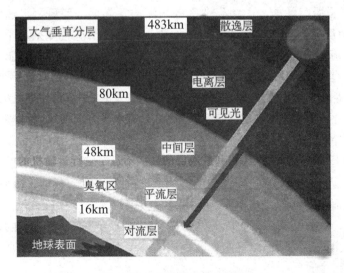

图 1-2 大气层的结构示意图

（一）对流层

对流层是大气中最低的一层空气，是大部分飞行活动的范围。对流层的底界是地面，顶界随着纬度和季节的不同而发生变化。对流层的厚度在赤道地区最大，平均厚度为 16 千米，在极地地区则降低到 8 千米，而在中纬度地区，对流层的厚度平均约为 11 千米。在同一地区，对流层的厚度在夏季大于冬季。

对流层中空气的温度来源是地表反射的太阳辐射，所以随着海拔的升高，对流层空气的温度逐渐降低，空气温度的递减规律为海拔每升高 1 千米，空气温度降低 6.5℃。基于这样的原因，对流层中低层的空气温度高、密度小，而上层的空气温度低、密度大，就导致低层空气具备上升的趋势，上层空气有下沉的趋势，形成了空气的上下对流，这也是对流层名称的由来。由于地表地形、地貌的不同和太阳对地表照射程度不一，地面各地区空气气温和密度不相同，气压也不相等，即使同一地区，气温、气压也常会发生变化，使大气产生水平方向的对流现象，即形成风，且风向、风速也会经常变化。

另外，在对流层中包含有空气当中 90% 以上的水蒸气，所以云、雾、降水等天气现象基本上都出现在这一层空气当中。因为地心引力的影响，整个大气层当中约 75% 的大气质量集中在对流层中。

综上所述，对流层中的空气性质会对飞行造成一系列的影响，例如高空飞行空气温度低，易使飞机表面产生积冰；水平方向的风会使飞行方向和飞行距离发生变化；垂直方向的空气对流会使飞机产生颠簸。

（二）平流层

平流层，也叫同温层，位于对流层之上，它的顶界距离地面约 50 千米。平流层内，温度随高度上升而增高，下半部随高度变化较小，上半部则增高得快。这种温度随高度上升而增高的特征，是由于大气中的臭氧主要集中在这一层，即臭氧对太阳紫外线辐射强烈的吸收而造成的。层内水汽和尘埃等很少，很少有云出现。平流层内气压和密度随高度的变化比对流层内缓慢。夏季，中纬度地区的平流层下部盛行西风，风速随高度减小；到 22～25 千米，渐次转为东风，风速随高度加快。冬季的情况较复杂。平流层内空气大多做水平运动，对流十分微弱。大气污染物进入平流层后能长期存在。因此，保护平流层环境不受污染，具有重要意义。

平流层一方面受地表的热辐射很少；另一方面却又较多地受到来自太阳短波紫外线的影响，使本层内不断地进行着臭氧的形成与破坏的强烈化学反应，并在此反应过程中释放出热量，使周围空气升温。根据该层的温度变化特点，平流层从内向外又可分为等温层、暖层和上部混合层三层。在等温层中，很少有空气湍流，暖层中的垂直对流也不强。所以，除上部混合层外，平流层中不存在空气的上下对流，空气基本上呈水平方向流动，本层的名称便由此而来。同时，由于平流层水蒸气极少，通常没有云、雨、雾、雪等天气现象，尘埃也很少，大气透明度好。因此，平流层是现代超音速飞机飞行的理想场所。

在平流层以上的中间层、电离层和散逸层的高度不适于空行运输机的飞行，在此不再赘述。

三、国际标准大气

国际标准大气（ISA），是人为规定的一个不变的大气环境，其中包括了空气温度、密度、气压值等参数随着高度而发生变化的关系。国际民航组织制定这样的一个标准，是为了使飞机在不同环境下试验得到的试飞性能数据便于计算、整理和比较。在试飞中，同一架飞机在不同地点试飞，会得到不同的性能数据；同一架飞机在相同地点、相同高度试飞，试飞时间和季节不同也会得到不同的性能数据，国际标准大气的制定，就使得不同的试验数据在计算时有了统一的标准。

国际民航组织在制定国际标准大气参数时，参考了北半球中纬度地区大气物理性质的平均值，并适当加以修正，而这一组数值与我国北纬 45°地区的大气非常接近。国际标准大气规定：在海平面处高度为 0，气温为 15℃或 59℉，海平面处气压为 1 013.25hPa（百帕），空气密度为 1.225 kg/m^3，音速为 340.29m/s；对流层高度为 0～11 千米，在对流层内高度每增加 1 千米，气温下降 6.5℃，或高度每增加 0.305 千米，气温下降 2℃，音速随气温的下降而减小；平流层内 11～20 千米的底部大气温度常年保持-56.5℃，音速因此保持常数，而在平流层 20～50 千米的上层大气的温度则随高度升高而增加，音速也随之变大。

四、航空气象要素基础

气象要素是表示大气状态的物理量和物理现象的统称。在气象要素中，往往将大气温度、气压、湿度三种物理量称为三大气象要素，它们都能在一定程度上反映出大气的性质，从而会在一定程度上影响飞行器的飞行性能，甚至有时还会对飞行安全造成一定的威胁。

（一）大气温度

大气温度是指空气的冷热程度，是空气分子平均动能大小的宏观表现，反映了空气分子做不规则热运动的激烈程度。通常情况下可以将空气看作是没有黏性的理想气体，此时空气分子的平均动能就是空气的内能，因此大气温度的上升或下降体现了空气内能的增加或减少。

表示气温的单位有三种，通常用摄氏温标（℃）来表示，也用华氏温标（℉）表示，有时在热力学理论研究工作中用绝对温标（K）表示。摄氏温标将标准状况下的纯水的冰点规定为 0℃，沸点规定为 100℃，其间分为 100 等份，每一等份为 1℃。华氏温标将标准状况下的纯水的冰点规定为 32℉，沸点规定为 212℉，其间分为 180 等份，每一等份为 1℉。由此可知，1℃和 1℉是不相等的。

在热力学研究中，绝对温标规定-273.15℃为零点，称为绝对零点，但是其分度法和摄氏温标相同（即绝对温标上相差 1K 时，摄氏温标上也相差 1℃），所以标准状况下纯水的冰点用绝对温标表示为 273.15K，沸点表示为 373.15K，如表 1-1 所示。

5

表 1-1   度量温度的单位

标准状态下，纯水的冰点及沸点	摄氏温度/℃	华氏温度/℉	绝对温度/K
冰点	0	32	273.15
沸点	100	212	373.15

由于受到太阳辐射强度的变化带来的影响，某一地点的气温呈现出一定周期性的变化规律，即局地气温具有年变化和日变化的周期性规律。气温在一年之中呈现出的年变化，一般具有一个最低值和最高值，如图 1-3 所示。在大寒节气前后，气温往往呈现最低值，而在大暑节气前后，气温表现出最高值。气温在一天之中也呈现出日变化的规律，同样具有一个最低值和最高值，一天当中气温最低值一般出现在清晨日出时，最高值出现在当地正午午后 2 小时左右，如图 1-4 所示。

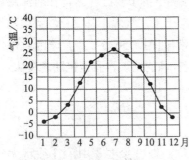

图 1-3   我国某地气温的年变化

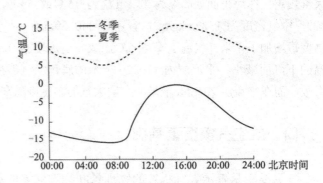

图 1-4   某地冬夏两季气温平均日变化

局地气温除了周期性的变化之外，还带有一定的非周期性的变化，主要是大规模冷暖空气运动和阴雨天气带来的影响。例如，在白天出现较大降雨（雪）时，可以使当天气温的最高值与最低值之差减小，甚至可能在晚上出现当天气温的最高值。又如，我国江南春季气温不断变暖之时，北方冷空气南下会产生倒春寒，使得气温下降；秋季气温也可能突然回暖，形成"秋老虎"天气，使得气温上升。

气温对飞行器的飞行性能和飞行运行经济性的影响较大，具体表现在以下几个方面：首先，按照气压高度表在同一高度飞行时，空气温度可以使得部分机型（如 B747 等）飞机的巡航速度变化达 40km/h 以上。其次，在飞行环境中大气温度变化较大时，发动机推力也会呈现显著变化的趋势，当飞机短时间进入暖气团或进入冷气团时，推力可能相应减小或增大 5%～10% 之多。再次，理论计算和实践证明，如果气温变化 30℃ 时，飞机单位时间燃料消耗量变化为 5%～6%。最后，若环境温度高于同高度处的标准大气温度，则机载气压高度表读数低于实际高度值；若环境温度低于同高度处的标准大气温度，则机载气压高度表读数高于实际高度值。

（二）气压

大气压强简称气压，是指与大气相接触的面上空气分子作用在每单位面积上的力。空气对物体表面产生压力的原因有两个：一是上层空气的重力对下层空气造成了压力，即某一高度上空气的压力就是该高度以上的空气柱重力作用的结果。所以在垂直方向上，高度越高时空气柱越短，空气压力相应较低。二是空气分子不规则热运动导致了空气压力的出现。空气分子不规则热运动导致空气分子彼此间相互碰撞，或对容器壁碰撞而产生压力。所以在同一高度上，由于空气温度不同，空气压力的分布也是不均匀的。

常用的度量大气压力的单位有帕（Pa）、毫米汞柱（mmHg）、磅每平方英寸（psi）、千克力每平方厘米（kgf / cm^2）等，其中帕为国际计量单位。

通常，人们规定在海平面温度为 15℃时的大气压力为一个标准大气压，表示为 1 013.25hPa、29.92inHg、760mmHg 等。

大气压力一般随高度的升高而降低，如图 1-5 所示。其大致的规律是：当飞行高度为 5.5 千米左右时，该高度气压是海平面气压的一半，大气压力的下降会使人体内各空腔器官内的气体膨胀，从而引起高空胃肠胀气和航空性中耳炎等疾病。如果没有使用任何辅助呼吸工具，人的反应将低于正常水平。在飞行高度接近 10 千米处，该高度气压只有 250hPa，因此在高空飞行时，必须配备氧气设备及增压座舱。

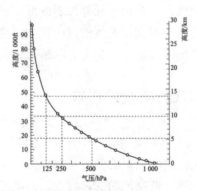

图 1-5　大气压力随高度的变化

由于大气压力与海拔高度关系曲线在低空段较陡，例如从 2 千米高度下降到海平面时，会产生 150mmHg 的压力差，而在高空，同样是下降 2 千米，其产生的压力差却很小。因此，在实际飞行中，常常是在飞机下降到较低高度时才发生气压损伤性疾病，甚至在增压舱处于正常压力变化时也能引起气压损伤性疾病。

（三）空气湿度

大气中的水汽含量是随时间、地点、高度、天气条件在不断变化的。空气湿度是指空气的潮湿程度，通常用相对湿度来表示。

相对湿度定义为空气中的实际水汽压与同温度下的饱和水汽压的百分比，如式（1-1）所示。

$$f = \frac{e}{E} \times 100\% \tag{1-1}$$

其中，e 表示水汽压，是空气中的水汽所产生的气压值，是气压的一部分。在其他条件都相同的情况下，水汽压随着水汽含量的增加而变大。在温度不变的情况下，单位体积空气所能容纳的水汽含量有一定的限度，如果水汽含量达到了这个限度，空气为饱和状态，称为饱和空气，此时大气中的水蒸气含量达到最大，相对湿度为 100%。水汽含量和大气温度会影响大气中相对湿度的大小。水汽含量越多，水汽压越大，相对湿度相应增大；在水汽含量不变的情况下，温度上升，会使得饱和水汽压增大，相对湿度因而减小。一般情况下，温度变化大于水汽含量的变化，所以温度对大气相对湿度的影响较大。例如，早晚温度较低，相对湿度大，中午和午后的大气温度高，相对湿度就相应减小。

露点是航空气象中一个非常重要的概念。对于给定体积的气体，温度降低，湿度增大，当温度降低到相对湿度为 100% 时的温度称为露点温度。露点温度表示空气中水分的临界状态。当空气处于未饱和状态时，其露点温度低于大气温度，气温与露点温度之差称为温度露点差。因此，可以通过温度露点差判断空气的饱和程度，温度露点差越小，空气越潮湿。潮湿的空气会导致发动机和飞机的某些金属部件锈蚀，从而降低金属材料的强度，缩短飞机和机载设备的使用寿命，增大使用和维护成本。飞机上的用电设备长时间在潮湿环境中工作，绝缘性能降低，使得电子元件性能改变，甚至导致故障发生。另外，大气中水蒸气的密度小于干洁空气的密度，大气的湿度变大，会降低大气密度，发动机的性能因此下降，致使飞机的起飞加速力减小，起飞滑跑距离延长。

五、大气环境对民航飞行安全的影响

航空运输作为现代社会五大运输体系之一，它的优势体现在快速、舒适和安全等方面。随着科技水平的不断提高，民航飞行的安全系数也随之不断提升。但是有些恶劣复杂的极端天气环境，如雷暴、积冰、低空风切变、颠簸、低能见度等，仍然是飞行安全的重要威胁。

（一）飞机积冰

飞机积冰是指飞机机身表面某些部位产生冰层积聚的现象。飞机积冰是当飞机在云中飞行或在降水中飞行时，云中的过冷水滴或降水中的过冷雨滴受到飞机机体撞击后冻结而成的，也可以由水汽在机体表面凝华而成。冬季露天停放的飞机可能会形成机体积冰或结霜。

在一定高度处，云体中会存在温度低于 0℃ 却仍未冻结的过冷水滴，这种水滴的热力状态不稳定，在受到震动后立即冻结成冰。当机体表面温度低于 0℃ 的飞机在含有过冷水滴的云中飞行时，过冷水滴受到撞击就会在机体表面形成冻结，出现飞机积冰。所以，飞机积冰首先在飞机外凸处和迎风部位开始，如机翼前缘、尾翼、螺旋桨桨叶、发动机进气道前缘、空速管、天线等，如图 1-6 所示。

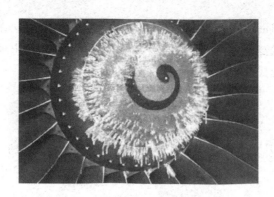

图 1-6　飞机迎风部位积冰

积冰出现在飞机表面，但冰的类型是不同的：有光滑透明、结构坚实的明冰，除冰设备也很难使之脱落，对飞行安全危害较大；有由粒状冰晶组成的雾凇，表面较为粗糙，结构较松脆，易于清除，对飞行安全危害较小；有表面粗糙不平、结构较为坚固的毛冰，色泽如白瓷；有寒冷水汽在飞机表面直接凝华而成的霜，虽然很薄，但如果在风挡处结霜，会对目视飞行造成影响。

飞机出现积冰后，飞行性能会受到不同程度的影响，具体表现为以下几个方面。

第一，积冰使得飞机气动外形遭到破坏，增加飞机重量，改变重心位置，空气动力性能发生改变。机翼和尾翼处的积冰导致飞机升力减小、阻力增加，若副翼、升降舵、方向舵等操纵翼面前缘处出现积冰，会在翼面偏转时形成卡阻，使飞机操纵发生困难。

第二，螺旋桨桨叶积冰，使得螺旋桨拉力减小。桨叶积冰或机体表面的积冰脱落，会打坏发动机和机身其他部位。若发动机进气道或汽化器积冰，会导致发动机进气量减少，降低发动机功率，甚至使发动机停车。

第三，空气压力探测部位积冰，影响空速表和气压式高度表的正常工作，甚至失效。机身表面外凸处的天线积冰，无线电的接收和发射将会受到一定干扰，通信甚至会因此中断。风挡积冰影响目视，在进场着陆时尤其危险。

（二）低空风切变

风向和风速在特定方向上的变化叫作风切变。风向和风速在水平方向的变化叫作水平风切变，在垂直方向的变化叫作垂直风切变。在不同高度处都可能出现风切变，高度在 500 米以下出现的低空风切变对飞机起落飞行安全的影响很大，曾多次导致严重事故。由于飞机着陆是高度不断降低、速度不断减小的过程，而起飞反之，所以着陆阶段往往受到低空风切变的危害更大。

风切变的表现形式多样。风切变的一般形式有顺风切变、逆风切变、侧风切变和下冲气流切变。

1. 顺风切变

如飞机由小顺风区进入大顺风区；由逆风区进入顺风区；由大逆风区进入小逆风区

等。顺风切变减小飞机的相对空速，使升力减小，降低飞行高度。在低空进近飞行时，如果顺风切变出现在较低高度，飞行员来不及做出修正，有使飞机出现提前接地的可能，是一种较危险的风切变形式，如图 1-7 所示。

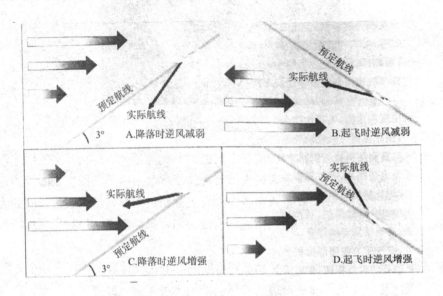

图 1-7　飞机起降时顺风、逆风对航迹的影响

2. 逆风切变

如飞机由小逆风区进入大逆风区；由顺风区进入逆风区；由大顺风区进入小顺风区等。逆风切变增加飞机的相对空速，增大升力，使飞机高度上升，危害程度与顺风切变相比较小，如图 1-7 所示。

3. 侧风切变

侧风切变是飞机从一个方向的侧风区进入另一个方向的侧风区。如果在飞行中对侧风切变的修正不到位，会使得飞机产生明显的侧滑，造成空气动力的损失，并且飞机会向侧风的上风方向偏转、向下风方向滚转，如图 1-8 所示。

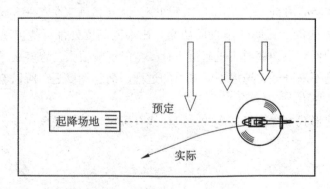

图 1-8　侧风切变改变飞行轨迹

4. 下冲气流切变

飞机从无明显的升降气流区进入强烈的升降气流区。下冲气流切变猝发性很强，会导致飞机高度突然下降，对飞行安全有很大的危害。

而下冲气流切变区往往会同时出现逆风切变和顺风切变，如图 1-9 所示，飞机在着陆过程中遇到下冲气流切变，从 A 到 B 的位置提示飞机首先遭遇逆风切变，飞机空速增加，空气动力性能增强；从 B 到 C 的位置提示逆风切变改变为下冲气流切变，飞机高度迅速降低至预定下滑线以下；继续向前飞行，飞机则遭遇顺风切变，空速减小，飞行高度进一步降低，若不及时做出修正，则有可能发生在到达跑道前接地的危险。

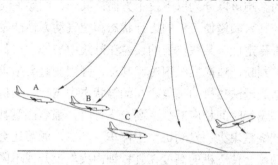

图 1-9　下冲气流切变

一般情况下，产生较强的低空风切变的天气条件包括雷暴、锋面等。有时机场附近山脉较多或地形、地貌复杂时，常会引起低空风切变的出现。为了确保飞行安全，目前在有些飞机上已经装备了用于探测低空风切变的设备。

（三）飞机颠簸

飞机在飞行中遇到扰动气流，就会产生颤振、上下抛掷、左右摇晃、飞行员操纵困难、仪表不准等现象，这就是飞机颠簸。轻度颠簸会使得机上人员感到不适，甚至受伤。颠簸强烈时，短时间内飞机上下抛掷十几次，同时伴有数十米甚至几百米的高度变化，空速变化 20km/h 以上，飞行员暂时失去对飞机的控制。特别严重时，若颠簸产生的过载高于飞机机体结构强度，还会造成飞机解体，对飞行安全影响极大，如图 1-10 所示。

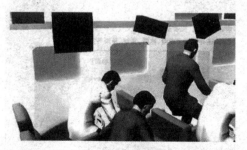

图 1-10　飞机颠簸时应系好安全带

大气中空气不规则的旋涡运动是造成飞机颠簸的直接原因，空气中气温在水平方向上分布不均、空气流过粗糙不平的地表或绕流障碍物、风切变、飞机飞行时产生的尾涡都会造成不同强度的飞机颠簸。颠簸强度等级如表 1-2 所示。

表 1-2　颠簸强度等级表

弱　颠　簸	中　度　颠　簸	强　烈　颠　簸
飞机轻微地和有间歇地上下抛掷，空速表读数时有改变	飞机抖动，上下抛掷频繁，左右摇晃，操纵较吃力，空速表读数跳动范围达 10km/h	飞机抖动强烈，频繁剧烈地上下抛掷，空速表读数跳动范围达 15～20km/h，操纵有困难

　　颠簸对飞行安全的影响可以分为以下三个方面：其一，颠簸使飞机操纵困难，甚至使飞行员失去对飞机的控制。颠簸使飞机的飞行状态和空气动力性能发生较明显的不规则变化，从而导致飞机失去稳定性。某些仪表的误差在颠簸中被加大，甚至失常，飞行员因此失去对飞机飞行状态的判断，造成操纵困难。其二，强烈颠簸会损害飞机结构，使飞机部件受到损害，严重时造成无法估量的损失。在颠簸状态中飞行，飞机的阻力增大，加大飞机燃料的消耗，航程和飞行时间相应减少。高空飞行时，强烈颠簸甚至会减少飞机发动机的进气量，进而造成燃烧室熄火、发动机空中停车。其三，颠簸还会造成飞行人员和乘客的紧张和疲劳，强烈颠簸会使飞机的高度在几秒钟内突然上升或下降数十米至数百米，严重危及飞行安全。

（四）雷暴

　　雷暴一般是由对流旺盛的积雨云组成，同时伴有阵雨、大风、闪电、雷鸣，有时还会出现冰雹、龙卷风等中小尺度对流天气系统。

　　雷暴是一种强烈的对流性天气，由强烈发展的积雨云产生。雷暴过境时的近地面气象要素和天气现象会发生急剧变化，经常给飞机飞行，尤其是低空起降造成严重影响，如图 1-11 所示。在一般强度的雷暴来临之前，气压下降，地面气温升高，空气湿度变大；在降雨开始后，气温迅速下降，气压开始上升。雷暴的降雨强度较大，虽然降雨持续时间短，但是对能见度的影响较为明显。强雷暴过境时的天气变化要比一般雷暴大得多，除了一般雷暴中具备的天气之外，还有可能出现飑、冰雹、龙卷风、暴雨等灾害性天气中的一种或多种。

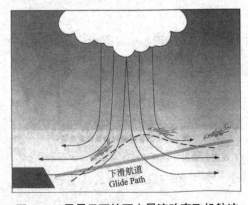

图 1-11　雷暴云下的下击暴流改变飞机航迹

在雷暴活动区飞行比较危险，可能会遭遇到非常恶劣的飞行环境，例如强烈的颠簸、积冰、闪电、阵雨、恶劣能见度、冰雹、低空风切变等。在飞行过程中，应尽量避免进入雷暴云中，可以选择从雷暴云两侧绕过，在云上或云下通过。目前很多飞机上都配备了气象雷达，可以通过彩色显示屏观察飞机飞行方向区域中的降雨区、冰雹区等强对流天气区域，在显示屏上，大雨用红色表示，雷暴中的湍流区和冰雹区用紫色表示。因此，飞行员可以有效地通过机载气象雷达回避雷暴，选择更为安全的航路进行飞行。

第二节　航空飞行对人体的影响

一、高空缺氧对人体的影响

高空缺氧又称低压性缺氧，是指人体暴露于高空低气压环境里，由于氧气含量少而导致的生理机能障碍。缺氧与高度有着密切的关系，随着高度增加，由于大气压力下降，大气中的含氧量下降。大气中和肺泡空气中氧分压相应地随之下降。由于肺泡空气中氧分压减少，单位时间内肺泡输送给血液的氧气便减少，引起动脉血液氧分压下降，这样氧气由血液输送给组织的速度和数量减少，这就造成对组织供氧不足而发生高空缺氧。多数人在4 000米高度以上就会出现缺氧症状，到5 000米会轻度缺氧，6 000米以上会严重缺氧。突然升到8 000米时，人的工作能力一般最多能保持4分钟（有效意识时间）；在1万米的高度保持约1分钟；升到1.4万米时，只能维持12～15秒。

高空缺氧以爆发性高空缺氧和急性高空缺氧为多见。爆发性高空缺氧，是指发展非常迅速、程度极为严重的高空缺氧，常在气密座舱迅速减压、座舱增压系统失灵、呼吸供氧突然中断等情况下发生。人体突然暴露于稀薄空气中，出现氧的反向弥散（肺泡氧分压迅速降低，形成混合静脉血中的氧向肺泡中弥散），身体代偿机能来不及发挥作用，突然发生意识丧失。

急性高空缺氧，是指在数分钟到几小时内人体暴露在低气压环境中引起的缺氧，多见于舱压降低和供氧不足。症状随高度和暴露时间而异，如头昏、视力模糊、情绪反应异常等。情绪反应异常常会使飞行员丧失及时采取措施的时机。根据人体在各高度上吸空气和吸纯氧的生理等值高度上发生的缺氧反应对工作能力的影响，分为轻度、中度、重度。

高空缺氧对人体的神经、心血管、呼吸、消化等系统均有不同程度的影响，其中对中枢神经的影响尤为明显。在人体组织中，大脑皮层对缺氧的敏感度极高，氧气供应不足，首先影响大脑皮层，此时人会出现精神不振、反应迟钝、想睡觉等症状，定向力、理解力、记忆力、判断力减弱，注意力也不能很好地分配和转移；也有的人在缺氧开始时，会出现类似轻度醉酒的欢快症状，表现为兴奋、多话、自觉愉快等；随着缺氧程度的加重，高级神经活动障碍便越来越明显，最终可导致意识丧失。

氧气供应不足时，人体通过呼吸加快、加深，心跳增快，心搏每分钟的输出量增多，血中红细胞增加等一系列代偿作用，借以克服和减轻缺氧对身体的影响。但是，这种代偿作用是有一定限度的，而且与人的体质强弱和高空耐力有很大关系。一般来说，在4 000 米以上时，体内的代偿功能不足以补偿供氧不足的影响，就会出现各种缺氧症状。

缺氧对消化系统的影响是胃液分泌减少，胃肠蠕动减弱，因此，食物的消化不能像在地面上那样容易。缺氧还会影响视觉功能，一般当上升到1 500 米高度时，视觉功能开始下降，特别是在夜间低照度下飞行，影响就更加明显。

据实验证明，在1 200 米高度，飞行员夜间视力会下降 5%，1 500 米下降 10%，3 000 米下降20%，4 800 米下降40%，且随着高度的持续递增缺氧加剧，夜间视力下降明显。

二、高空低气压对人体的影响

在一定范围内，高度越高，空气压力越小。例如，在5 700 米的高度，大气压只有地面空气压力的一半；1 万米的高度，大气压约为地面的1/4。气压变低会对人体产生多种影响。低气压对人体的影响主要表现为缺氧、减压病和胃肠胀气，如图1-12 所示。

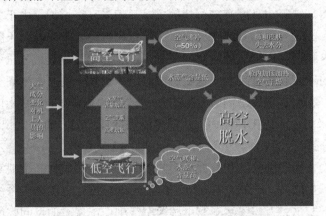

图 1-12　大气成分变化对机上人员的影响

1. 缺氧

物理学指出，混合气体中气体的分压力与混合气体中该气体的含氧百分比有关。据此，大气中氧分压可用下式计算：

$$PO_2 = pH \times (O_2/100)$$

式中：PO_2——大气中的氧分压（帕斯卡）；

pH——在高度 H 上的大气压力（帕斯卡）；

O_2——大气中氧气的含量（体积百分比）。

显然，随着高度增加，由于大气压力下降，大气中和肺泡空气中氧分压相应地随之下降。

由于肺泡空气中氧分压减少，单位时间内肺泡输送给血液的氧气便减少，引起动脉血液氧分压下降，这样氧气由血液输送给组织的速度和数量减少，这就造成对组织供氧不足从而发生高空缺氧。

生理学研究指出，在 4 000 米高度以下，人体对氧分压降低是能补偿的；而在 4 000 米以上，人仅呼吸空气已不能维持正常需要，会出现不同程度的缺氧症状。

2. 减压病

环境空气压力的急速改变，可以使人体的封闭腔和半封闭腔内造成压差，从而使中耳及肠胃内产生疼痛的感觉。当高度超过 8 000 米时，会感到关节、肌肉疼痛，这是由于氮分压下降，肌体内的一部分氮气开始以气泡形式排出：压迫了肌肉、骨骼、脂肪组织的神经末梢，从而引起疼痛的感觉。

此外，人体内含 70%的水分，而水的沸点随外界大气压降低而降低。外界大气压力为 6.266 千帕时，水的沸点为 37℃。当人体上升到 19 千米的高空（相当于外界大气压力为 6.266 千帕）时，由血液开始一切体液都发生汽化或产生气泡，从而产生浮肿出血现象，这种现象叫作"体液沸腾"。这就如打开汽水瓶盖，气泡从水中冒出来的道理一样。气泡堵塞血管或压迫神经而产生一些特殊的症状，这就是所谓的"高空气体栓塞症"，或称"减压病"。大气压力的变化，还可以对人体产生一些其他影响。例如，当你驾驶飞机由高空返回地面时，由于气压的逐渐增高产生"压耳朵""压鼻子"的现象，以致发生"航空性中耳炎"及"航空性鼻窦炎"。轻时，感到耳胀、耳痛、耳鸣、听力减退；严重时，可引起鼓膜破裂和中耳充血，出现头痛、眼胀、流泪、流涕或鼻出血等。

3. 胃肠胀气

气压降低可以使人的胃肠胀气。通常情况下，人体胃肠道内约含有 1 000 毫升气体，这些气体 80%是吞咽进去的，20%是食物在消化过程中产生的。波义耳定律告诉我们：当温度保持一定时，气体的体积随着压力的降低而增大。飞行高度越高，大气压越低，人体胃肠内的气体膨胀就越明显。如在 5 000 米高度，大约膨胀两倍；在 1 万米，就可胀大 4～5 倍。当然，在气体膨胀时，人体可以不断地向外排出，但若胃肠功能不好或气体太多一时难以排出时，就会发生胃肠胀气，使胃肠壁扩张，产生腹胀、腹痛；严重时，可出现面色苍白、出冷汗、呼吸表浅，脉搏减弱，血压降低等症状。

三、低气温对人体的影响

气温每时每刻都在影响人们的生活、工作及一切活动。气温低，会消耗体内细胞的储备。气温下降，在低温环境中，人体为了保持肌体的热量平衡，组织代谢加强，氧气的需要量增加。如果不能满足以上条件，则人体就会消耗体内细胞的储备，人体组织还会发生一些不良的反应。

气温低，人体血管容易变硬变脆，还会影响人体对营养的吸收。据联合国粮农组织的热量需求委员会调查，以外界气温比标准气温低 10℃为起点（温带地区的年平均气温），气温每升高 10℃时，人体对热量的摄取量要增加 5%。由此可见，人体对热量的摄取量与气温关系很大。此外，气温的高低还影响到人体对维生素、食盐的摄取量。

在对流层，随着高度的增加，温度逐渐降低，平均每上升 100 米，气温下降

0.65℃。当地面温度为25℃时，在5 000米的高空，气温为-7.5℃；在1万米的高空，温度则低到-40℃；而在$1.1×10^4$～$2.5×10^4$米的平流层，气温则恒定在-56.5℃。现代飞机多在对流层和平流层活动，外面气温一般在-55℃～-40℃。低温给飞行带来一定的影响，即使有加温设备的座舱，时间长也可使座舱内温度不均匀。低温会妨碍飞行人员的工作，寒冷可使手脚麻木，甚至疼痛和肢体寒战，影响动作的准确性，严重时还可发生冻伤。此外，低温会使飞行人员的热量消耗增大，因此空勤人员应多吃高蛋白的食物以及豆类食品，及时补充人体所需。

四、加速度对人体的作用和影响

作机械运动的物体，如果按物体运动速度的变化情况来划分，可分为匀速运动和变速运动。人处于匀速运动状态时，是无感觉的，而且匀速运动的速度对人体也不产生任何不良影响。例如，地球基本是在匀速运动中（赤道上的自转速度为463m/s，地球平均公转速度为$2.98×10^4$m/s），人类生存在地球上，感觉不到地球的运动。但是，人处于变速运动状态时，身体则会受到速度变化的影响。

物体速度变化的快慢，用加速度描述。加速度，是指速度的变化量同发生这种变化作用的时间的比值，单位为m/s^2。人在身体直立时能忍受（不受伤害）向上的加速度为重力加速度（$g=9.8m/s^2$）的18倍，向下为13倍，横向则为50倍以上；如果加速度值超过这一数值，会造成皮肉青肿、骨折、器官破裂、脑震荡等损伤。在飞行活动中，飞行人员经常处在加速度环境中，所以受加速度影响也就比较明显。

人在座位上能耐受的加速度极限如表1-3所示。人经常处于变速运动状态，尤其是现代交通工具的速度不断提高，使人经常受到加速度的作用。人在短时间内受到的加速度作用值和延续时间如表1-4所示。

表1-3　人在座位上能耐受的加速度极限表

运动方向	最大加速度 /（m/s^2）	时间限制 /s
后	45	0.1
前	35	0.1
上	18	0.04
下	10	0.1

表1-4 人在短时间内受到的加速度作用值和延续时间表

运动工具	运动状态	加速度/（m/s^2）	持续时间 /s
电梯	快速升降	0.1～0.2	1～5
	舒适极限	0.3	
	紧急降落	2.5	

续表

运动工具	运动状态	加速度/（m/s^2）	持续时间 /s
公共汽车	正常加速减速	0.1～0.2	5
	紧急刹车	0.4	2.5
飞机	起飞	0.5	>10
	弹射起飞	2.5～6	1.5
	坠落（不伤人）	20～100	

五、噪声对人体的影响

噪声级为 30～40 分贝，是比较安静的正常环境；超过 50 分贝，就会影响睡眠和休息。由于休息不足，疲劳不能消除，正常生理功能会受到一定的影响。噪声在 70 分贝以上，就会干扰谈话，造成心烦意乱，精神不集中，影响工作效率，甚至发生事故。长期工作或生活在 90 分贝以上的噪声环境，会严重影响听力和导致其他疾病的发生，具体情况如图 1-13 所示。

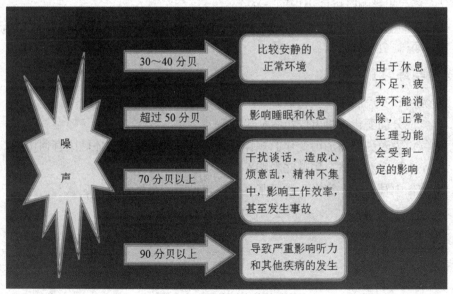

图 1-13　噪声对人体的影响

听力损伤有急性和慢性之分。接触较强噪声，会出现耳鸣、听力下降，但只要时间不长，一旦离开噪声环境后，很快就能恢复正常，这就是所谓的听觉适应。如果接触强噪声的时间较长，听力下降比较明显，则离开噪声环境后，就需要几小时，甚至十几小时到二十几小时的时间，才能恢复正常，这就是所谓的听觉疲劳。这种暂时性的听力下降仍属于生理范围，但可能发展成噪声性耳聋。如果继续接触强噪声，听觉疲劳不能得到恢复，听力持续下降，就会造成噪声性听力损失，发生病理性改变，这种症状在早期表现为高频段听力下降。但在这个阶段，患者主观上并无异常感觉，语言听力也无影响，我们将这种现象称为听力损伤。病情如进一步发展，听力曲线将继续下降，听力下降平均超过 25 分贝时，将出现语言听力异常，主观上感觉会话有困难，我们将这种现象称为噪声性耳聋。此外，强大的声爆，如爆炸声和枪炮声，会造成急性爆震性耳聋，出现鼓膜破裂，中耳小听骨错位，韧带撕裂，出血，听力部分或完全丧失等症状。主观症状有耳痛、眩晕、头痛、恶心及呕吐等。

噪声除损害听力外，也影响人体其他系统。噪声对神经系统的影响表现为，以头痛和睡眠障碍为主的神经衰弱症状群，脑电图有改变（如节律改变、波幅低、指数下降），植物神经功能紊乱等。对心血管系统的影响表现为血压不稳（大多数增高）、心率加快、心电图有改变（窦性心律不齐、缺血型改变）等。对胃肠系统的影响表现为胃液分泌减少、蠕动减慢、食欲下降等。对内分泌系统的影响表现为甲状腺功能亢进、肾上腺皮质功能增强、性机能紊乱、月经失调等。

【本章小结】

本章详细介绍有关大气环境的基础知识，以及在航空飞行中高空缺氧、高空低压、低气温、加速度、噪音五个方面对人体的影响。应了解大气环境对飞行安全的影响；重点掌握飞行对人体产生影响时可能出现的症状。

通过本章的学习，有助于空勤人员了解工作环境，以及帮助空勤人员就航空飞行对人体的影响方面树立正确认识。

【思考与练习】

1．对流层和平流层有哪些特点？
2．大气成分的变化对机上成员有何影响？
3．大气压力随高度增加而变化的规律是什么？这种变化对人体健康有何影响？
4．航空飞行会对人体产生哪些影响？
5．航空性中耳炎、鼻窦炎、胃肠胀气、噪声性听力损伤各有何症状？

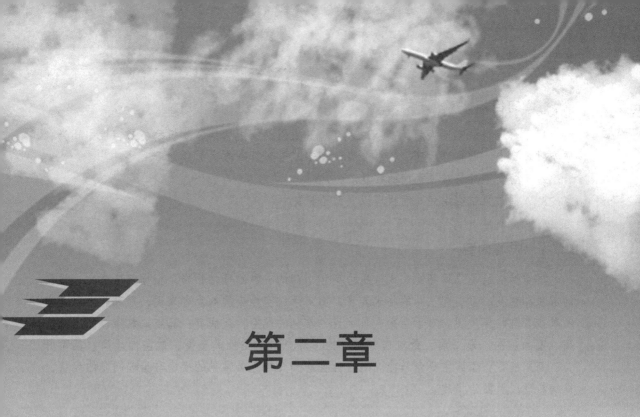

第二章

航空性疾病的病因及防治

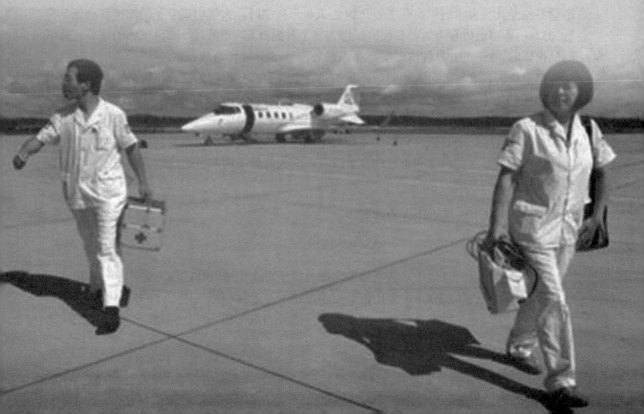

学习目标

1. 了解十类航空性疾病（高空缺氧症、高血压病、冠心病、晕机病、航空性中耳炎、航空性鼻窦炎、航空性牙痛、乙型肝炎、高空减压病、高原病）。

2. 了解女乘务员常见疾病的症状。

3. 掌握常见航空疾病发病机理以及防治措施。

 学习内容

航空性疾病是飞行环境中大气压力变化引起的一种物理性损伤，根据气压变化、损伤的部位和程度，可引起不同的临床表现，而对于航空性疾病的患者来说，则可能出现其中一种或多种临床表现。对于空勤人员来说，常见的航空性疾病有：高空缺氧症、高空减压病、高血压病、冠心病、晕机病、航空性中耳炎、航空性鼻窦炎、航空性牙痛、乙型肝炎、高原病等，本章主要介绍此类航空性疾病和女乘务员常见的疾病与生理问题的症状、发病机理以及防治措施。

第一节　航空性职业病的发生原因及防治

一、高空缺氧症

氧气是生命物质赖以保持正常功能所必需的最重要的物质之一。氧气量和分子浓度供应不足（缺氧）会引起大多数生物器官功能的超速衰退，甚至可造成死亡。人对缺氧极为敏感并易受其损害。例如，高度上升到 2 700 米高空时，大气中氧分子的浓度（分压）降低 25%，即可造成智力的明显损害；当突然上升到 1.67 万米时，肺内气体的氧分压降低到地面值的 10%，10 秒钟内即引起意识丧失，4～6 分钟可造成死亡。

一般认为，飞行时对人威胁最严重的是，上升至高空引起的氧分压降低。当因氧气装备和座舱加压系统发生故障而使人们不得不在高空呼吸空气时，往往可迅速导致人体失能，甚至死亡。过去，缺氧曾造成过重大的机毁人亡事故。第二次世界大战至今，许多飞行人员在飞行中死于缺氧，更多的飞行员完成任务的能力因缺氧而受到损害。如今虽然座舱加压和供氧系统的性能和可靠性有了改进，大大降低了因缺氧造成的事故概率，但对此仍应保持高度的警惕。

（一）人体内气体运动的规律

1. 气体的分压

在任何一种混合气体中，其气体的总压力等于各个组成气体的压力之和，每种组成气体的压力称为该气体的分压，分压值的大小取决于一定体积的气体所含的该种气体分子数量的多少。空气是一种混合气体，其主要固定成分为氮气和氧气。因此，干燥空气的压力等于这两种气体的分压之和。当干燥的空气被人体吸入呼吸道以后，会受到体温的加热，并迅速被水蒸气饱和。这时水蒸气也提供一定的分压。所以呼吸道内的空气是由氧气、氮气和水蒸气三种气体组成的混合气体，其总压力等于这三种气体的分压之和。每种气体的分压可以根据该气体在混合气体中所占容积百分比乘以总压力求得，当体温为 37℃时，呼吸道内水蒸气的分压值为 47mmHg（6.3KPa）。

在人体肺部和组织内进行的氧气和二氧化碳的交换，是通过物理弥散过程来完成的。这种弥散运动的趋向，取决于氧气和二氧化碳分压的高低，即由高分压部位向低分压部位弥散，而与它们的相对浓度无关。在飞行过程中，一旦座舱密闭，或上升到一定高度（考虑到飞机的制造成本和飞机本身的重量等因素，飞机的座舱并非完全密闭，因此机舱内空气的压力总是低于海平面大气压力），人体即使吸入纯氧，但由于低气压环境导致氧分压降低，同样也有可能发生缺氧。

2. 气体的溶解和弥散

气体溶解于液体中所具有的分压称为张力。当气体与液体相接触时，一方面气体分子不断地进入液相而呈溶解状态；另一方面已溶解于液体中的气体分子也可离开液体表面而重新回到气体中去。当两者达到平衡时，就是溶解气体自液体内部向液体表面所施加的压力（张力），等于气相中气体分子由外部向液体表面所弥散的张力。气体在液体中溶解的数量与温度和该气体的分压有关，当温度一定时，气体在液体中溶解的数量与该气体的分压成正比，比例系数即是溶解度系数，其关系如下：

$$溶解气体的数量（ml/100ml）=气体的分压×溶解度系数$$

溶解度系数表示气体的溶解度。二氧化碳在血浆中的溶解度系数为 51.5，而氧气在血浆中的溶解度系数为 2.14，故二氧化碳的分压虽然不高，但溶解的量却较多；反之，如果气体溶解度系数很小，即使其分压很高，也不能溶解大量的气体。

气体分子能够穿过多层生物膜的屏障，在人体内的气相与液相之间不断地进行弥散。气体弥散的方向由不同部位间气体分压差值（压力梯度）所决定。毛细血管内的氧气需穿过毛细血管壁、组织间液、细胞膜、细胞液才能到达线粒体内进行生物氧化作用。所以，只有在毛细血管和线粒体之间维持足够的氧分压梯度，氧气才能到达线粒体内。

3. 氧合血红蛋白解离曲线

血红蛋白结合氧气数量的多少，取决于氧分压值。表示血红蛋白结合的氧量与氧分压值关系的曲线，称为氧合血红蛋白解离曲线，简称氧解离曲线。

当血红蛋白含量为 15 克/100ml 血液、pH=7.4。二氧化碳分压为 40mmHg（5.2KPa）、37℃体温条件下，测得的氧合血红蛋白解离曲线如图 2-1 实线所示。血氧分压与血氧饱和度之间的关系呈 S 形曲线关系。当氧分压为 100mmHg（13.3KPa）时，血氧饱和度为 97.5%左右；在氧分压超过 100mmHg（13.3KPa）时，血氧饱和度的增长已很缓慢；在 250mmHg（32.5KPa）时，达到完全饱和。所以，在海平面条件下，人体即使吸入纯氧，其血氧饱和度较呼吸空气时也仅略有增加。

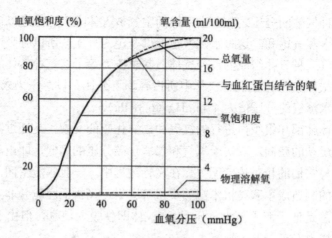

图 2-1　氧合血红蛋白解离曲线

S 形的氧合血红蛋白解离曲线显示：上段较平坦，即在 70～100mmHg（9.3～13.3KPa）范围接近一条直线，表明在此范围内即使肺泡气氧分压有较大幅度的下降，血红蛋白仍能结合足够的氧，从而保证人体对轻度高空缺氧有一定的代偿能力；曲线的中间部分，即在 10～40mmHg（1.3～5.2KPa）范围坡度较陡，此时氧分压稍有变化，即可引起血氧饱和度发生较大改变，在海平面呼吸空气的条件下，组织的氧分压就在此范围内，所以这种特性不仅有利于向组织释放所需要的氧，而且还有稳定组织氧分压的作用。

4. 氧气在血液中的运输

氧气和二氧化碳在血液中都是以物理溶解和化学结合两种形式存在的。通常情况下，氧气和二氧化碳在血液中溶解的数量都很少。如在海平面条件下，当肺泡气氧分压为100mmHg（13.3KPa）时，每 100 毫升动脉血中只能溶解 0.3 毫升氧气，这样低的氧含量远远不能满足人体代谢的需要。事实上，在血液中绝大部分氧气是以化学结合方式存在并被输送到组织，再进行气体弥散运动的。呼吸气体在血液中的含量如表 2-1 所示。

表 2-1　血液中呼吸气体的含量（ml/100ml 血液）

气　　体	化 学 结 合		物 理 溶 解	
	动脉血	混合静脉血	动脉血	混合静脉血
氧气	20.0	15.0	0.30	0.12
二氧化碳	46.6	50.0	2.62	3.00
氮气	0.0	0.0	0.98	0.98

血红蛋白是血液中储存和携带氧气的运输工具。在肺毛细血管，由于血液氧分压较高，血红蛋白与氧分子结合生成氧合血红蛋白；在组织毛细血管，由于血液中溶解的氧分子不断向组织细胞弥散，从而引起血氧分压降低，此时氧合血红蛋白中的结合氧被陆续地释放出来，以补充血液中溶解氧的数量，维持毛细血管血液氧分压的水平，保证不断向组织弥散氧。

5. 血液中二氧化碳的运输

二氧化碳在血液中的运输形式主要有物理溶解的二氧化碳、碳酸、氨基甲酸化合物和重碳酸盐四种形式。其中，重碳酸盐为二氧化碳的主要运输形式，占 65%；其次为氨基甲酸化合物，约占 30%。

人体组织细胞在代谢过程中所产生的二氧化碳经弥散溶解在血液中，并可水化成碳酸，这个过程在血浆中进行得很缓慢。但在红细胞中，由于有催化剂碳酸酐酶的存在，水化过程被大大加速。所以，在红细胞中大量形成碳酸，进而非常迅速地解离成重碳酸盐和氢离子，所解离的重碳酸盐离子再重新返回到血浆中，而氢离子则主要在红细胞内被血红蛋白所缓冲。当静脉血流经肺部毛细血管时，血液中的重碳酸盐离子（化学结合状态的二氧化碳）又转变为溶解状态的二氧化碳，最后弥散入肺泡排出体外。

（二）缺氧的分类

根据主要病因，组织缺氧可分为以下四种不同类型。

1. 缺氧性缺氧

缺氧性缺氧是由于动脉血中氧张力不足，从而造成毛细血管血液中氧张力不足所致。既可能由于吸入气氧分压低（如高空暴露），也可能由于外呼吸功能障碍（如暴露在持续高加速度中或因慢性气管炎和肺气肿等）所致，是航空飞行中最常见的缺氧形式。

2. 贫血性缺氧

贫血性缺氧是由于血液摄取氧能力降低而引起的。因此，当血液通过毛细血管床时，血中氧含量以及氧张力比正常情况下降得更快。接近毛细血管静脉端的血液氧张力，不足以维持整个组织所必需的最低氧张力。吸入一氧化碳、贫血和正铁血红素的形成都能降低血液携氧能力。

3. 停滞性（循环性）缺氧

停滞性（循环性）缺氧是由于通过组织的血流减少而引起的。当血液流经毛细血管床时，血中氧含量和氧张力的降低比正常情况要快得多，结果毛细血管的氧张力不足以维持组织的氧化作用。停滞性（循环性）缺氧的原因，可以是局部小动脉收缩，如两手暴露在寒冷中；因疾病或外伤阻塞了动脉血液供应；暴露于持续的高正加速度或高原状态下，心输出量和动脉血压降低等。

4. 组织中毒性缺氧

组织中毒性缺氧是由于组织利用正常供氧的能力发生障碍而引起的。细胞线粒体中的色素氧化酶在氰化物中毒情况下，对分子氧不能起反应即是一例。

在航空活动中，飞行人员若因暴露于高空低气压环境中，吸入气体的氧分压降低，导致机体组织和器官的氧含量减少，这种缺氧属于缺氧性缺氧，也就是我们本节要介绍的"高空缺氧"。高空缺氧是人类航空事业发展初期最先遇到的严重医学问题之一，因此它也是航空医学中研究历史最长的课题之一。在航空事业高度发达的今天，虽然已经有了各式各样的密闭增压座舱和供氧设备，但国内外飞行事故的调查资料均显示，因急性高空缺氧所引起的飞行事故及飞行事故征候仍占有相当的比例，这是因为增压舱不能经常保持海平面的压力，在高空飞行时，座舱内的压力可造成中等程度的缺氧。特别值得强调的是，高空缺氧所导致的飞行事故发生迅速，而且多在飞行人员不知不觉中发生。因此，高空缺氧始终是航空医学中的一个重要课题。而作为一名飞行人员，了解一些高空缺氧的知识，是完全有必要的。

（三）缺氧的高度分区

根据人体暴露在不同高度时的症状表现，可将缺氧分为以下四个高度区。

1. 功能完全代偿区

功能完全代偿区即从地面到 1 200 米高度的区域。在此高度范围内，由于缺氧程度较低，在静止状态下或一定的时间内，人体保持着足够的代偿适应能力而不出现症状。

2. 功能不完全代偿区

功能不完全代偿区即 1 200～5 000 米高度的区域。在此高度范围内，人体的心跳和呼吸会反射性地加快，从而部分地对抗缺氧对人体功能的影响，如果在静止状态下作短暂的停留，缺氧的症状并不严重。大约在 1 200 米高度，人的夜间视力开始降低；大约在 1 500 米高度，人的复杂智力活动能力开始降低；在 3 000～5 000 米高度，人的体力活动能力也有明显的下降。民航客机在特定的座舱高度（通常是 3 050～4 250 米），受气压控制的阀门就会被触发而打开，从而放出氧气面罩供机上乘客使用。

3. 功能失代偿区

功能完全代偿区即 5 000～7 000 米高度的区域。在此高度范围内，代偿反应虽已充分作用，但仍不能补偿缺氧对人体功能的影响，即使在静止状态下，也有明显的智能和体能的障碍；但在此高度作短暂的停留，一般还不会引起意识丧失。

4. 危险区

危险区即在 7 000 米高空以上。在此高度范围内，机体的代偿功能已不足以保证大脑等重要器官的最低氧需要量，人很快会出现意识丧失；若不及时供氧，则呼吸、循环功能会相继停止。

（四）缺氧的主要表现

缺氧的症状多种多样，如表 2-2 所示，但并非所有症状都会在同一个人身上表现出来。缺氧初期会出现气喘、呼吸加深、加快等代偿反应，随着缺氧程度的加重，当超过身体的代偿能力时，便会出现各种各样的机能障碍。由于机体各组织、器官对缺氧的敏感程度不一样，在缺氧时出现功能障碍的先后顺序也不一样。一般认为，缺氧的阈限高度是 1 200 米，即超过 1 200 米的高度，最早的缺氧症状就会表现出来。

表 2-2　缺氧的症状和体征

主 观 症 状		客 观 体 征
气喘、呼吸困难		呼吸加深、加快或过度换气
头痛		困倦
头晕（眩晕）		震颤
恶心	不	全身出汗
面部发热	断	面色苍白
视力减弱	加	口唇发绀
视力模糊	重	焦虑
复视	的	心动过速
兴奋、烦躁	缺	心动过缓（危险）
嗜睡	氧	判断力下降
晕厥		语言表达不清
虚弱		供给失调
木僵		意识丧失、抽搐

1. 特殊感觉

视野变暗是一种常见的缺氧症状。然而，受试者在肺泡氧张力恢复正常之前都觉察不出这种变化，而在恢复后则感到照明水平明显变亮。在肺泡氧张力降低到 40mmHg 以下之前，在相当明亮的灯光下（明视觉或锥体视觉），视网膜敏感性不受影响。虽然在实验室能证明，即使是十分轻微的缺氧（如肺泡氧张力下降到 75mmHg 时引起的缺氧），相当于 3 000 米高度也可损害眼对光的敏感性（微光视觉或柱状视觉），但是这种损害的绝对值无实际意义。当肺泡氧张力下降到 50mmHg 以下，也就是在 4 600 米以上高度呼吸空气时，微光视觉对光敏感性降低的程度才有重要意义。肺泡氧张力下降到低于 50mmHg 之前，明视觉的视敏度不受损害。中度和严重缺氧可使视野受限，并伴有周边视力丧失和出现中心暗点。

2. 发绀

皮肤或黏膜发绀，通常是由于组织中毛细血管和小静脉的还原血红蛋白浓度过多引起的。一般认为，每 100ml 毛细血管血液中至少要有 5 克还原血红蛋白才可能出现发绀。这只是粗略的近似值，但它可用于强调在严重贫血时不会出现发绀。只有当动脉血氧饱和度低于 75%，才可能令人信服地查出缺氧引起的中枢性发绀。在 $1.7 \times 10^4 \sim 1.9 \times 10^4$ 米以上高度，正常受试者呼吸空气时可以出现明显的发绀现象。

3. 意识丧失

在缺氧时，大脑静脉血的氧张力与意识水平有密切关系。当颈静脉氧张力降低到 17～19mmHg 时，即丧失意识。相应的动脉氧张力随大脑血液的变化而改变，而大脑血液又取决于动脉血的氧和二氧化碳张力。促使大脑静脉氧张力降为 17～19mmHg，并引起意识丧失的动脉氧张力在 20～35mmHg，视二氧化碳过少的程度而定。一般来说，一个人肺泡氧张力降低到 30mmHg（或稍低）时，经过一段时间就可能丧失意识；如果有明显的过度换气，肺泡氧张力降低到 30mmHg 时，也会出现意识丧失；如果没有二氧化碳过少症，肺泡氧张力就是低至 25mmHg 也能保持意识清醒。因此，急性暴露于高空呼吸空气时，出现意识丧失的高度可低至 5 300 米也可高至 8 000 米。

4. 有效意识时间

从氧张力降低开始到工作能力受一定程度损害的瞬间为止的间隔时间，称为"有效意识时间"。这一段时间间隔的长短受许多因素的影响，其中允许工作能力损害的程度具有最重要的意义，其范围可从不能完成复杂的精神性运动任务到不能对简单指令做出反应。有效意识时间有很大的个体差异，它取决于身体健康情况、年龄、训练水平、对缺氧的经验、体力活动及暴露前供氧的程度。

（五）有效使用飞机上的供氧系统

1. 飞机上的供氧系统

飞机上的供氧系统主要是保证飞机上的人员能够吸入足够的氧气以及防止在高空飞行或应急离机过程中缺氧的个体防护装备。飞机供氧系统根据飞机的乘员人数、航程、升限和任务性质的不同而有多种形式，但基本上都由氧源、控制阀、减压阀、氧气调节器、各种指示仪表、跳伞供氧器、断接器和氧气面罩等组成。

（1）氧源。飞机上广泛使用气态氧源，其次是液态氧源。液氧系统比高压气氧系统的重量轻 60%～70%，体积小 60%～80%，但液氧不断挥发，自然损耗率大，地面储氧设备复杂，维护不便。液态氧源已用在现代军用飞机上。固体氧源（亦称化学氧源）是继气态和液态氧源之后发展起来的新氧源。它是将含氧量高的固态化合物储存于化学产氧器内，使用时通过化学反应产生氧气。固体氧源体积小、重量轻，可长期储存，已用于一些大型客机上。分子筛机上制氧是一种新的氧源。它是用一种俗称"沸石"的硅铝酸盐结晶体作为分子筛，当空气通过分子筛时，空气中的氮分子被分子筛吸附，而氧分子则较容易通过，从而获得一定纯度的氧气。吸附过程是可逆的，只要改变压力，并用一定量的气逆向冲洗，即可冲掉氮气，使分子筛再生。这种制氧方法简单、维护方便、费用低。这种机上制氧系统已开始在飞机上试用。

（2）氧气调节器。它随飞行高度的变化按一定规律自动调节输出气的压力、流量和含氧百分比，以满足人体呼吸和体表加压的生理需要。按供氧方式，氧气调节器分为连续式、肺式和加压式三种。连续式氧气调节器向氧气面罩连续供氧，并能随着外界气压的降低相应地增大供氧量。肺式供氧气调节器在飞行员吸气时供氧，呼气时停止供氧，可节省用氧量，广泛应用于飞行员个体供氧系统。加压式氧气调节器是用于 12 千米以上高空飞行的军用飞机飞行员的个体供氧系统。加压式氧气时的典型程序是：调节器首先向人体内供氧，随后对飞行员穿着的高空代偿服充气加压，同时人体肺内过量的气体经呼气活门迅速排出，整个程序经 1.5～2 秒钟完毕。加压供氧时，飞行员吸入气的压力大于环境气压。在现代歼击机上，氧气调节器安装在弹射座椅上。飞行员应急离机时，断接器将机上氧源断开，同时打开跳伞供氧器氧源继续向飞行员供氧。民航客机通常备有应急供氧系统。正常飞行时，靠座舱增压以防止旅客缺氧。座舱增压系统一旦失效，则在飞机下降的同时由应急供氧系统在短时间内保证全体旅客用氧。

2. 有效利用机上的供氧设备

有效利用机上的供氧设备是解决飞行中人员缺氧的主要途径。当缺氧状况不严重时，通过机上的供氧来调整飞机内部的氧气供应，以保证机上人员的氧气需要。当缺氧状况严重时，空乘人员应指挥全体旅客使用机上的氧气面罩，以保证氧气的供应。但也应注意，纯氧的吸入同样会对人体健康带来一定的影响，因此，一旦缺氧状况缓解，应立即停止。

二、高空减压病

高空减压病是飞机在上升过程中，人体可能发生的一种特殊综合征，其主要症状表现为关节、肌肉的疼痛，并可伴有皮肤瘙痒以及咳嗽和胸痛等，严重时还会引起植物神经机能障碍和脑损害的症状，甚至发生休克。高空减压病的发生有一定阈限高度，绝大多数都是上升到 8 000 米以上高空，并停留一段时间以后才发生的，降至 8 000 米以下，症状一般都会消失。

迅速减压在民用航空中偶尔发生，它一般是由座舱壁（压力壳）结构的失灵或损坏引起。一旦发生迅速减压，机上人员会突然发生缺氧，所以应及时供氧；若减压速度很快，还会造成器官和组织的损伤。但在民用航空中，最为重要、最容易发生的是由于增压失效而引起的缓慢减压。一旦发生缓慢减压，航空器通常应逐渐下降到较为安全的高度；但在较多情况下，根据操作的需要，航空器将被迫继续在需要供氧的高度飞行。因此，必须保证供氧系统的可靠性。

（一）高空减压病的发病机理

高空减压病是由于在人体组织、体液中溶解的氮气离析出来形成了气泡，压迫局部组织和栓塞血管等引起的一系列临床症状。由于形成气泡的多少以及栓塞和压迫的部位不同，所引起的症状也各异。

和气体在其他液体中的溶解一样，气体在人体组织或体液中的溶解同样遵循亨利定律，即气体在一定容积的物体中达到饱和状态，与该气体的压力、液体的种类以及温度有关。当液体的种类及温度保持一定时，溶解气体的量与气体的压力成正比；若是混合气体，则与各组成气体成分的分压成正比。当液体周围环境的气体压力降低时，在液体中处于饱和溶解状态的气体就变成了过饱和溶解状态，其中一部分将重新游离出来，进入气体，以建立新的平衡，此过程称为脱饱和。随着飞行高度的升高，大气压力逐渐下降，空气中氮的分压也相应下降，而人体肺部血液中氮的分压却没有改变，于是在地面形成的肺部血液和肺泡气之间氮的平衡被打破，肺部血液中过饱和状态的氮气向肺泡弥散，导致肺部血液中氮气的含量及其分压也随之下降。这种含氮量较低的血液流经组织时，组织细胞中的氮气又弥散进入血液，然后由静脉血带到肺内，再与肺泡气进行气体交换。这样不断循环，机体内过剩的氮气便会逐渐减少，从而寻找到新的平衡。当这种寻求平衡的过程缓慢时，体内的氮气便可依照上述方式排出，而不会出现过饱和溶解状态；但如果飞行上升速度过快，体内的氮气来不及依照上述方式排出，则会形成过饱和溶解状态，并从组织、体液中游离出来。氧气、二氧化碳和氮气虽然都是人体组织、体液中最主要的溶解气体，但是氧气和二氧化碳都是生理上的活泼气体，可转变为化学结合状态，氧气还可以较快地被组织细胞消耗，所以在一般情况下不会形成过饱和溶解状态。唯有完全呈溶解状态的、生理上的惰性气体——氮气，在减压速度较快的情况下，才最有可能形成过饱和状态并游离出来。

必须指出，高空减压时，出现体内氮气过饱和溶解状态，并不是立即就产生气泡，因为过饱和仅仅是形成气泡的先决条件，氮气泡的产生还取决于其他多种条件，其中最主要的是过饱和状态必须达到一定的程度，也就是体内氮气的过饱和度必须超过正常饱和度的两倍以上，氮气才能由溶解状态变成气泡。一般来说，在 8 000 米高空，人体组织及体液内溶解氮气的过饱和度是正常饱和度的两倍以上，所以 8 000 米高度是高空减压病的阈限高度。

（二）高空减压病的影响因素

1. 物理因素

高空减压病的物理因素如下。

（1）上升高度。该病在 8 000 米以下很少发生。在 8 000 米以上，飞行高度越高，发病率也越高。

（2）高空停留时间。上升到高空后，人体一般不会马上出现症状，需要经过一定的时间才有可能会发病。在 8 000 米以上高空，停留时间越长，发病率越高。据有关资料显示，最早发病者大约在高空停留 5 分钟后发病，最迟发病者可在高空停留 2.5 小时后发病。

（3）上升速率。上升速率愈快，体内过剩的氮来不及排出体外，发病率越高。

（4）重复暴露。24 小时内重复暴露于低气压环境中容易发病。这是因为前次暴露时形成的气泡以及体内的其他变化，在下降增压后的时间内尚未完全消除，或者说有累积效应。

（5）高压条件下活动后立即飞行。例如，在 24 小时内曾做过水下运动或潜水活动者，上升高空时容易发病，因为在高压条件下体内溶解了较多的氮气，在返回水面后一定的时间内，残存在体内的过多的氮气甚至若干气泡没有完全消除。有报道称，人潜水后立即乘坐飞机，在 1 500 米高度即可发病。

（6）环境温度。寒冷的温度条件，能增加发病率。

2. 生理因素

高空减压病的生理因素如下。

（1）体重与年龄。肥胖者有易患屈肢症的倾向。随着年龄的增加，高空减压病的发病率也有所增加，这可能与身体发胖、脂肪组织增加，以及心血管功能降低影响氮气脱饱和速率有关。

（2）呼吸、循环系统的功能状态。因较严重的缺氧或高空胃肠胀气而导致的呼吸、循环机能障碍，以及因寒冷或衣服、鞋过紧等因素，导致严重局部血液循环障碍时，都能减慢氮气脱饱和的速率而使该病的发病率增加。

（3）肌肉运动或体力活动。因为人在进行肌肉运动或体力活动时，局部组织受到牵拉，可在一个小局部产生很大的负压，有促使气体离析出来形成气泡的作用。肌肉运动或体力活动时，组织中会产生大量的二氧化碳，使局部溶解的气体增多。另外，肌肉运动或体力活动时，组织中的血流量增加，使体内血液重新分配，导致脂肪组织中的血流量减少，不利于脂肪组织中氮气的脱饱和过程的顺利进行。

（三）高空减压病的主要表现

高空减压病主要表现为关节及其周围组织的疼痛，此外，还可伴有皮肤、呼吸或神经系统的一些症状，如皮肤痒感、刺痛、蚁走感以及异常的冷热感觉，胸骨后不适、咳嗽和呼吸困难，以及头痛、视觉机能障碍、四肢无力和瘫痪等。上述症状，一般在高度下降后随即消失，只有极个别病例在下降至地面后仍继续存在，需要积极治疗，方能消失。

（四）高空减压病的预防

1. 保证座舱内足够的压力

保证座舱内足够的压力，是预防高空减压病的最根本措施。若能在飞行期间保持座舱压力不低于 8 000 米高度的压力值（267mmHg），即可取得良好的预防效果。在民用航空中，只要密封增压座舱的结构完好就可以满足这个条件。

2. 吸氧排氮

吸氧排氮是预防高空减压病的重要方法。呼吸纯氧时，由于肺泡气中的氮分压降低，溶解在静脉血中的氮气就可不断通过肺毛细血管弥散到肺泡中而被呼出，血液中的氮分压也就会相应地降低，于是溶解在身体各种组织、体液中的氮气又会向血液中弥散，再由肺泡排出体外。这样不断循环，逐渐将体内的氮排出。

在军事航空中，对那些没有装备增压座舱或座舱压力制度定得不太严的高空飞行的机种，可在高空飞行前，采用吸氧排氮的预防措施，这是降低高空减压病发病率的重要方法。而对于民用航空，本方法则没有实际意义。

3. 飞行中若发生事故性减压，应逐渐下降至较安全的高度

当密封增压座舱在 8 000 米以上高空受到破坏时，应尽量减少不必要的体力负荷；如有旅客在高空已出现高空减压病病症，应迅速与地面指挥中心联系，以便及时下降高度。

4. 控制重复暴露的间隔时间

通常情况下，潜水活动后 24 小时内不应飞行。有的国家规定，紧急情况下，潜水活动后 12 小时内可以飞行，但需要经过航空医师的允许。

5. 营养与锻炼

合理膳食和坚持体育锻炼，可防治肥胖，增强呼吸、循环功能，对预防高空减压病的发生具有积极意义。

三、高空胃肠胀气

与高空缺氧症和高空减压病不同的是，高空胃肠胀气没有明确的发病阈限高度，即使在较低的高度也可发生。高空胃肠胀气的主要症状是腹胀和腹痛，一般都发生在飞行上升过程中，或在达到一定高度后的最初阶段内。若能经口或肛门顺利排出部分膨胀气体，则短时间内腹胀、腹痛的症状即可消失；否则，高度越高，症状将越重。

（一）高空胃肠胀气的发病机理

人体胃肠道内通常含有 1 000ml 左右的气体，它们大多是随饮食和唾液吞咽下去的空气，少部分是由食物分解产生的。它们同样遵循波义耳定律，即当温度保持一定时，一定质量气体的体积与其压强成反比，即压力越大，体积越小；反之亦然。当高度上升时，若胃肠道内的气体不能顺利排出，则气体的体积随高度的增加也会不断地增大，使胃肠壁扩张，而引起腹胀、腹痛等症状。另外，因胃肠道内气体经常被体温条件下的水蒸气所饱和，加上胃肠道壁的弹性对膨胀气体的限制作用，以及部分气体能从口及肛门排出等因素，体内气体随压力降低而减少膨胀的倍数，并不完全符合波义耳定律所述的压力与容积的关系。

（二）高空胃肠胀气的影响因素

1. 飞行上升高度及上升速度

上升的高度越高，气压降低越多，胃肠道内气体的膨胀也越大，高空胃肠胀气的症状也越重；上升速度越快，胃肠道内膨胀气体越来不及排出，高空胃肠胀气的症状也越重。

2. 胃肠道的机能状态

在含气的空腔器官中，以胃肠道与体外相通的管道为最长，所以肠道内气体的排出受阻也较多。凡是能影响胃肠道通畅的因素（如便秘、胃肠道慢性疾病等），均会妨碍膨胀气体的排出，从而加重高空胃肠胀气的症状。

（三）高空胃肠胀气对人体的影响

1. 机械性影响

由于胃肠道内气体膨胀压迫膈肌使其升高，呼吸运动受到限制，肺活量减少，严重时可发生呼吸困难。另外，由于腹内压力增高，下肢静脉血液向心脏的回流也将受到影响。

2. 神经反射性影响

胃肠道管壁上有接受扩张刺激的拉长感受器，当胃肠道内气体膨胀程度较轻时，拉长感受器接受的刺激较弱，一般不会引起主观感觉，最多只有腹胀或轻微的腹痛。大约从 1 万米高度开始，由于气体膨胀程度较高，特别是在排气不通畅时，胃肠道也会被动地显著扩张，此时拉长感受器受到较强的刺激，引起胃肠道反射性的收缩和痉挛，从而导致不同程度的腹痛。如果胃肠道管壁的扩张已能反射性地引起呼吸、循环等机能改变，则对飞行工作能力会产生不良的影响；如果腹痛严重时，个别敏感者还会产生一系列植物神经机能障碍的症状，如面色苍白、出冷汗、脉搏徐缓、动脉血压下降以致发生血管迷走性晕厥，严重危及飞行安全。

（四）高空胃肠胀气的预防

1. 保证密封增压座舱的良好功能状态

通常情况下，民航客机舱内压比舱外压高出 0.5 千克/平方厘米，可减轻或消除胃肠胀气的影响。因此，在起飞前，应该经常检查座舱的加压密封设备，保证其处于良好的工作状态。

2. 自觉遵守生活作息和饮食卫生制度

注意饮食卫生，养成良好的饮食习惯。进食不宜太快，以免吞咽过多的气体；进餐要定时、定量，使胃肠活动机能保持正常，以利于消化而少产气；严格遵守《中国民用航空卫生工作规则》规定，即飞行人员进餐半小时后方可参加飞行。

3. 限制食用易产气及含纤维素多的食品

空勤人员在飞行期间，应限制食用易产气及含纤维素多的食品，如韭菜、芹菜、萝卜、扁豆、洋葱、洋白菜、黄豆芽等；禁饮能产气的饮料，如啤酒、汽水、大量的牛奶等；控制食用含脂肪多或油炸的食物，少吃刺激性食物。

4. 防治便秘

飞行前排空大、小便，保持胃肠道功能良好。

第二节　高血压病的病因及防治

高血压病是最常见的心血管疾病之一，它与冠心病、脑血管疾病等密切相关。因此，世界各国均十分重视高血压病的发病机理及临床防治的研究。由于空勤人员工作环境的特殊性，高血压病也是这一人群的常见病和多发病。由于高血压病易引发心、脑、肾和眼底的并发症，尤其是脑卒中，致残和致死率都很高，危害很大。因此，国内外航空医学界对高血压病做了深入的研究。

一、高血压病的诊断标准与分级

1999 年，世界卫生组织和国际高血压联盟（WHO-ISH）提出了高血压病诊断标准和分级，对高血压病的预防和治疗提出了更高的要求，如表 2-3 所示。

表 2-3 高血压病诊断标准和分级

类 别	收缩压 （mmHg）	舒张压 （mmHg）
理想血压	＜120	＜80
正常血压	＜130	＜85
正常高限	130～139	85～89
单纯收缩性高血压	≥140	＜90
亚组：临界高血压	140～149	＜90
1 级高血压（轻度）	140～149	90～99
亚组：临界高血压	160～179	100～109
2 级高血压（中度）	160～179	100～109
3 级高血压（重度）	≥180	≥110

由于血压受生物钟节律、情绪、环境、烟、酒等许多因素的影响，高血压病的诊断不能仅仅依靠某一次的测量值做出诊断。《民用航空人员体检合格证管理规则》（CCAR-67FS-R2）中规定，高血压的鉴定应在 7 日之内连续测量 3 日，每日测量两次，然后取 6 次的平均值来进行判断；当收缩压持续超过 155mmHg 或舒张压持续超过 95mmHg 时，各级体检合格证都不能取得。

2017 年 11 月，美国心脏协会（AHA）科学年会在美国加州举行，会上公布了新版美国高血压指南。高血压被定义为≥130/80mmHg。血压 120～129/＜80mmHg 为血压升高（elevated blood pressure）。130～139＜80～89mmHg 为 1 级高血压。≥140/90mmHg 为 2 级高血压。之前的高血压前期（120～139/80～89mmHg）这一定义被删除了。

二、高血压病的病因

高血压病的病因目前尚不十分清楚，一般认为是在一定的遗传背景下，由于多种后天因素的作用使正常血压调节系统功能失常所致。以下因素可能与高血压的病因有关。

1. 遗传

高血压的发病有较明显的家族集聚性，双亲均有高血压的正常血压子女（儿童或少年）血浆去甲肾上腺素、多巴胺的浓度明显较无高血压家族史的对照组高，以后发生高血压的比例亦高。国内调查发现，与无高血压家族史者比较，双亲一方有高血压者的高血压患病率高 1.5 倍，双亲均有高血压病者则高 2～3 倍；高血压病患者的亲生子女和收养子女虽然生活环境相同，但前者更易患高血压。动物实验已筛选出遗传性高血压大鼠株（SHR），分子遗传学研究证明了遗传因素的作用。

2. 饮食

（1）盐类。与高血压最密切相关的是 Na^+，人群平均血压水平与食盐摄入量有关，减少每日摄入食盐量可使血压下降。有报告显示，高血压患病率和夜尿钠含量呈正相关，但也有不同的意见，这可能与高血压人群中有盐敏感型和非盐敏感型之别有关。高钠促使高血压可能是通过提高交感张力增加外周血管阻力所致。饮食中 K^+、Ca^{2+} 摄入不足，Na^+/K^+ 比例升高时，易患高血压；高 K^+ 高 Ca^{2+} 饮食，可能降低高血压的发病率，动物实验也有类似的发现。

（2）脂肪酸与氨基酸。降低脂肪摄入总量，增加不饱和脂肪酸的成分，以及降低饱和脂肪酸比例可使人群平均血压下降。动物实验发现，摄入含硫氨基酸的鱼类蛋白质，可预防血压升高。

（3）饮酒。长期饮酒者，高血压的患病率升高，而且与饮酒量呈正比。可能与饮酒促使皮质激素、儿茶酚胺水平升高有关。

3. 职业和环境

流行病学材料提示，从事须高度集中注意力的工作、长期精神紧张、长期受环境噪声及不良视觉刺激者，易患高血压病。

4. 其他

吸烟、肥胖者，高血压的患病率高。

三、高血压病的危险性分层

根据世界卫生组织和国际高血压联盟制定的高血压病治疗指南，高血压病患者的危险性分层是根据血压水平、危险因素、靶器官损害以及相关的临床疾病来确定的，危险分层不同，发生心脑血管事件的程度及比例也不同。

对于无任何心血管疾病的危险因素、靶器官损害及相关临床疾病的单纯性高血压患者，其危险性分层可以根据血压的变化和控制情况来进行评定，即 1 级为低危，2 级为中危，3 级为高危。但是，对于有心血管病的危险因素、靶器官损害及相关临床疾病的高血压患者，则不能单纯以血压的变化和控制情况来进行评定了。因为冠心病或靶器官的损害等一旦确立，其危险度就已经明确为高危或极高危，逆转的机会极少，此时，即使血压已控制在正常水平，其危险度仍然是高危或极高危。具体判断标准为：① 只有 1~2 个心血管疾病的危险因素者，1~2 级高血压病为中危，3 级高血压病为高危；② 大于等于 3 个心血管疾病的危险因素或靶器官损害或糖尿病患者，1~2 级高血压病为高危，3 级高血压病为极高危；③ 并存相关临床疾病者，各级高血压病均为极高危。

所以，高血压病应及早发现，并在靶器官损害或其相关的临床疾病发生以前及早进行有效的治疗，才能将高血压病的危险程度降到最低。

四、高血压病的治疗措施

高血压病的诊断一经确立，即应考虑治疗。高血压病属慢性病，因此需要长期、耐心而积极的治疗，降低动脉血压至正常或尽可能接近正常，以控制并减少与高血压有关的脑、心、肾和周围血管等靶器官损害。近年来的大量临床对照试验结果表明，通过降压药物或非药物治疗使血压降至正常，可减少高血压患者脑卒中的发生率和死亡率，防止和纠正恶性高血压，降低主动脉夹层分离的病死率。但迄今尚未证实降低血压能显著减少冠心病事件（如急性心肌梗死和心脏性猝死）的发生率，其原因可能是，降压药物治疗开始得太晚，或治疗期不够长，以致未能看到这方面的效果；是否与某些降压药物的不良反应有关，也受到一定的关注。

高血压患者的靶器官损害与血压增高的程度密切相关。因此，目前临床上对中、重度高血压，或已伴有靶器官损害的高血压患者，均主张应立即开始降压药物治疗。

舒张压在 90～105mmHg（12.0～14.0KPa）的轻度高血压患者，占高血压患者的大多数，其血压常随各种因素而变动。对这类病人，宜先于四周内不同日多次复查血压。① 其中部分患者舒张压可降至 90mmHg（12.0KPa）以下，这些患者不需治疗，但应在随后的一年内定期随访血压（每三个月一次）；② 如四周后舒张压仍在 90～95mmHg（12.0～12.7KPa），则给予非降压药物治疗（见下文），并于三个月内复查血压；如三个月后舒张压依旧，患者亦无其他冠心病危险因素存在，则继续加强非药物治疗，定期随访血压；如四周后患者舒张压在 95～100mmHg（12.7～13.3KPa），并伴有其他冠心病危险因素，或舒张压在 100mmHg（13.3KPa）以上，则应开始加用降压药物治疗，并定期随访，根据血压调整剂量。

收缩期高血压和舒张期高血压同样具有危险。近年发表的多项临床试验结果显示，降压治疗后，随着血压的控制，脑卒中、冠心病和死亡率均有降低。因此，收缩期高血压也要积极治疗，但对老年收缩期高血压患者，降压不能过度。

长期高血压可导致左心室肥厚，近年研究发现，左心室肥厚是心脏性死亡的一个独立危险因素。某些降压药物（甲基多巴、钙拮抗剂和血管紧张素转换酶抑制剂）能减少左室肥厚的质块和室壁厚度，从而使左室肥厚得到一定程度的逆转，但目前仍不清楚这一逆转能否降低左室肥厚所致的心血管病死亡率。近年的一些动物实验和人体研究显示，某些降压药（如血管紧张素转换酶抑制剂）能改善高血压伴随的血管结构和功能异常，以及胰岛素抵抗的影响。说明降压药的临床意义仍有待于进一步研究。

1. 一般治疗

一般治疗包括：① 劳逸结合，保持足够而良好的睡眠，避免和消除紧张情绪，适当使用安定剂（如地西泮 2.5 毫克，口服）。避免过度的脑力和体力负荷。轻度高血压患者，经常从事一定的体育锻炼（如练气功和打太极拳）有助于血压恢复正常；但对中、重度高血压患者或已有靶器官损害表现的Ⅱ、Ⅲ期高血压患者，应避免竞技性运动，特别是等长运动。② 减少钠盐摄入（每天小于 6 克氯化钠），维持足够的饮食中钾、钙和镁的摄入。③ 控制体重。肥胖的轻度高血压患者通过减轻体重往往能使血压降至正常，对肥胖的中、重度高血压患者，可同时进行减轻体重和降压药物治疗。④ 控制动脉硬化的其他危险因素，如吸烟、血脂增高等。

2. 降压药物治疗

近年来，抗高血压药物的研究发展迅速，七类降压药物（利尿剂、β受体阻滞剂、钙通道紧张素转化酶抑制剂、血管紧张Ⅱ受体拮抗剂、α受体拮抗剂和其他复方制剂等）的临床应用，从根本上改变了高血压药物治疗的面貌。根据不同患者的特点，单独选用或联合应用各类降压药，可使大多数高血压患者的血压得到控制。

3. 空勤人员的用药问题

高血压病曾是空勤人员停飞的重要原因，大量安全、有效的抗高血压药物的出现，许多患有高血压病的空勤人员仍能继续从事飞行职业，但并不是所有对高血压病有效的药物都适合空勤人员使用。某些药物对空勤人员行使执照所赋予的权利和飞行安全是没有影响的，《民用航空人员体检合格证管理规则》（CCAR-67FS-R2）规定，空勤人员可以使用的药物包括噻嗪类利尿剂、血管紧张素转换酶抑制剂、钙通道阻滞剂和β受体阻滞剂。这里必须强调的是，不论使用何种药物来控制血压，首次使用或更换抗高血压药物时，至少应观察3～4周，使血压控制在标准范围内，并且没有明显的药物副作用。

高血压病的注意事项主要如下。

（1）在航空医师指导下使用，不得私自使用或随意更改药物种类和剂量。

（2）高血压病的控制，不能仅仅依靠药物，还要采取控制肥胖、限制食盐的摄入和坚持锻炼等综合措施。

第三节　冠心病的病因及防治

冠心病是因供应心脏本身的冠状动脉管壁形成粥样斑块造成血管腔狭窄所致的心脏病变。由于冠状动脉狭窄的支数和程度的不同，其临床症状也有所不同。

一、空勤人员冠心病的易患因素

由于空勤人员职业的特殊性，冠心病对于飞行安全的威胁非常大，经确诊必须停飞，停飞率100%。国内航空医学的一项研究表明，飞行员的冠心病初发年龄为38.2岁，比普通工人、农民提前10～15年，且由于生活水平的改善、飞行年限的延长等原因，空勤人员中具有冠心病危险因素的人群比例在逐年增加。积极开展冠心病的一、二级预防，降低冠心病发病率和死亡率逐渐受到医学界的重视。

近年来，国内外流行病学研究显示，冠心病与病人的生活方式以及某些生理因素密切相关，通过改变或控制这些危险因素，能够明显降低冠心病发病率、死亡率与致残率。

空勤人员冠心病的易患因素主要如下。

1. 高血压

血压≥140/90mmHg，或进行抗高血压病药物治疗者，冠心病发病的概率大大增加。在空勤人员中，高血压发病率也有逐年增高的趋势。对海军 1 000 余名空勤人员的疾病调查发现，高血压病发病率占 2.1%，占内科疾病的 6.8%，占因病暂时停飞人员的 6.1%，这说明高血压病对空勤人员的身心健康造成了较大影响。

2. 高脂血症

高脂血症也将大大增加冠心病发病的概率。对 2 233 例因冠心病住院治疗的空勤人员进行调查发现，其中高脂血症占 5.55%，以 40～44 岁组高脂血症发病率最高，占 21.64%。

3. 吸烟

每日吸烟 10 支以上群体，冠心病发病的概率大大增加。对 762 名空勤人员进行调查发现，现仍吸烟者 392 人，占 51.4%。在吸烟的空勤人员中，30 岁以下的 130 人，占本年龄段被调查人数的 61.0%，吸烟率远远高于平均水平；烟龄 1～33 年不等，平均为 6.3 年；吸烟者每日吸 1～40 支，平均 8.2 支。

4. 糖尿病及糖耐量异常

糖尿病会大大增加冠心病发病的概率。对 191 名健康疗养的空勤人员调查的结果显示，其中年龄 36 岁以上者 138 名，不足 36 岁、身体质量指数（body mass index，BMI）25 以上者 53 名；共检出血糖增高 6 例，其中合乎糖尿病诊断标准的 1 例，符合糖耐量降低者 5 例。

5. 超重与肥胖

肥胖是一个重要而又易于评估的冠心病危险因子。临床流行病学研究将超重与肥胖的判定标准分别界定为身体质量指数（BMI）25～29.8kg/m^2 和 BMI>30kg/m^2。冠心病预防的目标是，将身体质量指数控制在正常范围以内。

6. 饮酒与饮食

根据对 120 例健康疗养的男性空勤人员的问卷调查显示，在队膳食均为空勤普食；41 岁以上团职空勤人员占 89.20%；经常饮酒者占 68.3%，其中 60%饮酒过量；体育锻炼减少者占 85.0%；能有意识地控制饮食者占 15.8%，未控制或偶尔控制饮食者占 84.2%。

二、冠心病的临床表现及诊断

世界卫生组织将冠心病分为 5 大临床类型：隐匿性冠心病、心绞痛、心肌梗死、缺血性心脏病和猝死。最常见的是心绞痛、心肌梗死。心绞痛典型症状为胸骨中上段后压榨性疼痛，一般持续 3～5 分钟，可放射至左肩、左上臂尺侧甚至无名指和小指，常在活动或情绪激动时发生，休息或含服硝基甘油等药物可缓解。心肌梗死疼痛较重，持续时间较长，休息或含服硝基甘油等药物不能缓解，可出现心力衰竭、心律失常和心源性休克，若不及时抢救，病死率较高。通过病史询问（注意诱因、疼痛的部位、持续时间、有无放射、伴随症状及缓解方式），综合临床表现、心电图特点、心肌坏死标志物检查、冠状动脉造影、冠脉 CT 和放射性核素检查可明确诊断。

三、空勤人员冠心病的预防

（一）养成健康饮食习惯

所谓健康饮食，是指符合个体对能量和营养成分需求的结构合理的膳食。空勤饮食同样要做到合理的调整。对于有高血压、高血脂的空勤人员，盐以每日 6 克为目标。多吃蔬菜和水果，尤其是绿色及红黄色的蔬菜和水果，每日 400～500 克。改变动物性食物的结构，多食鱼、禽类及适量的瘦猪肉、牛羊肉，每天不超过 100 克，鸡蛋每天不超过 1 个，鲜奶 250 毫升，增加豆类、豆制品及杂粮的摄入。避免食用过多的糖类和其他含胆固醇、饱和脂肪酸过多的食物。世界卫生组织最近一份报告中指出，每天少吃一些就能够使高血压症减轻，就能预防冠心病。

（二）保持适度体力运动

空勤人员疗养期间的体育锻炼是有计划、有目标的，通过锻炼，可以保持充沛的体力，降低血脂，改善血糖。但有一部分空勤人员认为，疗养就是要吃好、玩好、休息好，以致整天打牌、看电视、玩游戏或者大吃大喝，生物钟颠倒，使疗养成为对身体的摧毁。医务人员的健康教育、督促和管理对于疗养的效果具有重要意义。每日进行一定量的体育锻炼，至少 30～50 分钟，如快步走、骑自行车、慢跑、登山、球类等健身运动，也可增加日常生活中的体力运动，如步行游览等。

（三）绝对戒烟

吸烟会使冠状动脉痉挛，使血浆凝血素、纤维蛋白原增高，形成血栓，增加冠状动脉堵塞的危险。吸烟会使冠心病的相对危险性增加两倍。因此，要绝对戒烟。

（四）定期测量血压和血压控制

空勤人员如果血压高于 160/100mmHg 或经 3 个月的生活方式调节（如控制体重、增加体力活动、适度饮酒和限盐）后，血压仍高于 140/90mmHg，就应开始药物治疗。确定目标血压为 140/90mmHg，如果伴有冠心病的其他危险因素，血压的控制目标为 130/80mmHg。

（五）定期检测血脂、血糖

高血脂的主要指标是血清总胆固醇、低密度脂蛋白胆固醇（LDL-c）以及甘油三酯。血清总胆固醇控制在 200 毫克/分升（5.2 毫摩尔/升）以下，超过此值开始饮食治疗；超过 220 毫克/分升（5.72 毫摩尔/升），开始药物治疗。

血糖的控制对于冠心病的进展具有重大影响。血糖异常常伴有一系列脂质代谢异常，使冠心病的危险大大增加，一经发现应及时治疗。在早期可以通过饮食、锻炼控制；如果控制不好，需药物控制。

（六）心理干预

对因社会、家庭、工作原因产生的压力和心理紧张进行自我调节、自我放松，做到心理平衡。疗养院应具备心理咨询人员，主动对空勤人员进行心理教育，帮助他们疏导负面情绪，指导他们保持良好的心理状态。

四、冠心病的治疗

可选用钙通道阻滞剂、硝酸酯类药物、血管紧张素转换酶抑制剂对冠心病进行治疗。心率较快者，可选用β受体阻滞剂，以缓释剂为好。可加用肠溶阿司匹林 100～325 毫克/天。注意对冠心病危险因素的治疗，如降压治疗、调脂治疗、糖尿病治疗、戒烟、禁酒等。还可选用极化液和硝酸酯类药物静滴。合并心衰及心律失常时，需加用纠正心衰及抗心律失常的治疗，必要时可进行冠心病的介入治疗（PTCA+支架术），严重者可考虑进行外科搭桥手术。

第四节　晕机病的病因及防治

晕机病（air sickness）是由于飞机飞行动作产生各种加速度作用于前庭器官所引起的一种综合病症，又称空晕病或航空病。民航旅客的发病率不高，一般为 6%左右。因为民航飞行重视舒适性，飞机尽量避免进入扰流区，客机上设置比较舒适的躺椅，环境布置也使人舒畅。军事飞行则不可能有这些条件，因此发病率较高。晕机病会使飞行员精神涣散，工作能力下降，严重时，会使人极度疲惫，完全失去执行任务的能力。

一、晕机病的发病机理

晕机病的发病机理目前尚未完全明了，但前庭器官和视觉系统的功能状态在晕机病的发病过程中起着重要的作用，其他如皮肤压力感受器和本体感受器有时也参与发病或使症状加重。前庭器官的功能状态在晕机病的发病过程中起着最重要的作用，一个有力的佐证就是，前庭功能尚未发育成熟的小孩和丧失前庭功能的病人都不易患晕机病，而那些前庭功能"正常"但又不能适应过度强烈的刺激或者前庭功能亢进的人最容易患晕机病。此外，在飞行过程中，由于气流不稳，使飞机上下颠簸，过度刺激内脏脏器和本体感受器，也可导致晕机病的发生。条件反射的形成对本病的发病也有影响，如患晕机病比较严重的飞行人员，尽管是在地面，而且仅仅是听到飞机发动机的响声，也可以诱发出晕机病的症状来。关于晕机病的发病原因，还有一种更新的理论就是"神经匹配不当学说"。该学说认为，人在飞行环境中，由视觉、前庭器官和其他感受器所接受的外界对身体的刺激信息，与人们以往在地面上所形成的经验不一致，是产生晕机病的原因。

二、晕机病的主要症状

晕机病的主要症状表现为恶心、呕吐、脸色苍白、出冷汗等。伴随症状有唾液增多、头晕、头痛、发热和困倦等。表现的症状和轻重程度因人而异。

三、晕机病的体育疗法与药物治疗

1. 空勤人员的晕机病防治

人的前庭功能的个体差异性很大，需要通过严格的医学检查来选拔前庭平衡功能不易发生晕机的人做飞行员。锻炼可以提高平衡功能的稳定性。定期执行飞行任务是维持稳定性的最好保证。地面锻炼的方法有主动的体育锻炼和被动的四柱秋千、旋转和摆荡等。主动体育锻炼和被动锻炼相结合的方法，对于偶尔出现轻度晕机的空勤人员，以及对于因长期停飞以致飞行耐力下降而引起晕机的空勤人员效果较好。空勤人员不宜用药物预防晕机病，因为抗运动病药物有抑制中枢神经的副作用。

目前，体育疗法是用得最多的、国内外学者公认的用于治疗空勤人员晕机病的有效方法。体育锻炼的项目如下。

（1）全面锻炼项目。以全面增强体质为锻炼目的，主要包括跑步、跳高、跳远、掷铁饼、单杠、双杠和篮球等。

（2）专项锻炼项目。以锻炼前庭功能为目的，主要包括旋梯、固定滚轮、活动滚轮、四柱秋千、摇头锻炼、翻滚和垫上运动等。

体育锻炼的注意事项主要如下：

（1）进行旋梯锻炼时，要按照不同的方向交替进行。

（2）四柱秋千的锻炼要循序渐进，睁、闭眼交替进行。

（3）进行转椅锻炼时，也要注意顺时针和逆时针方向交替进行，并从低速开始，逐渐加快速度。

2. 机上旅客的晕机病防治

（1）药物防治。对于机上旅客，我们不能期望他们通过体育锻炼等方法来达到预防晕机病的目的。与空勤人员相比，机上旅客患晕机病不会危及飞行安全。因此，可以给他们使用一些药物来预防晕机病的发生（这种方法不允许应用于执行飞行任务的空勤人员），同时注意减少活动即可。这些药物包括氢溴酸东莨菪碱膜剂（贴片）；茶苯海明（又叫乘晕宁或晕海机宁），50 毫克/片，25～50 毫克/次，6 岁以下儿童减半，于乘飞机前半小时服用；盐酸地芬尼多（又叫眩晕停），25 毫克/片，25～50 毫克/次，于乘飞机前半小时服用。

（2）其他防治方法。乘机前一晚，保证充足的睡眠，第二天乘机有充沛的精力。具体注意事项如下：

① 应在飞机起飞前 1 小时，至少也要提前半小时口服乘晕宁。

② 尽量挑选距发动机较远又靠近窗的座位，能减少噪声和扩大视野。

③ 在空中应尽量做一些精力集中的事和活动，如看书、聊天、听音乐等。

④ 保持空间定向是十分重要的。视线要尽可能放远，看远处的云、山脉和河流，不要看近处的云。

⑤ 一旦发生晕机，在较轻的情况下，仍然不要中断集中精力的事和定向远眺；如果较重，应该安静、坐稳，最好是仰卧、固定头部。

⑥ 防止条件反射。发现座位相邻的旅客有呕吐的迹象时，应立即离开现场，避开视线。

第五节　航空性中耳炎的病因及防治

一、导致航空性中耳炎发病的因素

航空性中耳炎是在气压改变的特定环境中造成中耳腔的损伤。

1. 飞机的飞行高度

不同高度的大气层密度不同，越接近地面，密度越大，故当飞机下降率相同时，越接近地面，气压增加率越大。一般来说，中耳气压性损伤多发生在 4 000 米以下，以 1 000 ～ 2 000 米的高度为多。

2. 飞机的下滑率

单位时间内飞机下降的高度越大，鼓室内外压差也越大，发生航空性中耳炎的概率越大，特别是在军事航空中作高速率、大下滑角的下滑和俯冲或特技飞行时更是如此。有增压座舱的飞机，在飞行中舱内压力的变化虽较舱外压力的变化缓和，但由于喷气式飞机的运动速度大，气压性损伤仍经常发生。在着陆下滑时，飞行人员注意力高度集中在操纵飞机上，特别是缺乏主动做咽鼓管通气动作训练的新飞行人员，较易发生中耳气压性损伤。

3. 上呼吸道感染

上呼吸道感染常易引起咽鼓管咽口周围黏膜组织充血、水肿，从而影响咽鼓管的开放而导致气压性损伤。

二、航空性中耳炎的发病机理

耳由外耳、中耳和内耳三部分组成。在人的中耳与鼻咽部之间有一弯形而狭窄的管道，称为耳咽管（又名咽鼓管），此管一端开口于中耳鼓室前壁的外上方；另一端开口于鼻咽侧壁，近鼓室腔侧 1/3 为骨性支架，接近鼻咽侧 2/3 为软骨支架。中耳腔为一含气的空腔，外借鼓膜与外耳道相隔，内借耳咽管与鼻咽部相通，所以耳咽管是中耳腔与外界联系的唯一通道。耳咽管平常呈关闭状态，只有在一定条件下（如打哈欠、吞咽等）才开放，而且具有单向活门的特点。

耳咽管具有保持中耳腔与外界气压的平衡和排除中耳分泌物的功用。平时在耳咽管通气功能良好的情况下，当中耳腔内压力相对增高时可以冲开耳咽管逸出一部分气体，使中耳腔内外压力（也可看作鼓膜内外压力）达到平衡。但当中耳腔压力相对降低时，外界气体就不能冲开耳咽管进入中耳腔，此时就要靠做主动通气动作才能使空气进入中耳腔，使鼓膜内外压力达到平衡。

大气压力是随着海拔高度的增加而降低的。在飞行中，飞机上升或降落时，座舱内的气压就发生相应的变化，含气腔的气体也就随之扩张或缩小。一般在耳咽管通气功能良好的情况下，当飞机上升或下降时，通过耳咽管的调节和人为地做主动通气动作，就可保持鼓膜内外压力平衡，此时仅有耳胀感或轻微的听力障碍，但不会造成耳部损伤。如果中耳腔内外压不能迅速取得平衡，就会产生各种症候群，统称为气压损伤。伤及中耳腔的称为航空性中耳炎。若鼻咽部有炎性肿胀，或因肿大的腺体或肿物压迫而使耳咽管的开口堵塞，或当飞机上升、下降时未做主动通气动作等，就会因大气压增减的影响，造成鼓膜内外压力不平衡，导致鼓膜内降或外凸，乘飞机者便感到耳内疼痛，同时可伴有耳鸣、眩晕、恶心、呕吐等症状，甚至会出现鼓膜出血。

三、航空性中耳炎的症状

耳内闷胀、听力下降、耳痛、耳鸣、眩晕，同时伴有恶心、呕吐等，严重时鼓膜破裂、鼓膜出血。临床上因航空性中耳炎而致停飞者占耳鼻喉科病停飞人数的 22.4%，占整个医学停飞人数的 2.2%，所占比例较高。故该病的检查治疗备受医护人员重视，同时也对护理工作提出了较高的要求。

若鼻咽部有炎性肿胀，或因肿大的腺体或肿物压迫而使耳咽管的开口堵塞，或当飞机上升、下降时未做主动通气动作等，就会因大气压增减的影响，造成鼓膜内外压力不平衡，导致鼓膜内降或外凸，乘飞机者便感到耳内疼痛，同时可伴有耳鸣、眩晕、恶心、呕吐等症状，甚至会出现鼓膜出血。航空性中耳炎是在气压急剧改变的特定环境中造成的损伤。其病理因素主要是上呼吸道感染、鼻腔的变态反应性病及其他慢性炎症。主要症状为鼓膜内陷、充血，鼓室内血管扩张，黏膜肿胀，浆液或血液聚积，产生剧烈耳痛，伴有听力障碍或耳鸣，严重时可发生鼓膜破裂或出现眩晕，引起失聪。

四、航空性中耳炎的预防

1. 调节鼓膜内外压力平衡

做吞咽动作，促使耳咽管主动通气，以调节鼓膜内外的压力平衡。当飞机在飞行中，尤其在下降时，每当耳有胀满感或听力稍受影响时，及时做吞咽口水，或捏鼻、闭口、吹张（鼓腮），或嚼糖果（泡泡糖、口香糖），或喝些饮料，这样可使耳咽管口短暂地开启，使中耳腔内的压力与外界气压保持相对平衡，从而可预防航空性中耳炎的发生。婴幼儿的耳咽管较短，且鼻腔部常有黏液阻塞，当飞机快速上升或突然下降，气压急剧变化时，对耳部的刺激更大，常因耳部疼痛不适而哭闹不安。所以，如果携带婴幼儿乘坐飞机，应准备好饮料和奶瓶，在飞机升降时，用奶瓶给婴幼儿喂饮料，若是稍大一些的孩子可教其做吞咽动作。如果因疏忽未带奶瓶或饮料，母亲可给婴幼儿哺乳或让其吃些食品。

2. 患有耳、鼻部炎症或感冒者暂勿乘机

患有鼻窦炎、中耳炎、耳咽管黏液阻塞等疾病的人，如果乘坐飞机旅行，则更容易发生航空性中耳炎。得了感冒，鼻咽部黏膜充血、水肿、分泌物增加，可使耳咽管鼻咽侧壁的开口堵塞，有时即使尽力做吞咽动作，也不易使耳咽管开放，亦容易引起航空性中耳炎。因此，凡患有上述疾病而病情较重者，注意暂时不要乘坐飞机。但如果患鼻炎或感冒等病的症状轻微，则可以乘飞机旅行。不过，应在登机之前，使用滴鼻净以收缩血管，改善通气状况，并注意做吞咽动作，以防止炎症影响耳咽管或中耳，引起航空性中耳炎。

3. 患航空性中耳炎应积极治疗

治疗航空性中耳炎可用 1%～2%麻黄素或 1%快麻液点鼻，使耳咽管管口黏膜血管收缩，管口开放；然后做耳咽管吹张通气治疗（耳鼻喉科有此设备），以促使中耳腔内与外界气压恢复平衡；还须应用抗生素（如吡哌酸每次 0.5 克，每日 3～4 次口服）、激素（如强的松 5～10 毫克，每日 3 次口服）等治疗。

需要注意的是，航空性中耳炎也可发生在乘火车旅行的过程中。我国铁路有相当一部分在落差很大的崇山峻岭或高原地区，有的路段甚至位于海拔 3 500 米以上，随着列车运行速度的不断加快，在这样的区段行驶时，气压变化的幅度、速率都会明显增加。车行此间，有必要提醒乘客要保持清醒状态，不断做吞咽动作，尤其是感冒患者，更应多加注意。

第六节　航空性鼻窦炎的病因及防治

一、航空性鼻窦炎的发病机理

航空性鼻窦炎是指外界大气压发生骤变时，鼻窦腔内外气压差太大所引起的鼻窦黏膜充血肿胀，甚至黏膜或黏膜下出血、水肿等一系列窦腔黏膜病变，好发于额窦和上颌窦。

鼻窦是与鼻腔相近的含气空腔，左右对称，共有 4 对。正常情况下，无论在飞机上升减压或下降增压过程中，鼻窦向鼻腔的开口都可保证空气自由出入，使窦腔内、外气压保持平衡。如果因为窦腔黏膜发炎肿胀或有赘生物存在而造成阻塞，在飞机上升减压时，窦腔内形成正压，一般能冲开阻塞，使部分气体逸出，从而使窦腔内外压力基本保持平衡，极少发生气压性损伤；当下降增压时，窦腔内形成负压，窦口附近的阻塞物被吸附，窦口发生阻塞，这时阻塞物起活瓣作用，外界气体不能进入窦腔内，会引起窦腔黏膜充血、水肿、液体渗出，黏膜剥离，甚至出血等，并产生疼痛，此即航空性鼻窦炎。航空性鼻窦炎一般多见于额窦，因为额窦含气量多，且与鼻腔相通的鼻额管细而长。上颌窦的含气量虽然比额窦还要多，但它与鼻腔的开口比额窦要多，而且呈短管形，所以很少发生损伤。筛窦含气量少而开口多，蝶窦的开口最多，故它们均不易发生损伤。航空性鼻窦炎与航空性中耳炎相比，其发病率要低得多。

二、航空性鼻窦炎的主要症状

航空性鼻窦炎的主要症状是局部剧痛，疼痛的程度依压力变异的环境条件而不同。发生于额窦或筛窦者常有眼部刺激症状，如眼部胀痛、流泪、球结膜充血和视觉模糊等；发生于上颌窦者常伴有上齿列牙痛、眶下神经区皮肤感觉障碍，并可伴有鼻出血、同侧流泪、眨眼、视物不清。病情较轻且无继发感染者，数小时至数日内可逐渐恢复；病情较重者有时需数周才能痊愈。若病程迁延，将发展为化脓性鼻窦炎，不仅症状加重而且恢复很慢。

三、航空性鼻窦炎的预防

上呼吸道感染患者严禁飞行；患有鼻及鼻窦的急、慢性疾病时，应及时去航医室就诊医治；在飞机下降增压过程中，如果出现鼻窦区压痛，在条件许可的情况下，可复飞至原来的高度，然后再缓慢下降。

治疗措施：去除病因，鼻腔滴用 1%麻黄碱以利通气，平衡气压，预防控制感染，选用敏感抗生素，必要时进行手术治疗。

第七节　航空性牙痛的病因及防治

一、航空性牙痛的发病机理及主要症状

乘飞机高空飞行时，受到大气压力改变的影响，可能会引起牙痛，医学上称为航空性牙痛或气压性牙痛。这是一种由气压改变引起的牙髓疾病。

一般来说，只有牙病才会引起牙痛。但有时在陆地上虽有牙病却并不觉得疼痛，或只有很轻的症状，而在飞行过程中则症状会加重，疼痛加剧。有关研究发现，坐飞机发生气压性牙痛的人，大部分有轻度的牙髓病变而没有自觉症状。另外，牙根尖炎、深大的龋洞、重症牙本质过敏、阻生牙等疾病，在遇到气压改变时，也都会产生明显的疼痛。龋齿继发牙髓损伤，髓腔内压力降低，残留气体膨胀，压迫血管，常是引起牙痛的主要原因。牙本质过敏、牙周炎、冠周炎等也可能引起航空性牙痛。

航空性牙痛多见于军事飞行人员，因为军用飞机飞行高度较高，气压变化大。疼痛特点是，以病牙为中心，向耳周围或颌骨处扩散。一般民航客机气压变化慢，旅客如果没有牙齿疾病（如龋齿、牙髓炎）及牙周疾病（如牙周炎、牙周脓肿），乘坐飞机时，是不会发生航空性牙痛的。

二、航空性牙痛的防治

空勤人员若患有龋齿，应及时去医院牙科就医。旅客一旦发生航空性牙痛，可以服用一些止痛药。患有深度龋齿、牙周脓肿及急性上颌窦炎的病人，最好等疾病治愈后再乘飞机出行。龋齿经过充填治疗后，牙髓敏感性更高，因此在补牙后 4 小时内最好不要乘飞机旅行。值得注意的是，原来没有牙痛症状者，如果出现气压性牙痛，最好到医院牙科做仔细检查。

第八节　乙型肝炎的流行病学及防治

空勤人员，特别是客舱服务人员由于工作的特殊性，需要频繁、广泛地接触来自各地的旅客，因此需要掌握一些常见传染病的相关知识和预防措施，以便保证自身健康，提高服务质量。

一、乙型肝炎的流行病学

乙型肝炎曾是我国空勤人员的一种常见病，占空勤人员医学停飞的 8.8％，居第二位，仅次于屈光不正；占空勤学员医学停飞的 7.6％，也居第二位，仅次于高血压病。近

年来，由于乙肝疫苗的广泛应用，空勤人员和空勤学员中的乙型肝炎得到了较好控制。

（一）传染源

乙型肝炎的传染源是急、慢性患者和病毒携带者。病毒存在于患者的血液及各种体液（汗液、唾液、泪、乳汁、羊水、阴道分泌物、精液等）中。急性患者自发病前 2～3 个月即开始具有传染性，并持续于整个急性期。乙型肝炎表面抗原阳性[HBsAg（+）]的慢性患者和无症状携带者中凡伴有乙型肝炎 e 抗原阳性[HBeAg（+）]的患者等，均具有传染性。

在工作中，乘务员由于经常需要近距离接触乘客，因此，被乙型肝炎患者或病毒携带者传染的概率大大增加。

（二）传播途径

1. 乙型肝炎的传播途径

（1）血液传播是主要的传播方式，包括输血及血制品以及使用污染的注射器或针刺等。

（2）母婴垂直传播主要通过分娩时吸入羊水，产道血液，哺乳及密切接触，通过胎盘感染者约 5%。

（3）生活密切接触传播是次要的传播方式，主要是各种分泌物和体液接触传播，也包括性接触传播。

（4）其他传播有经吸血昆虫（蚊、臭虫、虱等）叮咬传播。

2. 乘务员被传染乙型肝炎的途径

（1）与乘客近距离交谈，因唾液飞沫而造成的传染，这是乘务员被传染乙型肝炎的主要途径。

（2）客舱内的蚊虫叮咬造成的传染。目前，飞机起飞前，普遍开展客舱灭蚊虫工作，但因灭蚊虫工作不彻底造成乘务员感染乙型肝炎的可能性仍然存在。

（三）人群易感性

人类对乙型肝炎普遍易感，各种年龄段均可能发病。其中肝脏功能异常，或存在病变的乘务员尤其易受乙肝病毒的侵袭。男性乘务员有长期嗜酒习惯者，可导致肝损伤，易受乙肝病毒的感染。此外，体质较差与免疫力低下的乘务员，感染乙型肝炎的概率也较高。

二、乙型肝炎的预防

（一）管理传染源

对传染源的管理主要包括以下几个方面。

1. 隔离和消毒

对患有乙型肝炎的乘务员隔离至病情稳定后，可以继续工作。但应加强对患者的分泌物、排泄物的消毒处理。

2. 对献血员的管理

献血员应在每次献血前进行体格检查，检测 ALT 及 HBsAg（用 RPHA 法或 ElISA 法）。HBsAg 阳性者，不得献血。有条件时，应开展抗-HCV 测定，抗-HVC 阳性者不得献血。

3. 对 HBsAg 携带者的管理

携带 HBsAg 的乘务员应注意个人卫生和经期卫生，以及行业卫生，以防唾液、血液及其他分泌物污染周围环境，感染他人；个人食具、刮刀修面用具、漱洗用品等应与健康人分开。

（二）切断传播途径

1. 加强卫生管理

做好客舱饮食卫生管理、环境卫生管理以及粪便无害化处理，提高个人卫生水平。

2. 个人用品专用

感染乙型肝炎或携带病毒的乘务员的洗漱用品及食具专用。

3. 开展灭蚊虫工作

严格开展客舱灭蚊虫工作。

4. 养成卫生习惯

培养乘务员养成良好的卫生习惯，常用肥皂、流动水洗手。

（三）保护易感人群

保护易感染人群不被传染主要有两个方面。

（1）对于患有肝脏疾病的乘务员，应尽量不安排其直接与旅客接触，减少感染概率。

（2）合理安排工作强度，避免乘务员过度疲劳，降低免疫力。

第九节　高原病及一般处置

一、高原病

医学上把海拔 3 000 米以上的地区称为高原地区。高原反应即高原病，又称高山病，通常指人体未经适应迅速进入 3 000 米以上高原地区，或从高原进入更高海拔地区，因寒冷、呼吸道感染、体力负荷过度等原因在高原低氧环境中引起的疾病。高原反应分为急性和慢性。人体进入高原短时间内发生的一系列缺氧表现称为急性高原反应。进入高原 3 个月后，仍有部分或全部高原反应，可视为慢性高原反应。只有极少数人会发生慢性高原反应，这与生理过程的某种障碍有关，他们会在到达高原后一段时间甚至一两年后才发病。慢性高原病分为心脏病型、高血压型、红血球增多型和慢性混合型，其中以较纯粹的形式出现的只有一小部分病人，大多数病人兼有别的病理变化。

1. 急性高原病

急性高原病（急性高原反应）依其严重程度分为轻型（或良性）高原病和重型（或恶性）高原病。

（1）急性轻型高原病。多属机体对低氧环境的生理适应反应。发病高峰期是在进入高原后 24～48 小时，多表现为头痛、头昏、心悸、气短、乏力、恶心、呕吐等，通常1～2 周自愈。

（2）急性重型高原病。包括高原肺水肿和高原昏迷。高原肺水肿：急性高原病中恶性、严重的类型。其特点是发病急，病情进展迅速，多发于夜间睡眠时，不及时诊断和治疗者可危及生命。其表现主要有：烦躁或嗜睡、咳嗽、咯粉红色泡沫痰、呼吸困难、两肺听诊闻及干、湿罗音，感染时体温升高，心率快，胸透可见肺中、下部絮状或点片状模糊阴影。需要注意的是，在高原地区应尽量避免感冒。高原感冒时发烧温度有假象，测体温的温度常会低于实际温度 1℃，易被忽视。呼吸道感染即使很轻微，也可增加发生高原肺水肿的危险。因此，要加强保暖，预防感冒。发现感冒初期症状，立即服用抗感冒药。若两天以后再服抗感冒药，一般已无效。高原昏迷，又称高原脑水肿：急性高原病的危重类型。其特点是严重脑功能障碍和意识丧失，发病急，有时昏迷较久则会留有后遗症，甚至死亡。休息时仅表现轻度症状，如心慌、气短、胸闷、胸痛等，但活动后症状特别显著。

2. 慢性高原反应

慢性高原病（慢性高原反应）分为精神神经型慢性高原病、胃肠型慢性高原病和肾病型慢性高原病三种。

（1）精神神经型慢性高原病。主要表现为头痛、头昏、失眠、多梦、记忆力减退、短暂性昏厥、月经不调、阳痿、性欲减退等。有的患者还会出现精神及行动上的异常。

（2）胃肠型慢性高原病。主要表现为食欲减退、腹胀、慢性腹泻等。腹泻每天 2～3次，多为不成形软便，便前会有腹痛，便后腹痛消失。

（3）肾病型慢性高原病。主要表现为浮肿、蛋白尿、血尿等。蛋白尿和血尿会同时或单独出现。血尿轻者仅在显微镜下可见，重者肉眼即可看到血尿。因血尿刺激会有轻微尿频和排尿不适感。肾病型慢性高原反应患者中以妇女更为多见。

二、高原病的处置原则

急性高原病一般无须特殊治疗，只需对劳动和休息作妥善的安排即可。随着对高原环境的适应，患者症状会显著减轻。患者头痛时可口服去痛片，吸氧能迅速地消除或减轻患者的一般症状，但停止吸氧后，症状将再次出现。空勤人员可提前服用维生素 E 预防高原反应，提高对缺氧的耐力。

（1）休息及保暖。患者应减少活动，采用绝对半卧位休息，两腿下垂，可用毛毯、衣物等方便措施保暖。

（2）立即充分吸氧。给予急性高原病患者吸氧可以缓解患者恐惧高原的心理，使病人的情绪尽快地稳定下来。吸氧可以改善及减轻患者的呼吸暂停症，并可防止病情的进一步发展。患者吸氧时宜采用持续性、低流量给氧，氧气流量以每分钟 1～2 升比较合适。间断性的给氧方式是禁止的，因为间断性吸氧会使机体延迟对高原环境的适应时间。

（3）对于低血糖的患者，在无法判明是否患有肺水肿的情况下，禁食液体物质，可适当提供巧克力或糖进行缓解。

（4）做好病情相关信息的记录，并提供给专业医疗人员以做参考。如情况持续恶化，按紧急医学事件处置。

（5）及时向病患询问病情内容。

第十节　女乘务员的常见医学问题

随着航空事业的快速发展和医学科学的进步，越来越多的女性进入航空领域。1994年中国民用航空总局航卫处做出明确规定，女乘务员两年进行一次妇科及乳腺年度体检鉴定，使女乘务员的航空卫生保健工作得到落实。此后，随着《中国民用航空人员医学标准和体检合格证管理规定》的发布及各航空公司相关要求的陆续出台，女乘务员的航空卫生保健工作日渐完善。

根据 1999 年我国民航女乘务员年度体检结果统计，女乘务员月经异常（周期异常、经量异常、痛经）、宫颈炎、子宫肌瘤、内膜异位、阴道炎（霉菌性、滴虫性）、乳腺肿痛、乳腺增生的发病率明显高于其他工种的女性职工。这种状况可能与乘务员劳动条件较特殊（如跨地区、季节混乱、时差不规则、倒班作业、飞机噪声、振动、空中辐射）等综合因素导致内分泌紊乱有直接关系。女乘务员的妊娠并发症（妊娠呕吐、先兆流产、妊高症、妊娠贫血等）、妊娠经过及妊娠结果与女性地勤人员无显著差异，而且新生儿出生体重高于女性地勤人员，妊娠合并高血压的发病率低于女性地勤人员。

一、痛经

痛经是有月经的妇女最常见的问题，引起缺勤率 30%～50%。

1. 症状

月经前后或经期出现下腹部疼痛，有时放射到后腰部，或伴有恶心、呕吐、腹泻、头痛、疲劳。严重者可出现神经质、眩晕，甚至晕厥。

2. 病因

痛经分原发性和继发性两种，原发性多见于女青年初潮开始即出现疼痛，多因精神紧张，或子宫发育不良，子宫颈口紧小，或子宫位置过度屈曲，使经血流出不畅。有的子宫内膜成整片脱落，引起子宫强烈收缩，而产生痛经，直到内膜完全排出后疼痛即止，称膜样痛经。继发性痛经多由生殖器的器质性病变引发，如子宫内膜异位症、卵巢囊肿、先天畸形和盆腔炎等。

3. 处理

对痛经的处理主要包括以下方法。

（1）查血常规、尿常规；B 超探查子宫及双侧附件；胸透；肝、肾功能检查；理疗。

（2）中成药治疗。

① 七制香附丸：9g/次，2 次/日，口服，用于气滞或血瘀型患者。

② 益母膏：10ml/次，3 次/日，口服，用于气滞血瘀型痛经。

③ 艾附暖宫丸：9g/次，2 次/日，口服，用于寒湿凝滞型。

④ 八珍益母丸或十全大补丸：10g/次，2 次/日，口服，用于气血虚弱型。

⑤ 延胡止痛片：5 片/次，3 次/日，口服，用于各类型痛经。

（3）针灸治疗。

① 体针：关元、中极、子宫、三阴交等穴位。虚症用补法或针后加艾灸，实症用泻法，1 次/日。

② 耳针：内分泌、交感、子宫等穴位，中强刺激，留针 15～20 分钟。

（4）外治疗法。

① 化瘀止痛膏（医院配方）：月经前 3 天敷于脐部，月经来潮敷于关元穴，胶布固定。月经干净后取下，疼痛严重者用热水袋加温。连敷 1～3 个月经周期。

② 三味痛经膏（医院配方）：月经前 3～5 天，选关元、中髎两穴，每穴取 15 克粉末，用白酒调成糊状，摊在纱布块上，贴敷于穴位，外用胶布固定。月经来潮后 2～3 天无腹痛去掉膏药。

（5）西药治疗。

① 解痉剂：阿托品 0.5mg，皮下注射，1 次/日。

② 阿托品片：0.3～0.5mg/次，3 次/日，口服。

③ 镇静剂：安定 2.5~5mg/次，3 次/日，口服。鲁米那 0.03g/次，1 次/日～3 次/日，口服。

④ 前列腺素合成酶抑制剂：氟灭酸 200mg，3 次/日，口服。

甲灭酸 500mg/次，3 次/日，口服。

消炎痛 25mg/次，3 次/日，口服。

复方阿司匹林片 1 片/次，3 次/日，口服。

⑤ 性激素：己烯雌酚 0.25～0.5mg/次，1 次/日，于月经第 5 天开始连服 22 天，连续用 3 个周期。

黄体酮 20mg/次，1 次/日，肌肉注射，月经前 1 周开始连用 5～7 天。

安宫黄体酮 4～8mg/次，1 次/日，口服。

妇康片 2.5～5mg/次，1 次/日，可在月经前 1 周服用，也可在月经周期第 5 天周期性服用。

⑥ 雌孕激素序贯法：用于青春期及育龄妇女。于撤药性出血第 6 天起，每晚服己烯雌酚 1mg，连服 20 天，自服药第 16 天起，每日加用黄体酮 10mg 肌肉注射。3 周期为 1 疗程。

（6）病因治疗。针对原发病灶适当用手术治疗，如扩张宫口、纠正子宫位置等。

虽然妇女痛经的航空医学处置必须因人而异，但是绝大多数患者被认为是能够参加飞行的。

二、子宫内膜异位症

子宫内膜在子宫腔以外的部位（盆腔或较远的组织，如结肠、肺、肾）生长发育并引起疼痛不适，称子宫内膜异位症。

近年来，子宫内膜异位症的发病率有增长的趋势，多发生于 20～50 岁女性，症状出现在 30～40 岁者较多。

1. 症状

子宫内膜异位症的症状主要包括以下几个方面。

（1）痛经。痛经分为继发性痛经和进行性痛经，多表现为下腹及腰骶部疼痛，并向阴道、会阴、肛门或大腿的内侧放射。

（2）性交痛。性交痛多位于阴道深部，重者常常排斥性交。

（3）不孕。约半数以上患者有原发或继发不孕。

（4）急性腹痛。卵巢子宫内膜异位囊肿（卵巢巧克力囊肿）中的异位内膜周期性脱落出血，体积骤增可引起腹痛。由于囊肿四周的粘连，当囊内压力增高时，可自薄弱处破裂，巧克力样物质溢入盆腔，引起剧烈腹痛，多发生在月经期及其前后，一般不引起休克。

（5）月经失调。月经失调表现不一，但以经量增多及经期延长为主。

（6）其他。其他症状还包括病变累及鼻黏膜时出现周期性鼻衄；累及肺实质或胸膜时出现周期性咯血、胸痛、血胸或气胸；侵犯肠道可致便秘、便血、便痛、大便干燥，甚至部分肠梗阻；侵犯泌尿系统出现血尿、尿频、尿急、尿痛或反复泌尿系感染、腰背痛。

2. 病因

子宫内膜异位症的病因尚不清楚，认为主要是经血倒流、上皮化生、血行和淋巴转移等，其中以经血倒流最受重视。此外，免疫因素、遗传因素等也可能导致子宫内膜异位症发病。

子宫内膜异位症病因多为人工流产创伤及中期妊娠剖宫取胎，或经血排血不畅，多次人工流产，或人工流产后立即放置宫内节育器，以及宫内节育器避孕后月经过多及其他妇产科手术后。

3. 治疗

子宫内膜异位症的治疗主要包括以下方法。

（1）中成药治疗。

① 复方丹参片：3 片/次，3 次/日，口服。

② 三七皂甙片：4 片/次，3 次/日，口服。

③ 妇科千金片：4 片/次，3 次/日，口服。

④ 九制香附丸：9g/次，2 次/日，口服。

（2）中药外治。

① 灌肠汤：药浓煎至 100ml，保留灌肠，1 次/日，连用 7 天。

② 阴道上药：月经净后 3 天上于后穹隆，然后用带线棉球塞住，24 小时后取出棉球，7 天为 1 疗程。

③ 外贴麝香痛经膏：贴三阴交穴，经前或行经时用，止痛效果好。

④ 外敷：麝香粉加香桂活血膏，适用于包块近腹壁者。

（3）针灸治疗。

① 体针：取穴关元、中极、合谷、三阴交、温针等穴，1 次/日，连续 3 次，每次留针 20 分钟，月经前开始或行经期治疗。

② 耳针：取穴（肝脏）穴位，用磁粒或王不留行敷贴穴位，每日多次按压刺激。

（4）西药治疗。

① 止痛：消炎痛 25mg/次，3 次/日，口服，连续 3～5 天。

② 阿司匹林 0.3g～0.6g/次，3 次/日，口服，连续 3～5 天。

③ 性激素治疗：目的是抑制排卵，主要适用于轻症及不愿手术的患者。

a. 孕激素周期疗法适用于痛经较明显而病变轻微的无生育要求及未婚妇女。

炔诺酮（妇康片）或异炔诺酮 2.5mg/次，2 次/日，口服。月经第 6～25 天服用，连续 3～6 周期。甲地孕酮（妇宁片）4mg/次，2 次/日，口服。

b. 假孕疗法：异炔诺酮或炔诺酮第 1 周 2.5mg/次，1 次/日，口服，以后逐周递增，日剂量 2.5mg，第 4 周后 10mg/日，连续服用 6～9 个月。甲孕酮 50mg/次，1 次/日，肌肉注射，共 4 个月；或 20mg，1 次/周，肌肉注射，共 4 次，再改为 1 次/月，共 11 次。

c. 雄激素疗法：甲基睾丸素，5mg/次，2 次/日，口服或舌下含服，共 3～6 个月。丙酸睾丸酮 25mg，2 次/日，肌肉注射共 3～6 个月。

d. 假绝经疗法是目前较理想的非手术疗法：丹那唑 20mg/次，2～4 次/日，口服。自月经周期的第 5 天开始，停经后逐渐减量，至 20mg/日，1 次/日，口服，长期服用共 6 个月，减量至以不出现阴道流血为止。

（5）手术治疗。

① 保守手术：适应证，年龄较轻，要求生育者。

手术名称：一般包括单侧卵巢切除术、巧克力囊肿剥出术、输卵管周围粘连分离术、盆腔内局部病灶电灼或切除术、输卵管悬吊术、骶前神经切断术等。

② 半根治手术：适应证，35 岁以下无生育要求或无法保留生育功能的患者。

手术名称：全子宫切除，加单侧卵巢部分或全部切除，或一侧部分加对侧全部卵巢切除。

③ 根治手术：适应证，已近绝经期；双侧卵巢病变严重而无法保留者；保守性手术无效或疗效不佳者；生殖系统以外多发病变，严重影响相应器官的功能，且根治手术相对安全有效者。

手术名称：子宫全切术加双侧附件切除术及盆腔内局部病灶清除术。

术后处理：对于年龄较轻或年龄虽大但担心术后生活质量者，可给予小剂量雌激素替代疗法。如尼尔雌醇每次 2～5mg，每日 1 次，于固定日期服用。

三、妊娠

妊娠是妇女的一种生理现象，即孕卵在子宫内成长发育直至成熟的过程。

1. 受孕与植入

卵子自卵巢的成熟滤泡中排出后进入输卵管。精子由阴道经子宫腔而上行，多在输卵管壶腹部与卵子相遇。围绕卵子的许多精子只有一个精子穿过卵子的透明带（透明质酸酶的作用），尾部脱落在外，其头颈部与卵细胞核融合，精子与卵子这种结合的过程为受精或受孕。受精后的卵子称为受精卵或孕卵。若偶有两个卵子同时排出并分别受精便形成双卵双胎。若由一个受精卵分裂发育便成单卵双胎。

卵子脱离卵巢后约在 48 小时或数天内死亡，精子的生活力亦不超过 48 小时，其在阴道中的生存时间最长仅 12 小时，且大部分在阴道中死亡，故受孕多在排卵后 1～2 天内。

孕卵一方面开始细胞分裂；另一方面由于输卵管黏膜纤毛的运动和管壁肌肉的蠕动，逐渐由输卵管移向子宫腔。约在受精后 5～7 天到达子宫，孕卵接触内膜表面时可分泌分解蛋白质的酶，使内膜被溶解破坏造成缺口，整个孕卵便埋藏于内膜中，以便吸取营养继续发育成长，这个埋入过程称为植入或着床。着床的部位一般在宫体上部的前壁或后壁。

卵子受精后卵巢黄体继续发育成为妊娠黄体，分泌多量黄体素，子宫内膜受黄体素的持续影响进一步变厚、变软，血管充盈，细胞肥大，此种孕卵植入后继续变化的子宫内膜便称为蜕膜。

2. 妊娠的诊断

生育年龄妇女，月经规律，若有月经过期，出现早孕反应，妇科检查子宫增大，尿妊娠试验阳性，应诊断为妊娠。

3. 妊娠期生殖器官的变化

妊娠期生殖器官的变化主要包括以下几个方面。

（1）子宫。生殖器官中以子宫变化最明显，到妊娠足月时，子宫的重量比未孕时增加 20 倍，大小增加约 100 倍，容量增加约 500 倍。子宫的形状由未孕时的扁梨形到 3～4 个月孕时的球形，而后成长为圆形。

（2）阴道。阴道于妊娠时也因血运丰富，组织丰润，阴道壁软化、着色，渗出物增加，阴道上皮细胞代谢旺盛，含有丰富的糖原，经阴道杆菌作用分解成乳酸，使阴道的环境酸化，有利于抑制细菌繁殖，防止感染。阴道软化及富于弹性便于分娩时胎儿通过。

（3）乳房。乳房于妊娠时亦发生显著变化，乳腺腺泡及胸管增生、肥大，脂肪组织沉积，因而乳房变得丰满，有细小结节状的增生肥大的乳腺腺体，乳头竖立可挤出少许血清样的初乳。在乳头周围有较多色素沉着，因而乳晕加深，在乳晕周围皮脂腺肥大形成一圈皮脂腺结节（蒙干氏结节），围绕乳晕排列，高出皮面。

（4）腹壁。由于妊娠子宫长大，腹壁向前隆起。当子宫逐渐长大，耻骨上区的腹壁所受张力最大，皮下弹力纤维断裂，引起小血管出血，腹壁上可见纡曲状紫红色条纹，称为新鲜妊娠纹，多见于初产妇。时间久后，血液吸收，代之以纤维结缔组织，腹壁上可见银白色的条纹，略低于皮面，称为陈旧妊娠纹，多见于经产妇。有时妊娠纹亦可现于脐周、上腹部及大腿根部，乳房在脂肪沉积太多时，亦可出现急速长大的腹部包块，腹水患者及肥胖者亦可出现此种条纹，但也有的孕妇没有妊娠纹。

4. 孕期卫生保健

怀孕后定期去医院妇产科检查胎儿的生长发育情况，按医嘱行事。

（1）营养。妊娠后胎儿迅速发育生长，孕妇需要增加营养。孕妇所需要的蛋白质、矿物质及各种维生素的量均超过非妊娠时。一般主食不必增加，而主要是增加副食的种类和数量。多吃新鲜水果及各种蔬菜，少吃高脂肪的食物，注意食物中的营养调配，尽可能满足孕妇的营养需要。妊娠前及妊娠3个月内要补充叶酸，水果中猕猴桃、柚子、广柑、橘子、葡萄、苹果等均含有较多的叶酸，补充叶酸有利于胎儿的神经系统发育。

（2）休息。妊娠期中做些力所能及的工作，产前两周应休息，积极准备，等待分娩。

（3）睡眠。每晚保证8小时睡眠，午休1小时。每日休息9小时较合适。

（4）乳头卫生。乳头上新生的痂皮要经常用温水洗净及保持清洁。乳头内陷时应坚持经常向外牵引，争取在孕期中加以矫正，以免产生哺乳困难，乳头皲裂或不慎感染时应该及时就医，防止发生乳腺炎。

（5）防止便秘。防止便秘应多喝开水，多吃蔬菜，养成定时排便的习惯。尽可能不用泻药，必要时可用缓泻药。

（6）性生活。妊娠2～3个月时，胎盘尚未形成，同房容易引起流产，应避免。有流产史者，更应该绝对禁止。妊娠8个月以后，为了预防分娩时产生感染或诱发早产，也应禁止同房。

（7）其他。衣服以宽大轻软为宜，乳房及腹部不宜束紧。精神应保持愉快；宜多晒太阳，多呼吸新鲜空气。

5. 产科体检鉴定

（1）女乘务员经确诊妊娠即刻停止飞行工作，定期到指定医院进行产前检查。

（2）女乘务员产后2个月申请年度体检，结论合格者产后满3个月恢复飞行工作。

四、避孕

避孕是用科学方法达到不受孕的目的，从而有计划地调节生育。常用的有药物避孕和器具避孕。

1. 药物避孕

药物避孕的主要作用是抑制排卵，同时使子宫内膜变薄，使受精卵不能着床，从而达到避孕的目的，停药后，卵巢功能迅速恢复，仍可再怀孕，对身体健康无影响。

（1）短效口服避孕药适用于长期同居的夫妇，有效率达99％以上。

（2）阴道局部用避孕药：此类药品可放入阴道，把泄于阴道内的精子杀死，或阻止精子前进不能进入子宫，从而达到避孕的目的。

（3）注意事项如下：

① 避孕药片的主要成分在糖衣上，应将药瓶置阴凉、干燥处保存，以免失效。

② 按时服药，漏服应于次日补服。

③ 定期检查乳房，如发现有肿块应停止用药。

④ 用药期间应注意其他药物对避孕药避孕效果的影响，以及避孕药对其他药效有影响。

⑤ 停用长效药时，最后一次服药后，应改用短效药 1～2 个月作为过渡，以免发生月经不调。

⑥ 注意药品的有效期，过期药品将影响避孕效果，甚至产生其他副作用。

⑦ 口服避孕药副作用极少，少数人可出现恶心、头晕、乏力、呕吐等，应及时给予对症处理。

⑧ 乘务员服用口服避孕药必须征得航空医生的许可。

2. 器具避孕

利用器具，防止精液泄入阴道；阻止泄入阴道内的精子进入子宫腔；或改变子宫腔内的环境，实现避孕的目的。

（1）宫内节育器是一种安全、有效、经济、简便的避孕工具。因取出后不影响生育而深受妇女欢迎。临床上常用的节育器有金属环、节育花、T 型节育器、V 型节育器。已婚育龄妇女，经医院检查无生殖器炎症，月经正常，无严重的全身性疾病，闭经者（早孕除外）均可以放置。放环、取环均应在无菌条件下由医务人员操作完成。

（2）阴道隔膜又叫子宫帽，是女用的避孕工具。用前需进行妇科检查，配好合适号码，并教会使用。如有滴虫性或霉菌性阴道炎、重度宫颈炎、子宫脱垂、阴道松弛或阴道狭窄等情况时不宜使用。

（3）避孕套又叫阴茎套，是男用的避孕工具。避孕套分大、中、小三种，可根据需要选用，使用前注意检查有无破损，否则无效。此种方法简便，效果可靠，对男女双方健康均无影响。

第十一节　艾滋病的病因及防治

艾滋病是"获得性免疫缺陷综合征"（AIDS）的简称，是由人免疫缺陷病毒（HIV）引起的慢性致命性传染病，主要通过性接触和血液传播。HIV 特异性侵犯并破坏辅助性 T 淋巴细胞（CD4$^+$T 淋巴细胞），并使机体多种免疫细胞受损，最终并发各种严重的机会性感染和恶性肿瘤。

一、流行病学

12 月 1 日是世界艾滋病日。联合国艾滋病规划署报告指出，2017 年全球有 3 690 万名艾滋病患者。自 20 世纪 80 年代初期发现首例艾滋病病例后，全球已有近 8 000 万人感染，3 540 万人因此病故。故艾滋病仍然是导致死亡的一种重要传染病。

HIV 感染无季节性，其流行与经济状况、人员交往、人文习俗、卫生知识及预防措施等因素有关。

（1）传染源：HIV 感染者，包括患者和无症状病毒携带者是本病的传染源，后者因长期携带病毒而更具有危险性。

（2）传播途径：HIV 感染者的血液和体液（精液、阴道分泌物、乳汁等）中均带有病毒，主要有三种传播途径。

① 性接触传播：这是最主要传播途径，HIV 通过细微破损处与感染者血液和细胞接触而侵入机体。无论同性恋还是异性间的不安全性行为均可传播。

② 血液及血制品传播：输入被 HIV 污染的血液或血制品，静脉毒瘾及药瘾者共用 HIV 污染的，未经消毒的注射器、针头等；移植 HIV 感染者的器官或人工授精；某些农村地区非法的、不规范的采血；医院内医疗器械消毒不严或被污染的针头意外刺伤等；文身、文眉或共用牙刷、剃刀等。

③ 母婴传播：感染 HIV 的孕妇可通过胎盘、分娩中的血性分泌物及产后哺乳把 HIV 传给胎儿或婴儿。

（3）人群易感性：人群普遍易感，青壮年发病率较高，高危人群有多性伴侣者；静脉吸毒及药瘾者；多次接受输血和使用血制品者；感染者的配偶；母亲 HIV 感染的胎儿和婴儿等。

二、临床表现

本病潜伏期较长，一般 2～10 年。

1. 发病过程
艾滋病发病过程分为四期。

（1）急性感染期（Ⅰ期）：感染初期多无任何症状与体征，部分感染者出现 HIV 病毒血症和免疫系统急性损伤所产生的临床症状，如发热、全身不适、咽痛、皮疹、畏食、恶心、肌痛、关节痛和淋巴结肿大等，持续 1～3 周后自然消失。急性感染的早期 HIV 抗体不能被测及称为抗体窗口期，5 周左右，血清 HIV 抗体可呈现阳性反应。

（2）无症状感染期（Ⅱ期）：急性感染期后临床上出现一个长短不等的、相对健康的、无症状的潜伏期，可持续 2～10 年或更长。此期虽无任何临床症状和体征，但病毒在持续繁殖，是主要的传染源；血清中可检出 HIV 及 HIV 抗体。

（3）艾滋病前期（Ⅲ期）：又称为持续性全身性淋巴结肿大综合征，主要表现为多处浅表淋巴结肿大，如耳前、耳后、颌下、颈后、腋窝、腹股沟等处的淋巴结。可伴有持续或间歇性发热、疲乏、盗汗，体重下降，慢性咳嗽和腹泻等。

（4）艾滋病期（Ⅳ期）：是 HIV 感染者的终末临床阶段，具有三个基本特点：① 严重的细胞免疫缺陷使机体可受到细菌、病毒、寄生虫、真菌等多种病原体的侵袭发生各种致命性机会性感染；② 出现各种恶性肿瘤；③ 免疫功能全面崩溃，患者出现各种严重的综合病症，直至死亡。

2. 常见临床表现

（1）一般症状：不规则发热或低热、疲乏、盗汗；持续广泛性全身淋巴结肿大，消瘦特别明显等。

（2）各系统表现：呼吸道症状，机会性感染以孢子虫肺炎最为多见；消化道症状，以口腔和食管的念珠菌、疱疹和巨细胞病毒感染为最常见；肝损害；神经系统及眼部症状；皮肤和黏膜损害；可出现多种恶性肿瘤（如卡波西肉瘤等）。

三、诊断标准

引自美国疾病控制中心，患者 HIV 抗体阳性或细胞培养分离出 HIV 病毒，且具有下列情况之一者，可诊断为艾滋病。

（1）肺囊虫性肺炎。

（2）弓形体脑炎或播散性感染。

（3）慢性隐孢子虫肠炎，超过 1 个月以上。

（4）慢性皮肤黏膜单纯疱疹，1 个月以上。

（5）肝脏或淋巴结以外的器官发生巨细胞病毒感染。

（6）进行性多病灶脑白质病。

（7）念珠菌食道炎。

（8）隐球菌性脑膜炎或播散性感染。

（9）胞内鸟分枝杆菌感染。

（10）卡波西肉瘤（60 岁以下）。

（11）原发性脑淋巴细胞瘤。

（12）播散性细菌感染（不仅是肺或淋巴感染）。

四、防治要点

1. 预防措施

目前应将重点放在加强艾滋病防治知识、法制和道德教育；管理传染源，切断传播途径，提高人群免疫力，加强对高危人群的监测。

2. 治疗要点

艾滋病虽然是一种难治愈的传染病，但目前认为早期进行抗病毒治疗对延缓发病和减少机会性感染，以及恶性肿瘤的发生有重要意义。

（1）抗病毒治疗：目前主张三类抗病毒药物联合治疗（又称鸡尾酒疗法），即高效抗逆转录酶病毒疗法以克服单一用抗病毒药易诱发 HIV 突变，产生耐药性的缺陷。常用药物：核苷类抗逆转录酶抑制剂（齐多夫定等），非核苷类抗逆转录酶抑制剂（奈非雷平等），蛋白酶抑制剂（沙奎那韦等）。

（2）免疫疗法：应用免疫增强剂，如 α 干扰素、白介素 2、丙种球蛋白、粒细胞—巨噬细胞集落刺激因子及粒细胞集落刺激因子等。

（3）并发症治疗：卡氏肺孢子虫肺炎可用戊烷脒；卡波济肉瘤可用博莱霉素、长春新碱等治疗；隐孢子虫感染可用螺旋霉素；弓形虫感染可用螺旋霉素或克林霉素联合乙胺嘧啶；巨细胞病毒感染可用更昔洛韦；隐球菌脑膜炎可用氟康唑或两性霉素 B 等。

（4）对症治疗：输血、营养支持、补充维生素（B_{12}、叶酸）等。

（5）中医中药治疗：一些中草药的提取物，如灵芝、白槲寄生、姜黄素、甘草甜素、芦荟、天花粉蛋白等，具有抑制 HIV 的活性。人参、当归、女贞子、灵芝、香菇素、刺五加等可增强机体免疫功能。

【本章小结】

本章详细介绍了几类常见的航空性疾病发生的原因、症状以及疾病的防治。空勤人员应熟悉常见的航空性疾病的主要症状，重点掌握航空性疾病的预防措施和治疗方法。

通过本章的学习，有助于空勤人员了解、预防常见的航空性疾病，同时对突发疾病的处理有一定的帮助。

【思考与练习】

1. 航空性疾病主要有哪些？如何对其进行治疗？

2. 高脂血症与冠心病的关系是什么？冠心病的药物治疗方法有哪些？

3. 我国高血压病有哪"三高"和"三低"？

4. 血压的正常范围是多少？理想血压的范围是多少？确定血压超标的方法是什么？

不能取得各级体检合格证的血压标准是多少？高血压病的非药物治疗主要包括哪些方法？
飞行人员使用抗高血压药物应注意些什么？

    5. 高原病症状有哪些？高原病如何分类？

    6. 子宫内膜异位症有哪些主要临床表现？应怎样处理？

    7. 女乘务员在妊娠期间应注意什么？

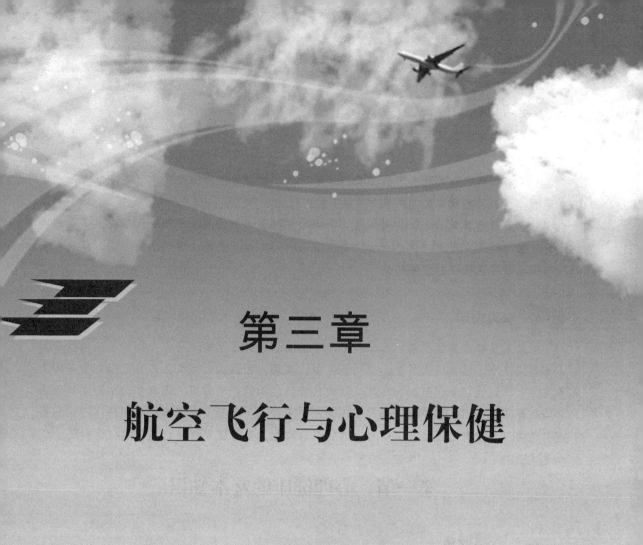

第三章

航空飞行与心理保健

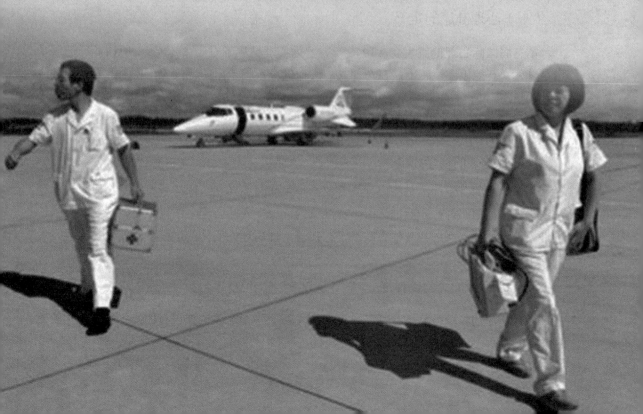

学习目标

    1. 掌握心理冲突的三种常见形式，了解三种心理冲突的主要特点；掌握心理冲突的具体解决方法。

    2. 了解挫折产生条件和导致挫折的主要原因，掌握挫折所引起的主要心理反应；掌握在遭遇挫折后，摆脱其影响的具体方法。

    3. 了解飞行常见的心理应激反应以及由心理应激所引起的生理和心理反应，掌握解决飞行应激障碍的主要方法；掌握如何在航空飞行中有效地避免心理应激的方法，以及在出现心理应激后应采取的主要措施。

 学习内容

    空勤人员都是经过严格的医学和心理学选拔、适合于从事飞行职业的人员。但由于其工作空间狭小，接触的人员少，飞行任务重，与亲人团聚的时间少，转升机型或晋升的竞争压力大，以及职业优越感和现实生活中的挫折之间的矛盾冲突，因身体、年龄或其他因素停飞等职业特点，使空勤人员的心理问题并不少见。空勤人员若有心理问题，不仅会影响自己的工作，有时还会造成安全上的隐患。因此，应高度重视飞行人员的心理问题。

第一节　心理健康的基本知识

一、心理健康

（一）心理健康的定义

    第三届国际心理健康大会（1946 年）曾为心理健康下过一个定义："所谓心理健康是指在身体、智能以及情感上，在与他人的心理健康不相矛盾的范围内，将个人心境发展成最佳的状态。"

（二）心理健康的标准

1. 心理健康的医学标准

    心理健康的医学标准是将心理异常或心理障碍与躯体疾病同样看待，是指以生理病理性变化为根据的心理诊断标准。医学标准认为，一个人的心理之所以出现异常，其大脑、神经系统、内分泌系统或其他系统必定存在着生理病理性变化的过程，即使目前未能发现任何生理病理性变化，也不等于这种变化过程不存在。

2. 心理健康的经验性标准

    心理健康的经验性标准包括两方面的含义。一是指个体依据已有的知识和主观体验对自己的心理是否正常做出判断。例如，个体基于对现有知识的理解，对自己的智能活动、情感活动或人格等方面发生的变化而感到不舒适、不适应，感到烦恼而又难以自我调节，因而意识到或认为自己的心理不正常，需要寻求他人的帮助。二是指观察者依据自己所积累的生活经验或临床经验对被观察者的心理是否正常所做出的判断。

3. 心理健康的统计学标准

心理健康的统计学标准是指依据心理特征偏离统计常模（即平均值）的程度作为判断心理正常或异常的标准。统计学标准来源于心理测量的统计结果。事实表明，在普通人群中，对某些方面的心理特征进行测量的统计结果，往往呈现正态分布，即居于中间状态者为大多数，视为心理的正常范围，而偏离中间状态居于两端者为少数，视为心理异常的范围。

4. 心理健康的社会适应性标准

心理健康的社会适应性标准有以下两层含义。

（1）以人的心理和行为是否严重违背一定社会公认的道德规范和行为准则为标准。

（2）以某个人一贯的心理活动和行为表现为依据。

5. 马斯洛等人提出的心理健康标准

美国心理学家马斯洛（A.H.Maslow）和密特尔曼（Mittelman）认为，判断一个人的心理是否健康有以下十条标准。

（1）是否有充分的安全感。

（2）是否对自己有较充分的了解，并能恰当地评价自己的能力。

（3）自己的生活理想和目标能否切合实际。

（4）能否与周围环境保持良好的接触。

（5）能否保持自身人格的完整与和谐。

（6）是否具备从经验中学习的能力。

（7）能否保持适当和良好的人际关系。

（8）能否适度地表达和控制自己的情绪。

（9）能否在集体允许的前提下，有限度地发挥自己的个性。

（10）能否在社会规范范围内，适度地满足个人的基本需要。

6. 王效道提出的心理健康标准

北京大学医学部王效道教授提出判断心理正常与否的三项原则。

（1）心理与环境的同一性原则。

（2）心理与行为的统一性原则。

（3）人格的稳定性原则。

王效道教授认为，上述三项原则单从外显行为表现是否异常来评估个体的心理健康与否是不够的，为此他根据区分心理健康及其水平的实际需要提出了七条标准。

（1）适应能力。

（2）耐受力。

（3）控制力。

（4）意识。

（5）社会交往能力。

（6）康复力。

（7）愉快胜于痛苦的道德感。

（三）心理健康水平的评估选项

心理健康水平的评估包括以下十个选项。

（1）心理活动强度。

（2）心理活动耐受力。

（3）周期节律性。

（4）意识水平。

（5）暗示性。

（6）康复能力。

（7）心理自控力。

（8）自信心。

（9）社会交往。

（10）环境适应能力。

（四）区分心理正常与异常的心理学原则

根据心理学对心理活动的定义："心理是客观现实的反映，是脑的机能"，理解心理正常与异常应从心理活动本身的特点去考虑。区分心理正常与异常主要包括三条心理学原则：①主观世界与客观世界的统一性原则。②心理活动的内在一致性原则。③人格的相对稳定性原则。

二、心理障碍

（一）心理障碍的定义

心理障碍是指一个人由于生理、心理或社会原因而导致的各种异常心理过程、异常人格特征的异常行为方式，是一个人表现为没有能力按照社会认可的适宜方式行动，以致其行为的后果对本人和社会都是不适应的。

（二）心理障碍的表现形式

心理障碍的表现形式多种多样，大致可以把它们分为认知功能障碍、情感障碍、意志行为障碍、人格障碍和性心理障碍几大类。

（三）心理障碍的临床表现

1. 轻度的心理异常

轻度的心理异常包括神经衰弱、癔症、焦虑症、强迫症、恐惧症、疑病症、抑郁症。

2. 严重的心理异常

严重的心理异常包括精神分裂症、躁狂抑郁性精神病、偏执性精神病、反应性精神病、病态人格和性变态。

3. 心身障碍

躯体疾病伴发的精神障碍包括肝、肺、心、肾、血液等内脏疾病，内分泌疾病，胶原性疾病，代谢营养病，产后精神障碍和周期性精神病，以及各种心身疾病（如高血压、冠心病、溃疡病、支气管哮喘等）所引起的心理异常。

4. 大脑疾患和躯体缺陷时的心理异常

大脑疾患和躯体缺陷时的心理异常包括中毒性精神病、感染性精神病、脑器质性精神病、颅内感染所伴发的精神障碍、颅内肿瘤所伴发的精神障碍、脑血管病伴发的精神障碍、颅脑损伤伴发的精神障碍、癫痫伴发的精神障碍、锥体外系统疾病和脱髓鞘疾病的精神障碍、老年性精神病、精神发育不全，以及由聋、哑、盲、跛等躯体缺陷引发的心理异常。

5. 特殊条件下的心理异常

特殊条件下的心理异常包括因某些药物、致幻剂引起的心理异常，特殊环境（航天、航海、潜水、高山等）引起的心理异常，催眠状态或某些特殊意识状态下的心理异常等。

三、心理防御机制

心理防御机制是自我调和与本我、超我之间的关系，适应复杂的外界环境，保持心理平衡的手段。当以上因素超出了自我的适应能力，引发强烈焦虑和罪恶感时，将会无意识地激活一系列的防御机制来保护自我。防御机制有利于维持正常心理健康状态，但发展到过度，也会引起心理病理状态。

常见的心理自我保护机制有潜抑、合理化（文饰法）、仿同、投射、反向作用、躯体化、置换、幻想以及补偿和升华。

第二节　常见心理问题的预防与治疗

一、心理冲突

人类大多数的行为都是意志行为，即是有目的的行为。有时候在同一时间内，人们会有多种需要或者满足需要的愿望，从而产生多种目的，如果这些愿望和目的互不相容，就会造成心理冲突。

（一）心理的冲突的定义

心理冲突是两种或两种以上不同方向的动机、欲望、目标和反应同时出现，由于莫衷一是而引起的紧张情绪是心理不平衡的重要原因。

（二）心理冲突的常见表现形式

心理冲突的常见表现形式包括以下十种。

（1）感到控制不住自己的情绪和思想，同时又觉得非控制住不可。

（2）感到持续的精神（或心情）紧张而无法使自己放松。

（3）经常后悔，却悔而不改，总是重复同一水平或同类性质的错误。

（4）用绝对化的好坏观点来看待自己或是别人。

（5）没有明确的目标，却绝不甘心原地挣扎。

（6）模糊而强烈的委屈感。

（7）完美主义，自我苛求，结果只能是自我挫败，深刻的自我不满，持续的自我折磨。

（8）对别人有高度的依赖，同时很容易对别人心怀不满和记恨，甚至表现出公开的敌意和攻击性。

（9）性的心理冲突。

（10）常有自己实现预言。例如，预言今晚将失眠；预言考试将失败等。

（三）心理冲突的种类

常见的心理冲突包括以下三类。

1. 双趋冲突

双趋冲突（approach-approach conflict），是指在两个具有差不多等同吸引力的正价的目的物（两个有利无害的目标）之间做出选择时，所发生的心理冲突。例如，一位飞行员同时收到两家航空公司具有同等吸引力的工作邀请，对其中一家的选择，意味着对另一家的拒绝，于是这位飞行员处于一种犹豫不决的冲突状态，而这种冲突的平衡是不稳定的。

当向一目标移动时，便出现一种目标梯度效应，这时，较近目标的吸引力增强，而远离目标的吸引力下降，人的心理处于一种不平衡状态，会迅速被吸引到趋向较近的目标。

双趋冲突对人的心理扰乱作用的大小，取决于两个目标对当事人吸引力的大小和做出选择所需要的时间长短。两个目标的吸引力越大，选择所花的时间越多，对当事人的影响便越大。

一般来说，双趋冲突不难解决，只要稍稍增大一个目标的合意程度（把它想象得更好些），便会使当事人趋向这一目标，从而使冲突得以解决。

随着我国航空运输市场竞争的不断加剧，飞行员短缺的矛盾越来越突出。一些航空公司为了吸引有一定飞行经验的飞行员，往往开出优厚的待遇吸引飞行员，导致原公司向违约飞行员开出天价违约赔偿金。这便是双趋冲突在航空运输市场中的具体表现。

2. 双避冲突

双避冲突（avoidance-avoidance conflict），是指必须在希望回避的两种事物间回避一种事物时的心理矛盾和冲突。生活中人们常用"前怕狼，后怕虎"来形容这种现象。这是一种既趋向又回避的心理状态，比较复杂。趋向的动机和回避的动机接近平衡，难以选择。如果吸引力大于应回避的力量，就趋向；反之，则回避。

随着人们在时间上或空间上一步步地靠近某一结果，人们就越能看到它不好的一面，就越怕接受它，这时躲避这个结果的愿望也就越强烈。一般来说，双避冲突比双趋冲突对人的健康危害要大，也更难以解决。

双避冲突的解决有赖于其他外界因素的出现。

3. 趋避冲突

趋避冲突（approach-avoidance conflict），是指既想达到某个目标又不想付出某种代价，而两者又不能同时实现，因而内心产生矛盾的情况。

趋避冲突在一定程度上还可发展成双重趋避式冲突。双重趋避式冲突，是指如果有多个目标，每个目标对自己都有利也都有弊，反复权衡拿不定主意时的矛盾心情。

趋避冲突是最平常的心理冲突。人的一生中有许多目标往往是一方面令人向往，而另一方面却又需要人们为之付出一定的代价或者需要冒一定的风险。当人们距离目标还很遥远时，往往容易看到目标诱人的一面，而忽略或低估其危险性和自己必须为之付出的代价，这就促使人们怀着信心去追逐目标。但是，随着目标的接近，人们也会感到为实现这一目标所付出的代价越来越大，或者危险性越来越明显，此时远离目标的倾向将迅速发展，不少人会因此而退缩，最终放弃对目标的追求。例如，很多在校学生片面地看到空勤人员工资福利较好，便决定从事该行业。但走上工作岗位后，发现空勤人员的工作枯燥、辛苦，与自己的预期差异巨大，于是不久便放弃了该工作。

趋避冲突的解决办法主要如下。

（1）改变认知评价。多想目标美好的一面，从而使趋的倾向压倒避的倾向；或者多考虑实现目标的困难，使避的倾向压倒趋的倾向。

（2）利用酒精或者服用某些药物等方法来降低或削弱避的倾向。人们常用饮酒来壮胆就是这一解决方案的具体体现。

（3）将目标转向与原目标类似的另一目标。

在日常生活中，心理冲突常见而又难以避免，常常发生于两种及以上不同方向的动机并存时。

心理冲突包括独立与依赖、亲近与疏远、合作与竞争、冲动表达与社会道德准则等。

现实生活中的心理冲突是十分复杂的，往往同时包含上述四种基本心理冲突。心理冲突若不能获得解决，便会造成挫折和心理应激，从而影响我们的健康。我们只有正确认识这些心理冲突，在日常生活中逐步培养应对这些心理冲突的意志和能力，并学会通过寻求帮助来解决各种心理冲突，才能保持自己的身心健康。

二、挫折

挫折是社会生活中普遍存在的一种客观现象，它不仅妨碍工作效率，也妨碍人们的身心健康。因此，研究挫折理论，正确分析挫折产生的原因及其性质、影响，并以适当的方法进行妥善处理，对于提高工作效率，加强企业管理，都有直接的作用。

（一）挫折的定义

挫折是指个体在从事有目的的活动中，遇到了障碍或干扰，导致其动机不能实现、需要不能满足时产生的情绪反应。其概念包括以下三方面。

（1）存在着的动机不能实现、需要不能满足的干扰情境，如考试不及格、干部没选上等。

（2）对挫折情境的认知与评价，这种认知与评价的过程存在着很大的个体差异。

（3）在对挫折认知评价的基础上，产生情绪或行为反应，如愤怒、攻击、紧张、焦虑、退缩、逃避等。

从心理学上分析，人的行为总是从一定的动机出发，经过努力达到一定的目标。如果在实现既定目标的过程中，碰到了困难，遇到了障碍，就会产生挫折。挫折会产生各种各样的反应，在心理上、生理上会有各种变化。遭受严重挫折后，个人会在情绪上表现抑郁、消极、愤懑；在生理上，会表现出血压升高、心跳加快，易诱发心血管疾病，胃酸分泌减少，导致溃疡、胃穿孔等。

（二）挫折产生的条件

挫折产生的条件如下。

（1）主体必须具有某种动机和目标。

（2）为达到目标，有满足需要的手段或行动。

（3）通向目标的道路上碰到不能克服又不能超越的障碍，构成挫折情境。

（4）客观障碍存在，还必须有主观的知觉，否则不能构成挫折情境。

（5）对挫折情境的主观知觉和体验，产生心理紧张状态和情绪反应。

（三）导致挫折的原因

挫折的产生是不以人们的主观意志为转移的。心理学主要是从人的内心感受方面来研究挫折或挫折行为的。挫折具有两重性，挫折是坏事，使人或痛苦、失望、一蹶不振，或意志失控、情绪低落，或完全丧失意志。但挫折也对人产生教育作用，使人吸取教训，磨炼意志，从逆境中奋起。

从不同角度来分析，挫折产生的原因各不相同，但综合分析，有以下两方面的原因。

1. 客观原因

客观原因又称外因或环境因素。客观原因又分为自然因素和社会因素两类。自然因素产生的挫折，是指因不可抗拒的自然灾害所造成的挫折。社会因素产生的挫折，是指个人在社会生活中受到政治、经济、法律、婚姻、风俗、习惯、宗教、道德等的限制产生的挫折。

2. 主观原因

引起挫折的主观原因分为生理和心理两个方面。个人的生理原因，是指人的身材高低、胖瘦、五官长相及所从事的职业等给所追求的目标带来的限制。个人的心理原因，主要指因个人的能力、智力、反应能力不符合要求而产生的挫折心理反应。个人心理上形成的挫折更为复杂，是多种原因造成的。例如，刚刚走上工作岗位的客舱服务人员往往缺乏与乘客有效沟通的经验，容易被乘客误解、投诉甚至造成直接冲突。一旦出现上述情况，对于刚刚工作的乘务员将造成巨大的打击，令其产生很强的挫折感。

（四）挫折引起的心理反应

由于挫折情境常常会导致心理应激，因此，对挫折的心理反应与应激导致的心理反应是类似的。挫折是一种消极的情绪状态，包括愤怒、敌对、焦虑、恐惧、抑郁、沮丧、失望、无助和淡漠等。在挫折条件下，人们可以表现出正确的应对、逃避、攻击以及心理防御反应等。

1. 克服障碍或妥协的办法

在面对挫折情境时，人们变得更加努力，通过对挫折情境的仔细考察和分析，权衡利弊，最后找出克服障碍的方法；充分利用自己的经验，争取他人和社会的支持，最后克服障碍；在主观、客观条件不具备时，能灵活地调整自己的目标，暂时妥协，或者采取折中的办法。

2. 逃避反应

面对挫折，有的人不是采取冷静分析、正确应对的方法，而是采取用酒精、毒品等来麻醉自己，使自己暂时脱离挫折情境。

3. 攻击行为

攻击的对象可能是使自己受挫的人或事，也可能转移到与此无关的人和事上，前者称为直接攻击，后者称为转向攻击。

如果一个人认为受挫的原因是自己的局限性，则会将攻击指向自身，这种攻击行为可以表现为自责、自恨、自怨，甚至自伤和自杀；如果一个人认为受挫的原因是别人造成的，便会攻击别人。由于人格特征的不同，有的人遇到挫折时，倾向于攻击自己，此为"内惩型"；而有的人则倾向于攻击别人，此为"外惩型"。

人类大多数的攻击反应是正常的行为反应，具有缓解内心紧张与痛苦的作用，但攻击一般不能消除实现目标的障碍，甚至反而使问题更加复杂化，从而妨碍目标的实现。心理咨询和心理治疗的目的就是，将病人的愤怒、敌意和攻击引导到有利于目标的实现和病人身心健康的轨道上来，通过比较健康的方式加以疏导。

（五）解决挫折的方法

挫折是每一个人都会遇到的，不同的人对挫折的反应是不一样的。每一个人遭受挫折，必然有所动作，以求解除挫折带来的心理压力和烦恼，那么，应该如何面对挫折心理呢？

1. 合理宣泄

心里有委屈和怒气以平缓的方式向人倾诉；有"疙瘩"和误会要开诚布公地交换意见；有意见和矛盾要摆事实、讲道理，以理服人；必要时，也可在适当的场合大哭一场，释放能量，消消气。

2. 理智消解

遭受挫折后，先冷静、理智地反省，认真地总结教训，扩大理性思考，强化合理信念，就可以调节自己的情绪和行为，预防不良行为的发生。

3. 替代升华

将挫折变为一股进取的力量，释放到有利于社会的替代行为目标上去，并竭力实现这个崇高的目标。这是一种高级的情感宣泄方式。

4. 转移注意力

遭受挫折后，全面考虑，从长计议，用好的、有利的一面来安慰自己。

三、心理应激

（一）心理应激的定义

心理应激是有机体在某种环境刺激作用下，由于客观要求和应付能力不平衡所产生的一种适应环境的紧张反应状态。

一个人在一定的社会环境中生活，总会有各种各样的情境变化或刺激对人施以影响，当刺激被人感知或作为信息被人接收，一定会引起主观的评价，同时产生一系列相应的心理、生理变化。通过信息加工过程，就会对刺激做出相应的反应。如果刺激需要人做出较大的努力才能进行适应性反应，或这种反应超出了人所能承受的适应能力，就会引起机体心理、生理平衡的失调，即紧张反应状态的出现。

（二）应激源的定义及其分类

1. 应激源的定义

应激源是指能引起全身性适应综合征或局部性适应综合征的各种因素的总称。

2. 应激源的分类

（1）根据其属性，可将应激源分为以下四类。

① 躯体性应激源，是指作用于人的机体，直接产生刺激作用的刺激物，包括各种理化和生物刺激物和疾病等。

② 心理性应激源，包括人际关系的冲突、身体的强烈需求或过高期望、能力不足或认知障碍等。

③ 社会性应激源，包括客观的社会学指标，如经济、职业、婚姻、年龄、受教育水平等差异和社会变动性与社会地位的不合适，客观的社会学指标的变迁，个人的社会交往、生活、工作的变化，重大的社会政治、经济的变动等。

④ 文化性应激源，即因语言、风俗、习惯、生活方式、宗教信仰等改变造成的刺激或情境。

（2）根据社会生活情况，可将应激源分为以下四类。

① 生活事件。

② 日常生活中的困扰。

③ 与工作相关的应激源。

④ 环境应激源。

（3）根据事件对个体的影响，可将应激源分为以下两类。

① 正性生活事件，是指对个体的身心健康具有积极作用的事件。

② 负性生活事件，是指对个体产生消极作用的不愉快事件。

（4）根据事件的主、客观性，可将应激源分为以下两类。

① 客观事件，即不以人们的主观意志为转移，他人也能明显体验到的事件，包括生老病死和天灾人祸等。这些事件能引起强烈的急性精神创伤或是延缓应激反应，即创伤后应激障碍。

② 主观事件，有时难以被其他人所体会和认同，包括人际矛盾、事业不顺、负担过重等。但这种划分是相对的，很多事件既具有客观性又具有主观性。

3. 空勤人员常见的应激源

空勤人员常见的应激反应源主要包括以下几种。

（1）外部物质环境。外部物质环境包括自然的和人为的两类因素。属于自然环境变化的因素有寒冷、酷热、潮湿、强光、雷电、气压等，可以引起冻伤、中暑等反应。属于人为的因素有大气、水、食物及射线、噪声等方面的污染等，严重时可引起疾病甚至残废。

（2）个体的内环境。内、外环境的区分是人为的。个体内环境的许多问题常来自于外环境，如营养缺乏、感觉剥夺、刺激过量等。机体内部各种必要物质的产生和平衡失调，如内分泌激素增加，酶和血液成分的改变，既可以是应激源，也可以是应激反应的一部分。包括各种理化和生物学刺激物；如航空噪声、航空振动、加速度、宇宙辐射、高空缺氧、航空毒物和药物；生理、病理性应激源，如睡眠障碍、低血糖以及各种疾病等。

（3）心理社会因素。大量事实说明，心理社会因素可以引起全身性适应综合征，具有应激性。如对不幸的预期、心理冲突和挫折情境、各种考试、上下级或同事之间关系紧张、结婚、夫妻生活不和谐、离婚、亲人生病或死亡、子女升学或就业等，尤其亲人的离丧常常是更加令人注意的应激源，因为在悲伤过程中往往产生明显躯体症状。

（4）职业性应激源。例如，飞行活动需要长时间的注意力集中，以便随时对变化的空中、地面及座舱内的信息进行分析、判断和处理，即由于空勤人员精神高度紧张导致的飞行疲劳；自西向东的跨一定时区的长途飞行所导致的时差效应；由于航空技术日新月异，空勤人员转升机型在所难免，但由于过去已经形成的飞行技能可能对新技能的形成起阻碍作用（技能的负迁移）而导致的学习困难；空中突发事件，如无线电通信障碍、迷航、发动机突然停止、降落时起落架卡阻、两机危险接近或与其他飞行物相撞等；同事的飞行事故；由于医学条件、年龄或技术等原因停飞等。

当应激源作用于个体时，个体会根据已有的知识和经验进行判断，如果认为自己不能对这个应激源的要求做出适当的反应，并进而认为这将会给自己带来不良的后果时，便会进入应激状态，由此而产生一系列生理和心理的不适应性反应。

（三）应激引起的生理反应

面临应激源，处于应激状态中的有机体，在体内会出现一系列的生理、神经生理、生化、内分泌、代谢、免疫过程的变化。

1. 应激状态

美国生理学家 Cannon（1930）首先对应激状态进行了研究，认为此时机体进入了"战斗或逃跑（fight or flight）"的状态，提出机体在遇到挑战或危险的情况下，常产生肾上腺髓质分泌增加和交感神经兴奋现象，表现为心率和呼吸加快，心搏增加，脾脏缩小，肝糖原释放，瞳孔扩大，皮肤和内脏的血管收缩，血液由这些部位向肌肉和脑部转移，使机体处于"战斗或逃跑"状态。

2. 适应性反应

加拿大病理学家 Selye（1936）用动物组织混合匀浆和化学物质（如牛的卵巢、酒精、甲醛等）注入小鼠腹腔，总是引起小鼠肾上腺皮质增生，胸腺、脾脏、淋巴结明显萎缩，嗜酸性白细胞显著下降，胃黏膜浅层溃疡等变化，上述反应与注射物的种类和性质无关（当时被人戏称为垃圾药理学）。Selye 将此种反应称为共同的适应性反应（genereal adaptation syndrome, GAS）。

3. 应激引起体内分泌的变化

应激源影响多种内分泌的活动，首先是边缘系统（内脏、脑）作用于神经内分泌的转换中枢——下丘脑，下丘脑释放促肾上腺皮质释放素（CRH）、血管升压素、催产素；而垂体除释放促肾上腺素（ACTH）外，还有生长激素、泌乳素、促甲状腺素、内腓肽、脑腓肽等，一些代谢性内分泌（胰岛素、胰高血糖素）也参与应激过程。

4. 应激与中枢神经系统

大脑是形成心理应激的源头，大脑调控应激反应，同时也是应激激素的靶器官。应激源进入大脑，即激活神经细胞，引起不同形式的、与刺激源相关而各具特殊性的神经活动。神经活动在神经细胞之间的传递，由突触间的神经介质释放来完成。

5. 应激与植物神经系统

对植物神经系统生理功能的研究，Cannon（1871—1945）和 Pavlov（1849—1936）做出过突出贡献。Cannon（1931）提出交感神经系统与情绪反应的关系如下。

（1）各种情绪变化中交感神经系统主导躯体变化。

（2）副交感神经系统仅在安静与营养状态时（vegetative states）起主导作用。

（3）交感激活的情绪总是不愉快的，副交感优势状态有轻松愉快的情绪色彩。

（4）植物神经系统功能的双向性划分，根据相互拮抗的神经支配原则（reciprocal innervation）。

6. 应激性溃疡形成的机制

应激性溃疡形成的机制是复杂的，下列因素均有影响。

（1）应激使垂体肾上腺活动增强，儿茶酚胺与皮质类固醇血浆水平升高。

（2）应激初期为交感兴奋，降低了胃黏膜的自身保护能力，继而副交感兴奋，酸度增加，作用于保护能力下降的胃粘膜，形成溃疡。

（3）血流量减少，应激时血流从肠胃道转向全身肌肉中，重新分布。

（4）应激直接引起胃缓慢节律性收缩，减少胃壁血流，促进溃疡形成。

（5）皮质类固醇抑制前列腺素分泌，后者可增加胃壁血流，促进微小溃疡的恢复。

（6）应激使免疫功能下降，细菌（如胃幽门螺旋杆菌）活动增加，出现炎性溃疡。

总之，急性应激性溃疡中，交感兴奋现象较为普遍，慢性消化性溃疡中，常有副交感兴奋现象，而植物神经系统功能紊乱为共同的因素。

（四）应激引起的心理反应

不同的人对同一应激源、同一个人对不同的应激源，以及同一个人在不同时期对同一应激源都可以有不同的心理反应。

心理反应一般分为三类：认知反应、情绪反应和行为反应。通常，在应激源的作用下，个体会首先产生认知评价，进而出现情绪改变，最后选择和实施应对策略。后者既可以体现为行为改变，还可以反过来体现为认知改变。

1. 认知反应

认知反应包括注意力不能集中，注意的范围受限，记忆力减退，思维和理解问题困难，计算、选择和决策困难等。

2. 情绪反应

情绪反应又叫情绪应激，包括焦虑、抑郁、恐惧和愤怒。

（1）焦虑是一种恐惧不安、不愉快的情绪体验。它是人们尚未接触应激源，危险或威胁还较模糊时所产生的情绪反应，也是心理应激下最常见的反应。适度的焦虑可以提高人的警觉水平，促使人们用适当的方法应对应激源，从而更好地适应环境；但过度的焦虑则是有害的，因为它会妨碍人们准确地认识、分析和判断自己所面临的挑战，进而影响人们做出正确的决定。

（2）抑郁是指一组包括悲观、悲哀、失望和绝望等消极、低沉的情绪体验。该情绪体验常常由"现实丧失"或"预期丧失"所引起，如患病（失去健康）、衰老（失去青春）、亲人死亡、失业、不被重用（失去机会）、高考落榜和子女离家出走等。这类情绪反应的强弱取决于当事人赋予所"丧失"东西的主观价值。

（3）恐惧是指一种企图摆脱某种特定危险的逃避情绪。它多发生于身体安全和个人价值受到威胁时，此时个体又认为自己无力克服这种危险，所以试图回避。对身体安全的威胁多来自于躯体性刺激物，如理化和生物刺激物以及疾病等；对个人价值和信念的威胁多来自于社会刺激物，如人际关系紧张、考试失败、失业等。

（4）愤怒是一个人在追求目标的道路上遇到障碍、受到挫折时的情绪体验。如果一个人认为这一目标是值得追求的，而障碍又是不合理的、恶意的或有人故意设置的，便会产生愤怒的情绪。

抑郁、恐惧和愤怒等情绪反应可以严重地损害人的认知功能，有时候在这些情绪体验和认知功能之间还可以形成恶性循环，使人陷入难以自拔的困境中。此时，一个人会觉得活着没有价值或意义，从而丧失活动的能力和兴趣，甚至产生自恨、自责和自杀。而自我防御机制和社会支持有助于帮助这些人走出困境，摆脱危机。

3. 行为反应

行为反应包括有意识的行为反应和心理防御机制两种。

人们常常会有意识地采取一些行动来减轻或消除应激所引起的身心上的不适，这就是有意识的行为反应。有意识的行为反应常常包括以下四种行为。

（1）回避。面对危险时，可以采取回避的措施，以免自身受到伤害，如"三十六计，走为上计"。

（2）宣泄。当遇到挫折时，向亲朋好友或者医生倾诉，可以起到缓解心理压力的作用，使自己的情绪和身体状况逐渐恢复正常。

（3）物质滥用。有的人在遇到挫折时，借助香烟、酒精或毒品来麻醉自己，以缓解内心的不安。

（4）幼稚的戏剧性行为。有的人在遇到挫折时，通过一些幼稚的戏剧性行为来引起周围人的关注，以博得别人的同情，或者得到赔偿。

（五）飞行应激障碍

飞行应激障碍是指在飞行活动中，突然出现的应激源可能降低空勤人员的活动水平，使其注意范围狭窄、行为刻板，表现出对应激源的无能为力。

飞行应激障碍常常表现为以下几个方面。

（1）认知能力的改变：如注意的范围越来越窄；对本已掌握的飞行技术表现出遗忘；思维缓慢，甚至发呆；对各种仪表信息的综合能力越来越低；有意识地忽略一些自认为不太重要的工作以适应过重的工作负荷等。

（2）行为反应：如飞行中的错、忘、漏动作增多；肌肉紧张、震颤甚至僵硬，导致动作粗猛或不协调等。

（3）飞行恐惧症：属于神经症的一种，表现为对飞行职业的极度恐惧。

（六）心理应激对健康的影响

心理应激对健康的影响如下。

（1）适度的心理应激对人的健康和功能活动有促进作用。

① 适当的应激经历是人心理和身体得以健康发展的必要条件。

② 适当的应激又是维持人正常的心理和生理功能的必要条件。

（2）持续的、超过人的应对能力的心理应激会损害人的健康。

心理应激对健康的消极影响主要表现在以下三个方面。

① 心理应激可以致病。

② 心理应激可以加重已有的疾病或使这些疾病复发。

③ 心理应激可以导致对疾病的易感状态。

（七）生活事件应激与疾病

生活事件是指个体生存环境的特别或有意义的变化。而应激实际上是人们对生活中各种变化的反应、防御和适应过程，人无时无刻不处于这种应激和适应过程之中。

研究表明，生活事件是造成心理应激并进而损害健康的主要应激源。影响生活事件致病的因素有以下两个方面。

第一，个体对这些应激源如何进行认知和评价，采取什么样的应对策略，以及能得到多大程度的社会支持等。

第二，应激源的种类和数量。我国学者结合本国实际，编制了中国人生活事件心理应激评定表，如表 3-1 所示，通过此表可以对生活事件心理应激对健康的影响做出预测。

表 3-1 中国人生活事件心理应激评定表

序 号	生 活 事 件	LCU 值	序 号	生 活 事 件	LCU 值
1	丧偶	110	34	性生活障碍	36
2	子女死亡	102	35	家属行政处分	36
3	父母死亡	96	36	名誉受损	36
4	离婚	65	37	中额贷款	35
5	父母离婚	62	38	财产损失	36
6	夫妻感情破裂	60	39	退学	35
7	子女出生	58	40	好友去世	34
8	开除	57	41	法律纠纷	34
9	刑事处分	57	42	收入显著减少	34
10	家属死亡	53	43	遗失重要物品	33
11	家属病重	52	44	留级	32
12	政治性冲击	51	45	夫妻严重争执	32
13	子女行为不端	50	46	搬家	31
14	结婚	50	47	领养孩子	31
15	家属刑事处分	50	48	好友决裂	30
16	失恋	48	49	工作显著增加	30
17	婚外两性关系	48	50	小额贷款	27
18	大量借贷	48	51	退休	26
19	突出的成就和荣誉	47	52	工作变动	26
20	恢复政治名誉	45	53	学习困难	25
21	严重疾病、外伤	43	54	流产	25
22	严重差错事故	42	55	家庭成员纠纷	25
23	开始恋爱	41	56	和上级冲突	24
24	行政纪律处分	40	57	入学或就业	24
25	复婚	40	58	参军、复员	23
26	子女学习困难	40	50	受惊吓	20
27	子女就业	40	60	业余培训	20
28	怀孕	39	61	家庭成员外迁	19
29	升学、就业受挫	39	62	邻居纠纷	18
30	晋升	39	63	同事纠纷	18
31	入党、入团	39	64	睡眠重大改变	17
32	子女结婚	38	65	暂时去外地	16
33	免职	37			

（八）时差效应

人们在某一时区内长期生活，逐渐形成了人体的生理节律与当地昼夜交替节律的同步化，即似昼夜节律。人体内大约有 100 种机能活动都具有这种似昼夜节律。在形成这种似昼夜节律活动之后，人在睡眠、觉醒、体温、泌尿、饮食等方面表现出周期性节律或习惯，出现工作能力和睡眠状态的正常交替，以适应昼夜变化。虽然早在二百多年以前人们就已经发现了这种现象，但是，直到喷气式飞机出现后，人们才真正面临时间差带来的健康问题。

由于似昼夜节律的相对稳定性，跨子午线或快速跨越若干个时区飞行，即可造成体内的似昼夜节律系统与环境时间系统之间失去平日的同步关系，称为时差。由时差所引起的警觉水平及工作能力下降、睡眠异常及其他身心不适，称为时差效应。时差效应的主要表现为头痛、头昏、头胀、失眠多梦、记忆力减退、注意力不集中、情绪不稳、食欲不振及全身不适。其特点是，主诉多而客观体征少，查不出相应器质性病变。据统计，迅速跨越若干个时区的人员中 25％～30％容易调整，主观无不适或仅有轻微不适；25％～30％不能调整，症状严重。因此，需对症状严重者进行调整和治疗，以恢复正常生理节律。

如何克服时差效应？

时差效应的机理可能是大脑长期处于紧张状态，兴奋和抑制平衡被破坏，导致脏腑功能失调。时差效应，实质上不是病，而是在新环境下出现的"偏态"，但是它对机体的健康影响还是存在的。有研究指出，长期处于时差效应者，脑的颞叶会出现萎缩现象，将影响短暂记忆和抽象认知功能。

治疗时差效应的关键是，使患者睡眠安好，睡眠好了，其他相应症状也会随之缓解乃至消失。在跨越子午线长距离的飞行中，应尽量争取睡眠以减少时差效应，要少食高脂肪食品和酒精类饮料。

通过适应训练可以减轻或消除时差效应。如果自东向西飞行，可以每天延迟 1 个小时睡觉，并延迟 1 个小时起床；如果自西向东飞行，可以每天提前 1 个小时睡觉，并提前 1 个小时起床。一般来说，跨越 1 个时区 1 天即可适应；将要跨越几个时区，就要提前几天进行这种适应训练，使自己体内的生物钟节律提前与目的地的似昼夜节律相适应。

第三节　常见神经症的预防与治疗

神经性疾病是一组由非器质性大脑功能轻度失调引起的心理疾病。其共同特点是，具有精神、神经和躯体三方面的临床表现，但无器质性病变；个体不良的人格特征常常是发病的基础；发病常与心理、社会因素有关；有自知力，主动求治；病程迁延，常在 3 个月以上。神经性疾病包括神经衰弱、焦虑性神经症、抑郁性神经症等，是空勤人员常见的心理疾病，也是导致空勤人员停飞的最常见的医学原因之一。

一、神经衰弱

神经衰弱是一种既容易出现精神兴奋和激惹，又容易脑力疲劳和衰竭，并伴有睡眠、情绪障碍和植物神经系统功能紊乱的一类神经性疾病。主要是由于某些长期存在的精神因素引起大脑活动过度紧张，从而产生脑力活动能力的减弱。主要表现为容易兴奋和迅速疲劳，如头昏、头痛、脑涨、失眠、多梦、近事遗忘记、忆减退、注意力不集中、工作效率低下、烦躁易怒、疲乏无力、怕光、怕声音、耳鸣、眼花、精神萎靡等，并常常有各种躯体不适感，如心跳、气急、食欲不振、尿频、遗精等。病人常由于对疾病的认识不足，或由于有些医生对疾病的不当解释和处理，产生医源性的担心和焦虑，有的患者甚至会产生疑病观念。

神经衰弱是一种最常见的神经性疾病，其患病率居各类神经性疾病之首。患者的症状时轻时重，病程迁延，病情的波动常常与社会心理因素有关。

（一）病因

引起神经衰弱的病理机制很复杂，尽管国内外精神病学家对此做了大量的研究工作，但关于引起神经衰弱的病因目前仍不十分明确。经过众多精神病学家的调查研究，一般认为神经衰弱与下列三个因素密切相关。

1. 诱发因素

诱发因素主要是指导致神经衰弱的各种社会心理因素。尽管研究精神病学的学派很多，但对精神应激与神经衰弱关系的看法却有共识，普遍认为研究各种引起神经系统功能过度紧张的社会心理因素都会成为神经衰弱的促发因素。随着我国改革开放的深入，在经济高速发展的同时，社会工业化、人口城市化、居住稠密、交通拥挤、竞争激烈、失业、下岗、个人收入的悬殊、社会存在的某些不良现象等都会使人们的精神紧张。发生在我们周围的生活事件，若发生过多，变迁甚大，也会让人牵肠挂肚，如股民对股票的涨跌若过于投入，也会造成严重的心理负担，最终引起神经衰弱。

长期的精神或心理创伤，如家庭纠纷、婚姻不幸、失恋、邻里关系紧张等，也会使人们精神过于紧张，心理负荷过重而出现神经衰弱。

脑力活动时间过长，学习负担过重，尤其是学习成绩不好、重大考试受挫时，常常会造成神经负担过重，成为学生神经衰弱的重要原因。

2. 易感素体因素

辩证法告诉我们，内因是变化的根据，外因是事物发生变化的条件。神经衰弱发病也是如此。为什么在同样的生活、工作环境下，有的人会患神经衰弱，而多数人都不会，这里就有一个易感素体因素，包括遗传和人格类型、年龄、性别等因素。

神经衰弱与人的性格有很大关系。一般认为，性格内向、情绪不稳定者，多表现出多愁善感、焦虑不安、保守、安静等特点，易患神经衰弱。他们往往是什么特殊的兴趣爱好也没有，几乎没有很高兴的时候。他们信仰养生之道，爱吃补品，对改变生活习惯很敏感，过分注意自身的感觉，喜欢看医书，容易受医书影响。巴甫洛夫认为，人的高级神经活动类型属于弱型和中间型的人，易患神经衰弱。这类个体往往表现为孤僻、胆怯、敏感、多疑、急躁或遇事容易紧张等。

3. 维持因素

维持因素是指患者所处的社会文化背景及个体病后附加的反馈信息，使疾病形成恶性循环，迁延不愈。

第二次世界大战期间，曾在纳粹集中营被长期拘役的幸存者们，几乎百分之百地出现焦虑、抑郁、紧张、失眠等神经症症状。如一个人搬迁到一个语言不通、习惯不一样的地方，也会使他产生不良的心理反应，有些还会产生神经衰弱。工业化和都市化的发展，也使神经衰弱患者增加，如我国台湾地区 1946—1948 年神经症患病率为 1.2‰，15 年之后上升到 7.8‰，神经衰弱患者也在增加。

总的来说，神经衰弱的病因和发病机理仍未完全清楚。但多数精神病学家认为，是由于心理社会应激超过了病人所能承受的能力，神经功能过于紧张引起的，这就涉及社会、家庭环境、心理、性格等诸多方面。

（二）临床表现

神经衰弱的主要症状如下。

（1）衰弱症状。衰弱症状为神经衰弱的基本症状。患者感到精力差、容易疲劳，学习或工作的时间稍长即感到头晕脑涨，甚至头痛；注意力不能持久集中，思维缓慢，记忆力减退，学习和工作效率降低。

（2）情绪症状。情绪症状表现为焦虑、烦躁和容易激怒。患者常常因为生活、学习和工作中的矛盾与困难而怨声连天或发脾气。

（3）兴奋症状。兴奋症状表现为容易兴奋。患者联想和回忆增多，且很难控制，不容易集中精力去做一件事，但无语言运动增多；对声、光刺激特别敏感。

（4）肌肉紧张性疼痛。肌肉紧张性疼痛常常表现为头痛，这种头痛往往没有固定的部位，在学习和工作时加重，休息后缓解；也可以表现为颈项僵直、四肢酸痛或腰酸背痛等。

（5）睡眠障碍。睡眠障碍为神经衰弱最常见的症状之一，多为入睡困难，也表现为多梦和容易惊醒等，患者常常因为睡眠障碍而苦恼不堪。

（6）继发性生理心理反应。继发性生理心理反应主要表现在植物神经系统功能紊乱和疑病两个方面。出现心慌、厌食、腹胀、腹泻、便秘、多汗、尿频、勃起功能障碍和早泄等；患者还常常因为过分关注自己躯体出现的种种不适而产生疑病和焦虑，导致症状加重，而加重的症状又反过来促进疑病和焦虑，形成恶性循环。

（三）神经衰弱对空勤人员健康的影响

神经衰弱是由于大脑高级神经中枢和植物神经功能的失调，致使患者不仅有头痛、头昏、失眠及记忆力减退等大脑功能紊乱的症状，而且还会出现循环、消化、内分泌、代谢及生殖系统等功能失调的症状。患者自觉症状繁多，精神负担极重，不少人服了许多滋补药物，仍得不到理想的疗效，因而担心得了什么大病没有被查出来，思想苦恼，到处检查求治，浪费了许多时间和金钱。

空勤人员患神经衰弱往往导致情绪紧张、焦虑、烦恼、睡眠不足、食欲不振、免疫功能下降，还会并发其他疾病，对飞行安全和客舱服务质量都将产生严重影响。此外，空勤人员患神经衰弱，还将影响团队合作，恶化人际关系。而这些因素反过来又会使疾病进一步加重，形成病理的恶性循环，影响疾病的预后。

因此，神经衰弱虽不危及空勤人员的生命，但却在一定程度上影响了其身心健康和正常生活。

（四）治疗

1. 心理治疗

神经衰弱的治疗常常是以心理治疗为主，并辅以药物或物理治疗的方法。让患者对神经衰弱的病因、病程及预后有一个正确的认识，使患者明白神经衰弱是可以治愈的，以稳定患者的情绪，并树立战胜疾病的信心。

纠正患者不良的性格特点，帮助患者采取积极的应对措施以缓解或解除心理冲突，如制定合理的作息制度，鼓励患者适当地进行体育锻炼和参加文体、社会活动等。

2. 药物治疗

使用药物治疗的目的是，减轻或消除焦虑等情绪障碍，调节神经系统功能和改善躯体状况，以增强心理治疗的效果。

（1）苯二氮卓类药物。此类药物可以减轻焦虑、松弛肌肉和改善睡眠。常用的有安定、硝基安定、阿普唑仑和舒乐安定等。

（2）三环类抗抑郁药。此类药物主要起到调节情绪的作用。常用的有多虑平和阿米替林等。

（3）调节植物神经功能的药物。此类药物主要为 β 受体阻滞剂，起到对抗交感神经功能亢进的作用。常用的有心得安等。

（五）预后

神经衰弱预后较好，《民用航空人员体检合格证管理规则》规定，神经衰弱治愈后各级体检合格证均合格。

二、焦虑性神经症

焦虑性神经症是以反复发作的惊恐不安或广泛而持续性的焦虑为主要症状，并伴有心慌、胸闷、呼吸急促、头晕、口干、出汗、尿频、尿急等植物神经系统症状和运动性不安的一种神经症，简称焦虑症。

（一）病因

（1）遗传因素。有焦虑症家族史的人，其焦虑症的发病率为 15%，远高于一般人群 5%的发病率；而单卵双生子的同病率更是高达 50%。

（2）心理因素。精神分析学派认为，焦虑症源于内在的心理冲突。据统计，焦虑症患者在病前 6 个月遭受到各种心理应激（如亲人死亡、离婚和失业等）的比例高达 58.5%。

（3）神经生理因素。焦虑症患者的神经功能活动全面亢进，其中尤以交感神经系统的功能亢进为甚。

（二）临床表现

焦虑性神经症主要分为以下两种情况。

（1）急性焦虑症，又叫惊恐发作，表现为反复突然出现的无明确原因的极度惊恐，并伴有濒死感或失控感，做检查可以发现患者心跳加快、呼吸急促、多汗和面部潮红等交感神经功能亢进以及运动性不安等症状。患者可能在看书、散步或做其他事情时突然感到强烈的恐惧，往往还发出惊叫、呼救，甚至跑出室外。

（2）慢性焦虑症，又叫广泛性焦虑，表现为持续的无固定内容和明确对象的担心或紧张不安。患者常常对事实上并不存在的某种危险或威胁总是感到担心害怕、终日坐卧不宁、心烦意乱、忧心忡忡。因交感神经功能亢进而出现心慌、胸闷、呼吸急促、口干、尿频、尿急和性功能障碍等；因神经过敏而出现易激惹、畏光、对声音反感和怕拥挤等；因肌肉紧张而出现头痛、肌肉痛以及双手轻微震颤等；因过分警觉而出现睡眠障碍、注意力不能集中和记忆力下降等。

（三）治疗

1. 心理治疗

焦虑症的治疗以心理治疗为主，症状严重或急性发作时，可辅以药物治疗，心理治疗。使患者认识到焦虑的客观存在，是不能回避的，并尝试着接纳它。正所谓"无为而无所不为"，这样，焦虑的症状便会逐渐减轻。具体治疗方法如下。

（1）增加自信。自信是治愈神经性焦虑的必要前提。一些缺乏自信心的人，对自己完成和应付事物的能力是怀疑的，夸大自己失败的可能性，从而产生忧虑、紧张和恐惧的情绪。因此，神经性焦虑症患者必须自信，减少自卑感。应该相信自己每增加一份自信，焦虑程度就会降低一点，恢复自信，也就能最终驱逐焦虑。

（2）自我放松。也就是从紧张情绪中解脱出来。例如，在精神稍好的情况下，去想象种种可能的危险情境，让最弱的情境首先出现，并反复重现。慢慢地，在想到任何危险情境或整个过程时，都不再体验到焦虑。

（3）自我反省。有些神经性焦虑是由于患者对某些情绪体验或欲望进行压抑，使之潜伏于无意识中，病症便因此产生。发病时，患者只知道痛苦、焦虑，而不知其因。因此，在此种情况下，患者必须进行自我反省，把潜意识中引起痛苦的事情诉说出来。必要时可以发泄，发泄后症状一般可消失。

（4）自我刺激。焦虑性神经症患者发病后，脑中总是胡思乱想，坐立不安，百思不得其解，痛苦异常。此时，患者可采用自我刺激法转移自己的注意力，如在胡思乱想时，找一本有趣的能吸引人的书读，或从事紧张的体力劳动，忘却痛苦的事情。这样就可以防止患者因胡思乱想而产生其他病症，同时也可以增强适应能力。

（5）自我催眠。焦虑症患者大多数有睡眠障碍，很难入睡或突然从梦中惊醒，此时可以进行自我暗示催眠。例如，可以通过数数，或用手举书本阅读等方法促使自己入睡。

2. 药物治疗

苯二氮卓类药物：是治疗焦虑症的主要药物，疗效获得广泛认可。常用的有安定、阿普唑仑、硝基安定和舒乐安定等。

抗抑郁药物：对焦虑症也有肯定的疗效。常用的有丙咪嗪、多虑平、阿米替林和氟西汀等。

（四）预后

焦虑性神经症预后较好，《民用航空人员体验合格证管理规则》规定，焦虑性神经症治愈后各级体检合格证均合格。

三、抑郁性神经症

抑郁性神经症，是指以持久的情绪低落为主要临床表现，并伴有焦虑、躯体不适和睡眠障碍的神经症，简称抑郁症。

抑郁症在人群中的患病率较高，在全世界十大疾病中居第五位，在各类神经症中居第二位。抑郁症患者大部分是男性，尤其是成功的男性居多。空勤人员一旦确诊患抑郁性神经症，各级体检均难以合格，直接导致丧失航空飞行的工作机会。因此，抑郁性神经症的预防与治疗对于空勤人员意义重大。

（一）病因

1. 心理和社会因素

几乎所有的病例均可询问出作为诱因的心理和社会因素。如事业受挫，工作压力大，人际关系紧张，夫妻争吵、离异，意外伤残或患有严重的躯体疾病等，使患者担心、焦虑，以致产生抑郁、苦闷、沮丧等情绪。

2. 性格特点

抑郁症的发生与患者的性格也有关系。患者多为不开朗、沉默寡言、情绪低落、精力不足、悲观敏感和依赖性较强者。正常人在工作和生活中遇到挫折、意外打击后，产生压抑、焦虑情绪也很多见，但抑郁性神经症患者抑郁症状较重，持续时间长久。

（二）临床表现

1. 心理异常

患者常诉说心情不畅、消沉、沮丧，看事物如墨镜般灰暗，即使在风景美丽的环境中也毫无欣赏的心情，甚至感到枯燥乏味。对工作无信心、无兴趣、无热情，对未来悲观失望，常感到精神不振或疲乏，有时感到生活非常寂寞和孤独无助，部分病人有轻生的念头。

飞行安全事关重大，空勤人员患有抑郁性神经症将对飞行安全造成隐患。因此，世界各国民航都对此给予高度重视。

2. 躯体症状

病人自述头痛、背痛、四肢痛等症状，但查不出疼痛的原因。也有患者尽管感到胸闷、心慌、胃空、腹泻等，但无相应脏器的损害病变。患者也可表现为失眠，但无早醒状况。

（三）治疗

1. 心理治疗

心理治疗与药物治疗同样重要。帮助患病的空勤人员了解抑郁性神经症的病因和性质，消除焦虑情绪，以正确的态度对待疾病；创造一个祥和、温馨的环境气氛，以激发患病的空勤人员交往和生存的欲望；对自杀危机进行干预。

2. 药物治疗

由于抑郁症不仅仅有心理障碍，而且还有神经递质的改变，所以还需要药物来进行治疗。

（1）三环类抗抑郁药物，主要有多虑平、阿米替林、丙咪嗪和氯丙咪嗪等。

（2）选择性五羟色胺再摄取抑制剂，主要有百忧解。百忧解（盐酸氟西汀）是目前治疗抑郁症较好的药物，也是全球销售量较大的一种抗抑郁药物，它的问世被有关专家认为是抗抑郁药物发展的重大飞跃。其他常见的还有帕洛西汀和舍曲林等。

（四）预后

绝大多数抑郁性神经症患者的病程较长，但预后良好。若病情反复且有显著抑郁人格者病情迁延，预后较差。

《民用航空人员体验合格证管理规则》规定，抑郁性神经症治愈后，各级体检合格证均合格。

第四节 常见精神疾病预防与治疗

一、精神疾病概述

（一）精神疾病的含义

精神疾病是指在各种生物学、心理学以及社会环境因素影响下，大脑功能失调，导致认知、情感、意志和行为等精神活动出现不同程度障碍为临床表现的疾病。

（二）精神疾病的种类及症状

精神疾病主要分为轻型精神疾病与重型精神疾病。常见的轻型精神疾病有强迫症、抑郁症等，常见的重型精神疾病有精神分裂症等。

二、精神分裂症

（一）精神分裂症的定义

精神分裂症是一组病因未明的精神病，具有感知、思维、情感、行为等多方面的障碍和精神活动的不协调，以及精神活动与环境不协调为特征的一种最常见的精神病。多起病于青壮年，一般无意识障碍及智能障碍，病程多迁延。

（二）特征性精神症状

特征性精神症状如下。
（1）联想障碍。
（2）情感障碍。
（3）意志活动减退。
（4）其他常见症状。

（三）常见临床类型

精神分裂症的常见临床类型如下。
（1）偏执型精神分裂症。
（2）青春型精神分裂症。
（3）紧张型精神分裂症。
（4）单纯型精神分裂症。

（四）治疗

在精神分裂症的治疗中，精神药物治疗为关键性治疗。支持性心理治疗及改善社会心理环境，改善病人的心境也具有重要意义，一般是在病人病情好转时与药物治疗相结合进行。
（1）药物治疗。急性期主要的治疗药物有氯丙嗪、奋乃静、三氟拉嗪、氟奋乃静、氟哌啶醇、氯氮平、舒必利、五氟利多。
（2）慢性期或长期维持治疗。
（3）电抽搐治疗。
（4）环境、心理治疗和社会支持。

第五节　心理咨询与心理治疗

一、心理诊断

（一）心理诊断的定义

心理诊断又叫心理评估，是指在一定条件下对个体的行为或与具体刺激相关的反应进行系统的观察和记录，以收集与个体心理行为相关的资料，再依据心理学原理，采用间接手段，对人的心理品质和心理健康水平做出鉴定的过程。

（二）心理诊断的程序

心理诊断的程序如下。
（1）收集资料。
（2）选择诊断的方法。
（3）诊断。

（三）心理诊断的方法

心理诊断的方法如下。
（1）心理会谈法。
（2）行为观察法。
（3）心理测量法。

二、心理咨询

（一）心理咨询的含义

心理咨询（psychological counseling）是心理学的一个分支，它主要在心理方面给予来访者以帮助、劝告、指导等。因此，心理咨询是通过语言、文字等媒介，给来访者以帮助、启迪和教育的过程。通过心理咨询，可以使来访者的认知、情感和态度发生变化，找出来访者存在问题的根源和内在的积极因素，解决来访者在学习、工作、生活、疾病和康复等各方面出现的心理问题，从而使他们能够更好地适应环境，保持身心的健康和谐。

（二）心理咨询的形式

1. 网上咨询
网上咨询的优点有以下几方面。
（1）网上咨询可以很好地保护隐私，让患者没有后顾之忧地说出自己的伤痛。

（2）心理咨询师可以较客观地分析患者的问题。

（3）进行网上咨询，患者在时间和工作上基本不受影响。

（4）网上咨询可以让一般性的心理问题和生活困惑及时得到帮助。

（5）网上咨询吸收了电话咨询、信件咨询的优点，而最大的特色就是互动性。

网上咨询的缺点有以下几方面。

（1）求助者有可能采取试探性的态度，对自己的咨询不够认真。

（2）有些问题是生活的"正常现象"，网络咨询可能把本不是问题的问题变成问题。

（3）网上咨询确实相对于面对面的咨询缺少肢体语言的表述。这容易让咨询者有种失落感。

（4）咨询者需要有一定的悟性。

（5）直接的干预性较差，需要辅助以电话、语音聊天等咨询形式。

（6）网络咨询容易使重症状咨询者过分依赖咨询师，而放弃现实就医的机会。

2. 电话咨询

电话咨询是利用通信方式对咨询者给予忠告、劝慰或对知情人进行危机处置指导的一种咨询形式。这种咨询形式一般用于紧急情况的处理。在国外，目前已有许多国家设置了电话咨询的专用线路，用于心理危机的紧急干预和预防自杀。电话咨询对具有心理危机或自杀意念的人可以起到缓冲、防范和指导的作用。

3. 通信咨询

优点：不受居住条件限制，有问题者能随时通过信件诉说自己的苦恼或愿望；咨询机构在选择专家答疑解难时可有较大的回旋余地；对于那些不善口头表达或较为拘谨的咨询者来说，通信咨询的优点更是显而易见。

缺点：一方面，通信咨询的效果受咨询者的书面表达能力、理解能力和个性特点的影响；另一方面，通信咨询还具有往返周期长、咨询双方的非言语交流受到限制、咨询帮助浮于表面和不够灵活等缺点。

4. 出访咨询

心理咨询师到咨询者觉得安全满意的约定场所，或学校、工厂现场观察与调查，找出问题，提供心理服务。

5. 门诊咨询

门诊咨询可以让咨询双方都得到最真切的接触，心理咨询师更容易观察和深入咨询者的内心世界，因而可做出更准确的心理诊断和更有效的心理治疗。同时，这种形式还具有使用各种心理测验工具的便利，其室内环境更有利于保障来访者的权利和隐私。

三、心理咨询的适用对象

心理咨询的对象很广，适应证也很多，但在医学心理学领域，心理咨询的对象主要有以下十个方面。

（1）焦虑障碍。

（2）抑郁障碍。

（3）睡眠障碍。

（4）慢性疼痛。

（5）无器质性证据、不明原因的躯体症状。

（6）神经性厌食和贪食。

（7）性心理障碍。

（8）学习障碍。

（9）躯体疾病伴发心理反应。

（10）人格障碍和适应不良。

四、心理治疗

心理治疗（psychotherapy）又叫精神治疗，是指医务人员运用心理学的理论和技术，通过自身的语言、表情与举止行为，并结合其他特殊手段来改变病人的认知活动、情绪障碍和异常行为的一种治疗方法。

常见的心理治疗方法有精神分析疗法、催眠与暗示疗法、生物反馈疗法、森田疗法和音乐疗法几种。

【本章小结】

航空飞行较为封闭的工作环境以及一定的危险性，往往会对飞行人员的心理产生一定的影响。本章详细分析了几种常见的心理问题产生的原因、主要症状以及对航空飞行带来的影响；介绍了相关的心理咨询和心理治疗的方法。应重点掌握心理冲突、挫折以及心理应激的产生条件和主要影响，并掌握有效地避免这些心理问题的方法，知道采用间接手段，对人的心理品质和心理健康水平做咨询治疗的过程。

通过本章的学习，对于学习者掌握空勤人员如何在长期的飞行过程中调节自己的心理状态，保持心理健康，提高服务质量有一定的帮助。

【思考与练习】

1．常见的心理冲突有哪几大类？如何解决？

2．挫折产生的条件有哪些？导致挫折的原因有哪些？挫折引起的心理反应有哪些？

3．常见的心理防御机制有哪些？

4．什么是飞行应激障碍？它有哪些表现？

5．心理应激对健康的影响有哪两个方面？心理应激对健康的消极影响主要表现为哪三个方面？

6．常见的心理咨询有哪几种？

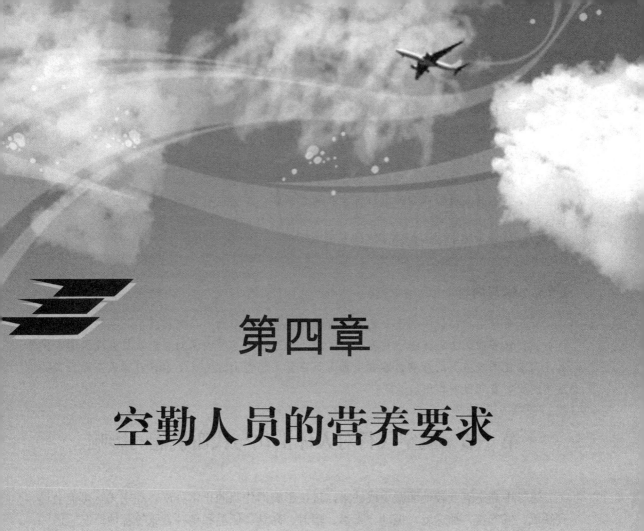

第四章

空勤人员的营养要求

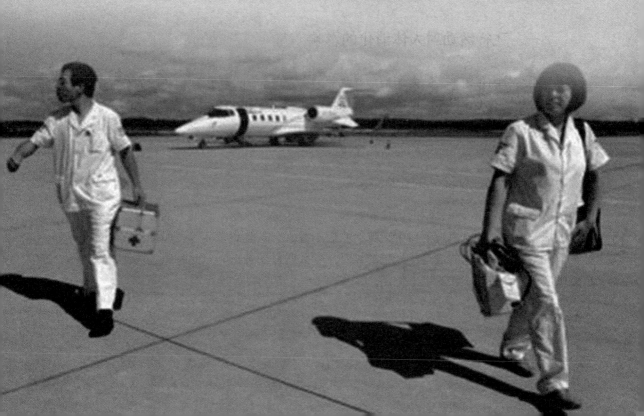

学习目标

1. 了解航空飞行对生理代谢的影响；掌握如何有效地消除飞行活动对消化功能和营养代谢带来的不利影响。

2. 了解空勤人员膳食结构中各种营养素的比例。

3. 掌握空勤人员营养素的供给标准和膳食制度，掌握在航空飞行中合理配置膳食的主要方法。

4. 掌握常见的治疗性膳食。

学习内容

营养是航空食品保障的重要内容。合理营养能增强空勤人员的体质、防治疾病、提高执行飞行任务的耐力，保障飞行安全。了解飞行过程中各种因素对空勤人员生理代谢，尤其是对消化系统方面的影响，掌握空勤人员在营养膳食上的特殊要求，对保证空勤人员的身体健康有着积极的作用。

第一节 航空飞行对人体消化与代谢机能的影响

飞行中高空氧气较地面减少或缺乏，直接影响消化腺的正常分泌。高空飞行可能会遇到缺氧、低气压、加速度、振动、噪声、辐射、高温、低温和精神紧张等各种情况。这些情况能引起消化机能降低与各种营养素代谢发生变化，以及引起胃肠功能紊乱，其中缺氧的影响最大。

一、飞行活动对人体消化的影响

在缺氧的作用下，随着中枢神经机能障碍程度的加深，出现消化腺的分泌减少，胃肠运动机能就会失调；飞行中的加速度和振动能引起胃肠功能失调。飞行中的紧张和情绪变化也会影响到植物神经的机能，引起胃肠道功能紊乱等，总的来说，飞行活动中各种负荷因素均有可能引起胃肠道功能紊乱。

（一）缺氧对食欲的影响

缺氧会影响人对食物的消化和吸收，带来味觉的改变，降低人的食欲。轻度缺氧可导致味觉异常，此时表现为口中无味、吃饭不香、喜吃酸甜食品等，如酸甜饮料、水果等，但食量往往没有大的减退；严重缺氧时，食欲明显受到影响，此时感觉厌油、口苦等。在供应航空食品时应注意以上特点。

（二）缺氧对唾液腺分泌的影响

唾液腺的分泌主要是神经反射性分泌。在氧气不足时，唾液的分泌受到抑制，分泌量减少，唾液的成分就会发生改变，影响消化吸收。

（三）　缺氧对胃腺的影响

胃腺分泌也同样受到神经反射性影响，继而引起神经体液性分泌，缺氧可抑制胃腺的分泌，使胃液的成分发生改变。此抑制与改变可因缺氧程度和刺激物的不同和个体差异而有不同。因此，空勤人员在飞行前或飞行中应供给低脂食物。

（四）缺氧对肠腺和胰腺的影响

神经对肠腺和胰腺的控制力较弱，只有缺氧较严重时，肠腺和胰腺对食物的选择性分泌较差，正常情况下，食物中蛋白质多时，分泌蛋白酶多；食物中糖多时，则分泌淀粉酶多，而在缺氧严重时两者均不增加。

（五）缺氧对胃肠运动机能的影响

缺氧可以引起胃排空时间延长。胃的周期收缩因缺氧受到抑制后住往发生急性消化不良症状，表现为食欲不振、恶心、厌食，甚至出现因胃的反逆蠕动现象而产生的剧烈呕吐。

因此，空勤人员必须遵守膳食制度，忌在飞行前暴饮暴食。

二、航空飞行对营养代谢的影响

航空飞行时营养代谢的影响主要包括以下几个方面。

（1）飞行活动对热能代谢的影响。飞行中的紧张状态、加速度、振动以及环境温度急剧变化，都会使氧耗量和能量代谢增加。

（2）飞行活动对蛋白质代谢的影响。缺氧对蛋白质代谢在量的方面影响不大，但在质的方面有较大的影响，特别是某些氨基酸的代谢过程会发生明显的障碍，如组氨酸、精氨酸等，导致其中间产物在体内积聚，从而影响飞行耐力。

（3）飞行活动对脂肪代谢的影响。无论是血脂含量的平均值，还是血脂的超标人数比例，空勤人员都明显高于地面人员，说明飞行活动对脂肪代谢有较大影响。

（4）飞行活动对血中胆固醇的影响。缺氧和长时间紧张飞行时，可引起血中胆固醇含量增加。

（5）飞行活动活动对血脂水平的影响。受高负荷工作和特殊膳食结构的影响，空勤人员的血脂含量高于地面工作人员。

（6）飞行活动对维生素的影响。飞行环境中的低气压、缺氧、噪声、振动以及精神紧张等因素，可以使维生素的代谢增加，长期处于飞行环境容易引起人体维生素缺乏。维生素的含量是必要的。

（7）飞行活动对无机盐代谢的影响。虽然高空环境对人体无机盐的代谢速度无重大影响，若长期处于飞行环境中，血和尿中的某些矿物质成分仍会发生一些改变，表现为血中钾含量增高和血及尿中钠含量减少。

第二节　适合航空飞行的合理膳食

一、食物中的营养素

食物的成分主要有糖类、脂肪、蛋白质、维生素、无机盐和水六大类，通常被称为营养素。它们和通过呼吸进入人体的氧气一起，经过新陈代谢转化为构成人体的物质和维持生命活动的能量。所以，它们是维持人体的物质组成和生理机能不可缺少的要素，也是生命活动的物质基础。

（一）糖类

糖类又称碳水化合物，是具有碳、氢、氧三种元素的一大类化合物的总称，根据其分子结构可分为单糖（也包括葡萄糖和果糖）、双糖（包括蔗糖、麦芽糖和乳糖）和多糖（包括能被消化吸收的淀粉和糖原与不能被消化吸收的纤维素和果胶）。

（二）脂肪

脂肪是人体组织细胞的重要组成成分，又是含热量最高的营养物质，脂肪是由碳、氢、氧元素所组成的一种很重要的化合物。有的脂肪中还含有磷和氮元素，是机体细胞生成、转化和生长必不可少的物质。我国成年男子体内平均脂肪含量约为 13.3%，女性稍高。人体脂肪含量因营养和活动量而变动很大，饥饿时由于能量消耗可使体内脂肪减少。

（三）蛋白质

蛋白质是组成人体组织细胞的重要成分。一般来说，蛋白质约占人体全部重量的18%。蛋白质分子中含有碳、氢、氧、氮四种元素。由于人体摄入的另外两种重要营养素（碳水化合物和脂肪）中只有碳、氢、氧三种元素，并不含有氮元素，所以，蛋白质是人体氮元素唯一的来源。

（四）维生素

维生素也叫作维他命，是另一种重要的营养物质。与糖类和脂类不同的是它不是直接供应能量的营养物质，与蛋白质不同的是它不是生命的基本单位，而且最关键的一点在于它无法通过人体自身合成。营养学上应特别注意的维生素有维生素 A、维生素 D、维生素 B_1、维生素 B_2、维生素 B_{12}、维生素 C、维生素 E。常见维生素的生理功能、缺乏时病症和食物来源如表 4-1 所示。

表 4-1 常见维生素的生理功能、缺乏时病症和食物来源表

名 称	生 理 功 能	缺乏时病症	食 物 来 源
维生素 A	参与视紫质的合成及体内许多氧化过程，维持上皮组织的正常结构，促进机体生长发育	暗适应能力下降及夜盲症、糙皮病、干眼病、角膜软化病	肝脏、鸡蛋、奶油和牛奶等
维生素 B_1	参与体内糖代谢及乙酰胆碱的代谢	脚气病、多发性神经炎和周围神经炎	谷类、豆类和肉类
维生素 B_2	参与体内各种氧化还原反应	口角炎、唇炎、舌炎、阴囊炎、结膜炎和脂溢性皮炎等	肝、肾、心、奶类、蛋类、豆类和绿叶蔬菜等
维生素 B_{12}	间接参与 DNA 合成	巨幼红细胞贫血、恶性贫血、多发性神经炎和神经麻痹等	蛋、肉、鱼、奶、全谷和豆类等
维生素 C	参与体内糖代谢和氧化还原过程，促进细胞间质生成，是一种清涂剂	坏血病和贫血等	绿叶蔬菜和柑、橘类水果等
维生素 D	参与骨骼的形成	佝偻病和骨质软化病	鱼类（鱼肝油）、蛋黄和奶类等
维生素 E	维持生殖器正常机能和抗脂质过氧化作用，是一种自由基清涂剂	仅见于早产、婴儿：水肿、过敏和贫血	绿色植物

（五）矿物质

人体除了碳、氢、氧、氮四种元素主要以有机化合物的形式存在外，其余各种元素，无论其含量多少，均统称为矿物质（也称无机盐）。其中，含量较多的有钙、镁、钾、钠、磷、硫和氯等元素；含量较少的有铁、碘、铜等元素，由于它们在体内的含量极微，所以，我们又称它们为微量元素。

二、空勤人员膳食结构中糖、脂肪、蛋白质的比例

飞行活动对消化腺的分泌和胃肠道蠕动有抑制作用，高脂食物和高蛋白食物不如糖类食物容易消化；由于飞行时胆汁分泌的减少，脂肪的消化也会受到影响，所以高脂肪类膳食对飞行也是不利的；同时，飞行膳食中蛋白质的含量也不宜过高。具体比例是：糖占总热量的 60%～65%，脂肪占 20%～25%，蛋白质占 12%～24%。

三、空勤人员膳食结构中维生素的问题

很多维生素是细胞内呼吸酶的重要辅酶，对物质和能量代谢起着重要作用。飞行负荷可引起体内维生素代谢的改变，酶的活性也将随之受到影响。此外，飞行负荷可引起蛋白

质代谢的增加，蛋白质分解产物中某些胺类物质能使前庭功能发生紊乱；而维生素有调节这些胺类物质代谢的作用。因此，补充一定量的维生素可提高缺氧时细胞内酶的活力，增加细胞呼吸功能和对氧的利用率，从而使飞行耐力得以提高。

补充维生素的具体增加量与飞行中缺氧、加速度、振动、噪声，以及精神紧张时固醇类激素代谢的改变有关。其中，血中胆固醇的水平与各种维生素的水平呈负相关，即飞行中血胆固醇增高，维生素在血液中的浓度以及在尿中的排出量均下降，其中尤以维生素 B_1、维生素 B_2 和维生素 C 最为明显。

四、空勤人员合理膳食的基本要求

1. 营养平衡

营养平衡包括以下三个方面。

（1）人体对营养的最基本要求是：供给热量和能量，使其能维持体温，满足生理活动和从事劳动的需要。

（2）构成身体组织，供给生长、发育及组织自我更新需要的热量的能量。

（3）保护器官功能，调节代谢反应，使身体各部分功能保持正常。

2. 膳食平衡

膳食平衡需要同时在几个方面建立起膳食营养供给与机体生理需要之间的平衡：热量营养素构成平衡，氨基酸平衡，各种营养素摄入量之间平衡及酸碱平衡，动物性食物和植物性食物平衡。

五、空勤人员每日膳食的配置原则

空勤人员每日膳食的配置原则如下。

（1）高糖、低脂、适量蛋白质、丰富维生素的原则。

（2）飞行时的食物应少而精，避免体积过大。

（3）选择一些能刺激胃液分泌的食物，如肉汤、带酸味的食品等。

六、空勤人员每日膳食的供给标准

为保证空勤人员身体健康，提高飞行作业能力，延长飞行年限，保证飞行安全，1995年中国民用航空总局制定了《民用航空空勤人员每日膳食中营养素供给标准》，以下简称《标准》。

（一）主要内容与适用范围

《标准》规定了空勤人员每日膳食中热能、蛋白质、脂肪、维生素、无机盐与微量元素的供给量，并对膳食质量提出了相应要求。

《标准》适用于从事民用航空飞行作业的空勤人员。

（二）营养与膳食要求

1. 营养要求

空勤人员每日膳食中营养素的供给标准值如表 4-2 所示。

表 4-2　空勤人员每日膳食中营养素的供给标准值

项　　目	单　　位	标　准　值
能量	兆焦耳（MJ）	13.1（12.0～14.2）
蛋白质	克（g）	120
脂肪*	百分比（%）	20~30
钙	毫克（mg）	800
铁	毫克（mg）	15
磷	毫克（mg）	1 200
锌	毫克（mg）	15
硒	微克（μg）	50
碘	微克（μg）	150
视黄醇当量	微克（μg）	1 000
维生素 D	微克（μg）	10
维生素 E	微克（μg）	12
硫胺素	毫克（mg）	2
核黄素	毫克（mg）	2
烟酸	毫克（mg）	20
毗哆醇	毫克（mg）	2
抗坏血酸	毫克（mg）	100～150

注：*为脂肪能量占总能量的百分比。

2. 膳食质量要求

空勤人员膳食质量要求如下。

（1）膳食中动物性蛋白质和大豆类蛋白质应占摄入蛋白质总量的 40%～60%。

（2）膳食脂肪中，饱和脂肪酸与单不饱和脂肪酸、多不饱和脂肪酸的比例应为 1：1：1。

（3）每日膳食中胆固醇摄入量应控制在 700 毫克以下。

（4）膳食中食糖能量不应超过总能量的 10%。

（5）膳食中视黄醇至少应有 1/3 来自动物性食物。

空勤人员的膳食结构如表4-3所示。

表 4-3　空勤人员膳食结构

食 物 种 类	每日供应量（克/人）
粮食	400～500
畜肉（瘦）	130
禽肉	100
水产品	150
动物内脏	50
乳类	250
豆类	100
蛋类	60
蔬菜类	500（叶菜、花菜大于1/2）
水果类	500
食糖	80
菌藻类	10~15
干硬果类	15
植物油	50
饮料类	10%*
调料类	5%*（食盐小于10克）
复合维生素丸	1 粒

注：*为全日伙食中的百分比。

七、空勤人员的膳食制度

足够数量和一定比例的营养素是保证空勤人员营养的前提，但合理的膳食制度也是必不可少的。空勤人员合理的膳食制度包括以下内容。

（1）不飞行日实行三餐制，飞行日实行四餐制。

（2）进餐时间：早餐应在飞行前1～1.5小时进餐；午餐由于较为丰盛，应在飞行前2小时进餐；飞行时间在4～5小时以上应加餐，加餐的原则是少而精。夜间飞行时，晚餐蛋白质含量不宜过高，以免增加神经系统的兴奋性而影响晚上的睡眠。

（3）禁止空腹和饭后立即飞行。因为大脑中的能量储备很少，其能量的消耗完全靠血糖来补充，所以大脑对低血糖特别敏感，而空腹常常是导致低血糖的原因。饭后立即飞行可导致疲劳、嗜睡和智力下降，从而影响飞行效率和飞行耐力。

（4）禁止飞行日饮酒。空勤人员饮酒后8小时以内不准参加飞行，按照《中国民用航空航空卫生工作规则》规定执行。

　　案例：春秋航空公司飞行中的饮食规定

　　（1）机组成员在执行飞行任务期间两餐间隔不得超过 4 小时，防止空腹飞行。

　　（2）为履行机长和副驾驶职责的飞行机组必需成员配备不同的机组餐食，如配同种餐食，要求机长、副驾驶进餐时应当至少间隔一小时。

　　（3）为履行机长和副驾驶职责的飞行机组必需成员在飞行前用餐也要按上述规定执行。

　　（4）机组成员在履行职责时，不应携带和食用自行加工制作的食物和饮料。

　　（5）有特殊饮食要求的机组成员（因民族、宗教等原因），应在飞行前准备时，与飞行计划处联系，并应被列入特供餐食表内。

　　（6）公司对机组餐食禁止配备含酒精类食品。

第三节　治疗性膳食

一、高蛋白饮食

　　高蛋白饮食，适用于营养不良、贫血、结核病、烧伤、肝炎恢复期、手术前后以及孕妇、乳母等生理蛋白需要量增加者。

　　对膳食的要求有以下四个方面。

　　（1）每日膳食蛋白质的供应量应比正常膳食增加 20～30 克，可按 1.5～2 克/千克（体重）/日计算。

　　（2）必须保持充足的热量供应。

　　（3）膳食中应有 50% 以上的蛋白质为优质蛋白质。

　　（4）如果患者的食欲较好，可在正餐中增加蛋、鱼、肉等副食；如果患者的食欲较差，可在两餐之间增加牛奶、豆奶、蛋类或高蛋白食物冲剂。

二、低蛋白饮食

　　低蛋白饮食，适合于急性肾炎、肾功能衰竭、慢性肝硬化、肝昏迷前期、肝昏迷。

　　对膳食的要求有以下五个方面。

　　（1）每日膳食蛋白质总量控制在 40 克以下。

　　（2）肾功能衰竭患者的蛋白质供应量应根据其内生肌酐清除率、血肌酐、尿肌酐以及尿素氮等水平进行调整。

　　（3）少用动物性食物和豆类食品，每日热量来源应以碳水化合物为主。

　　（4）多用新鲜水果、蔬菜。

（5）不用刺激性调味品和添加剂。

三、低盐饮食

低盐饮食，适用于高血压、心力衰竭、急性肾炎、慢性肾炎、肾功能衰竭、肝硬化腹水、妊娠毒血症以及各种原因所致的水钠滞留。

对膳食的要求有以下两个方面。

（1）禁用一切盐腌制品，根据病情，可使用少量食盐或钾盐酱油以改善食欲。

（2）可用糖、醋等调味品改善口味。

四、低脂饮食

低脂饮食，适用于冠心病、高脂血症、胆囊炎、胆道疾患、肝、胰疾患，以及腹泻患者。对膳食的要求有几以下四个方面。

（1）每日膳食脂肪控制在 50 克以内，但胆、胰疾病患者控制在 40 克以内。

（2）不用动物性油脂多的食品做膳食原料，不食用含油脂多的糕点、奶油和油炸食品。

（3）瘦猪肉、羊肉，每日用量控制在 200 克以内。

（4）烹饪方法可选用蒸、炖、煮、卤等，少用油脂。

五、低胆固醇饮食

低胆固醇饮食，适用于冠心病、高胆固醇血症、胆囊炎、胆石症、肾综合征等病人。

对膳食的要求有以下五个方面。

（1）每日膳食中胆固醇的含量控制在 300 克以内。

（2）少用动物内脏、脑、鱿鱼、墨鱼和蛋黄等胆固醇含量高的食材做膳食原料。

（3）不用动物类脂肪来烹饪食物，可选用豆油、茶油等不饱和脂肪酸含量高的油脂来烹饪食物。

（4）少食瘦肉，可饮用牛奶，以脱脂奶和酸奶为好。

（5）多选用大豆、香菇和木耳等降脂食品。

六、高纤维素饮食

高纤维素饮食，适用于减肥，排毒刮脂，具有预防结肠癌、直肠癌，以及治疗便秘等功效，能够起到预防高血压、心脏病的作用，有助于糖尿病患者控制血糖。

对膳食的要求有以下两个方面。

（1）膳食原料宜多采用含纤维素丰富的食物。

（2）应当适量选用麦麸、谷物及麦片等纤维素含量较高的粗粮作为食物。

七、少渣饮食

少渣饮食，适用于伤寒、肠炎、痢疾、肛门肿瘤、胃肠道手术前后、食道静脉曲张、溃疡性结肠炎等。

对膳食的要求有以下三个方面。

（1）少渣的肉汤、排骨汤、菜汤及米汤。

（2）少渣的赤豆或绿豆汤；各种菜汁、果汁。

（3）牛奶、豆浆及稀薄的藕粉等。

【本章小结】

由于航空飞行的特殊工作环境，对空勤人员的膳食与营养提出了特殊的要求。本章在学习过程中，应重点掌握空勤人员营养的特点及空勤人员营养的基本要求，了解并掌握在航空飞行过程中如何配置膳食、搭配营养的方法。对几种常见的治疗性膳食应有所掌握。

本章内容的学习，对于空勤人员合理配置膳食、搭配营养，以及保证身体健康具有一定的指导作用。

【思考与练习】

1．营养物质包括哪几大类？

2．人体最容易缺乏的矿物质有哪几种？

3．什么是合理膳食？

4．飞行活动对人体消化功能与营养代谢有什么影响？

5．空勤人员在不飞行时以及飞行中膳食配制的原则是什么？

6．空勤人员合理的膳食制度包括哪几个方面？

7．常用高纤维素治疗性膳食的适应证有哪些？

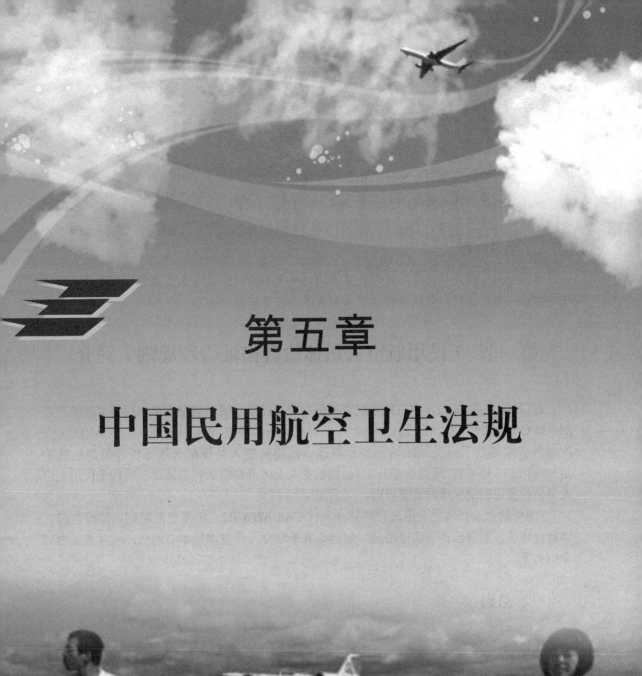

第五章

中国民用航空卫生法规

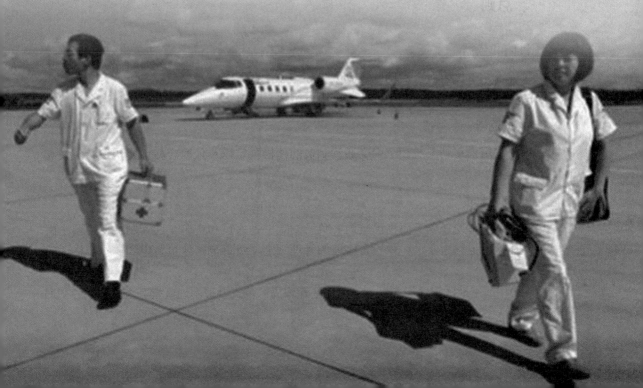

学习目标

1. 了解《民用航空人员体检合格证管理规则》。
2. 了解《国内交通卫生检疫条例》。
3. 了解《国内交通卫生检疫条例实施方案》。
4. 了解《中华人民共和国食品安全法》。

学习内容

本章介绍了中国航空卫生法规，读者通过学习相关法规及其主要内容，应重点掌握体检合格证的管理规则、各级体检合格证的医学标准等相关内容。

第一节 《民用航空人员体检合格证管理规则》简介

2012 年 4 月 9 日，中国民用航空局务会议通过了《民用航空人员体检合格证管理规则》（CCAR-67FS-R2），自 2012 年 8 月 1 日起实施；2017 年 4 月 6 日，交通运输部第 6 次部务会议通过了《交通运输部关于修改〈民用航空人员体检合格证管理规则〉的决定》，自 2017 年 4 月 24 日起施行。《民用航空人员体检合格证管理规则》是规范民用航空人员体检鉴定医学标准的重要规则。

《民用航空人员体检合格证管理规则》（CCAR-67FS-R2）主要包括总则、体检鉴定、体检合格证、监督检查、法律法规、附则等若干部分。全文详见本书附录，现对重要内容介绍如下。

一、总则

1. 目的和依据

为了保证从事民用航空活动的空勤人员和空中交通管制员身体状况符合履行职责和飞行安全的要求，根据《中华人民共和国民用航空法》制定本规则。

2. 适用范围

本规则适用于空勤人员和空中交通管制员的体检鉴定以及体检合格证的申请、颁发和监督管理。

3. 机构与职责

中国民用航空局（以下简称民航局）负责制定空勤人员和空中交通管制员体检鉴定医学标准、体检鉴定程序要求和体检合格证的管理规定，负责全国体检鉴定和体检合格证的管理工作。

中国民用航空地区管理局（以下简称地区管理局）负责办理本地区空勤人员和空中交通

管制员体检合格证申请、审查、颁发和管理工作，对本地区体检鉴定工作实施监督检查。

民航局民用航空人员体检鉴定专家委员会（以下简称专家委员会）主要承担空勤人员和空中交通管制员疑难或者特殊病例的体检鉴定、特许颁发体检合格证的体检鉴定（以下简称特许颁证体检鉴定）、体检鉴定标准和专业技术研究等任务，对民用航空人员体检鉴定机构实施技术支持、指导，并受民航局委托对体检鉴定机构进行技术检查。

民用航空人员体检鉴定机构（以下简称体检机构）根据民航局批准的业务范围承担申请办理体检合格证的体检鉴定任务。

4. 体检合格证的要求

申请人通过体检鉴定证明其符合本规则附件 A《空勤人员和空中交通管制员体检合格证医学标准》规定的相应医学标准，方可申请办理《民用航空人员体检合格证》（以下简称"体检合格证"）。

空勤人员、空中交通管制员履行职责时，应当持有依照本规则取得的有效体检合格证，或者体检合格证认可证书，满足体检合格证或认可证书上载明的限制要求。

任何人不得擅自涂改、伪造体检合格证或者认可证书。

二、体检鉴定

1. 体检鉴定的一般要求

申请人向体检机构提交体检鉴定申请时，应当出示本人身份证明，提供本人医学资料、既往体检文书，接受体检机构按照规则附件 A《空勤人员和空中交通管制员体检合格证医学标准》和体检鉴定辅助检查项目要求实施的各项医学检查，以及必要的相关检查。

申请人在每次申请体检鉴定时还应当如实提供本人及家族病史信息及相关医学资料。

体检机构受理体检鉴定申请时，应当核对申请人身份，审查其申请材料。申请材料符合要求的，体检机构应当受理体检鉴定申请，并根据所申请体检合格证的类别，按照本规则的要求，组织对其进行体检鉴定。

各科体检医师对申请人进行体格检查，并根据其申请材料、身体状况和有效辅助检查结果（辅助检查结果有效期为 90 日），如实做出并签署是否符合本规则相应医学标准的单科体检鉴定结论；主检医师综合各科鉴定结论如实做出并签署体检鉴定结论。

记录体检鉴定各项检查结果和鉴定结论等信息应当及时准确。

体检机构应当在受理体检鉴定申请后 5 个工作日内做出体检鉴定结论，但是因申请人原因无法完成体检鉴定的除外。

需要对申请人进行补充检查、医学观察或者专家鉴定等的，体检机构应当及时通知申请人所在单位暂停其履行职责。补充检查、医学观察或者专家鉴定所需时间不计入前款时限。补充检查和医学观察时间自本次体检鉴定之日起不得超过 30 日。

申请人在体检鉴定时应当如实反映健康状况，不得隐瞒病史和病情。体检机构发现申请人可能冒名顶替、提供虚假生物标本、隐瞒病史和病情或擅自涂改、伪造体检文书及医学资料时，应当立即停止体检鉴定，并及时书面报告所在地地区管理局。

2. 体检鉴定结论

体检鉴定结论为合格、暂时不合格和不合格。

合格。经过辅助检查和体检鉴定，申请人身体状况符合本规则附件 A 相应类别体检合格证医学标准的体检鉴定结论为合格。

暂时不合格。经过辅助检查和体检鉴定，申请人身体状况不符合本规则附件 A 相应类别体检合格证医学标准，但体检医师认为通过补充医学资料、进行短期疾病治疗或者医学观察，可以满足相应类别体检合格证医学标准的，体检鉴定结论为暂时不合格。

不合格。经过辅助检查和体检鉴定，申请人身体状况不符合本规则附件 A 相应类别体检合格证医学标准的，体检鉴定结论为不合格。

三、体检合格证

1. 体检合格证的类别

体检合格证包括下列类别。

（1）Ⅰ级体检合格证。

（2）Ⅱ级体检合格证。

（3）Ⅲ级体检合格证，包括Ⅲa、Ⅲb 级体检合格证。

（4）Ⅳ级体检合格证，包括Ⅳa、Ⅳb 级体检合格证。

各级体检合格证适用的医学标准见本规则附件 A《空勤人员和空中交通管制员体检合格证医学标准》。

2. 体检合格证的适用人员

（1）航线运输驾驶员执照、多人制机组驾驶员执照、商用驾驶员执照（飞机、直升机或倾转旋翼机航空器类别等级）申请人或者持有人应当取得并持有Ⅰ级体检合格证。

（2）除（1）款之外的其他航空器驾驶员执照、飞行机械员执照申请人或者持有人应当取得并持有Ⅱ级体检合格证。

（3）机场管制员、进近管制员、区域管制员、进近雷达管制员、精密进近雷达管制员、区域雷达管制员应当取得并持有 Ⅲa 级体检合格证；飞行服务管制员、运行监控管制员应当取得并持有Ⅲb 级体检合格证。

（4）客舱乘务员应当取得并持有Ⅳa 级体检合格证。

（5）航空安全员应当取得并持有Ⅳb 级体检合格证。

3. 体检合格证的申请条件

体检合格证申请人应当符合本规则附件 A《空勤人员和空中交通管制员体检合格证医学标准》规定的相应医学标准，并取得民航局认可的体检机构出具的体检鉴定合格结论。

4. 申请与受理

（1）体检合格证申请人应当在获得体检鉴定合格结论后 15 日内向所在地地区管理局提出申请，提交与本次申请办理体检合格证有关的体检文书和医学资料等。

（2）受理机关在收到申请人办理体检合格证的申请后，应当进行初步审查，并根据下列情况分别做出是否受理申请的决定。

① 不需要取得体检合格证的，应当即时告知申请人不受理。

② 不属于本机关职权范围的，应当即时做出不予受理的决定，并告知申请人向有关行政机关申请。

③ 申请材料不齐全或者不符合法定形式的，能够当场补正的，要求申请人当场补正；不能够当场补正的，在 5 个工作日内一次性告知申请人需要补正的全部内容；逾期不告知的，自收到申请材料之日起即为受理。

④ 申请事项属于本机关职权范围的，且材料齐全、符合法定形式，或者申请人按照要求提交全部补正材料的，应当受理，并告知申请人。

四、法律责任

1. 体检合格证申请人违反本规则规定的行为

体检合格证申请人违反本规则规定有下列行为之一的，地区管理局依据情节对当事人处以警告或者 500 元以上 1 000 元以下罚款。涉嫌构成犯罪的，依法移送司法机关处理。

（1）隐瞒或者伪造病史、病情，或者冒名顶替，或者提供虚假申请材料的。

（2）涂改或者伪造、变造、倒卖、出售体检文书及医学资料的。

2. 体检合格证持有人违反本规则的行为

体检合格证持有人违反本规则规定有下列行为之一的，地区管理局应当责令当事人停止履行职责，并对其处以警告或者 500 元以上 1 000 元以下罚款。

（1）从事相应民用航空活动时未携带有效体检合格证或者使用的体检合格证等级与所履行职责不相符的。

（2）发现身体状况发生变化，可能不符合所持体检合格证的相应医学标准时，不按照程序报告的。

（3）履行职责时未遵守体检合格证上载明的限制条件的。

3. 其他违反本规则规定的行为

（1）任何机构使用未取得或者未持有有效体检合格证人员从事相应民用航空活动的，民航局或地区管理局应当责令其立即停止活动，并对其处以 20 万元以下的罚款；对直接责任人处以 500 元以上 1 000 元以下的罚款；涉嫌构成犯罪的，依法移送司法机关处理。

（2）任何人员违反本规则规定有下列行为之一的，民航局或地区管理局可以对其处以警告或者 500 元以上 1 000 元以下罚款；涉嫌构成犯罪的，依法移送司法机关处理。

① 协助申请人隐瞒或者伪造病史、病情，或者提供虚假申请材料，或者提供非申请人本人生物标本，或者在体检鉴定时冒名顶替的。

② 涂改、伪造、变造或者倒卖、出售涂改、伪造、变造的体检合格证的。

③ 未取得体检合格证从事民用航空活动的。

4. 颁证机关工作人员违反本规则规定的行为

颁证机关工作人员在办理体检合格证时违反法律、行政法规或本规则规定，或者不依法履行本规则规定的监督检查职责的，由其上级行政机关或者监察机关责令改正；情节严重的，由其上级行政机关或者监察机关依法给予行政处分；构成犯罪的，依法追究刑事责任。

五、空勤人员和空中交通管制员体检合格证医学标准（Ⅰ级标准）

1. 一般条件

无下列影响安全履行职责或因履行职责而加重的疾病或功能障碍。

（1）先天性或后天获得性功能及形态异常。

（2）可能导致失能的活动性、隐匿性、急性或慢性疾病。

（3）创伤、损伤或手术后遗症。

（4）使用处方或非处方药物对身体造成的不良影响。

（5）恶性肿瘤。

（6）可能导致失能的良性占位性病变。

（7）心脏、肝脏、肾脏等器官移植。

2. 精神科

无下列影响安全履行职责的精神疾病的明确病史或临床诊断。

（1）器质性（包括症状性）精神障碍。

（2）使用或依赖鸦片、海洛因、甲基苯丙胺（冰毒）、吗啡、大麻、可卡因，以及国家规定管制的其他能够使人形成瘾癖的麻醉药品和精神药品。

（3）酒精滥用或依赖。

（4）精神分裂症、分裂型及妄想性障碍。

（5）心境（情感性）障碍。

（6）神经症性、应激性及躯体形式障碍。

（7）伴有生理障碍及躯体因素的行为综合征。

（8）成人的人格与行为障碍。

（9）精神发育迟缓。

（10）心理发育障碍。

（11）通常起病于儿童及少年期的行为与情绪障碍。

（12）未特定的精神障碍。

3. 神经系统

无下列神经系统疾病的明确病史或临床诊断。

（1）癫痫。

（2）原因不明或难以预防的意识障碍。

（3）可能影响安全履行职责的脑血管疾病、颅脑损伤及其并发症或其他神经系统疾病。

4. 循环系统

无下列循环系统疾病的明确病史或临床诊断。

（1）冠心病。

（2）严重的心律失常。

（3）严重的心脏瓣膜疾病或心脏瓣膜置换。

（4）永久性心脏起搏器植入。

（5）收缩压/舒张压持续高于 155/95mmHg，或伴有症状的低血压。

（6）其他可能影响安全履行职责的循环系统疾病。

5. 呼吸系统

无下列呼吸系统疾病或功能障碍。

（1）活动性肺结核。

（2）可能影响安全履行职责的气胸。

（3）胸部纵隔或胸膜的活动性疾病。

（4）影响呼吸功能的胸壁疾病、畸形或胸部手术后遗症。

（5）可能影响安全履行职责的慢性阻塞性肺疾病或哮喘。

（6）其他可能影响安全履行职责的呼吸系统疾病或手术后遗症。

6. 消化系统

无下列消化系统疾病或临床诊断。

（1）肝硬化。

（2）可能导致失能的疝。

（3）消化性溃疡及其并发症。

（4）胆道系统结石。

（5）其他可能影响安全履行职责的消化系统疾病或手术后遗症。

7. 无传染病

下列传染病或临床诊断。

（1）病毒性肝炎。

（2）梅毒。

（3）获得性免疫缺陷综合征（AIDS）。

（4）人类免疫缺陷病毒（HIV）阳性。

（5）其他可能影响安全履行职责的传染性疾病。

8. 代谢、免疫和内分泌系统

无下列代谢、免疫和内分泌系统疾病。

（1）使用胰岛素控制的糖尿病。

（2）使用可能影响安全履行职责的药物控制的糖尿病。

（3）其他可能影响安全履行职责的代谢、免疫和内分泌系统疾病。

9. 血液系统

无严重的脾脏肿大及其他可能影响安全履行职责的血液系统疾病。

10. 泌尿生殖系统

无下列泌尿生殖系统疾病或临床诊断。

（1）可能导致失能的泌尿系统结石。

（2）其他可能影响安全履行职责的泌尿生殖系统疾病、妇科疾病及手术后遗症或功能障碍。

11. 妊娠

申请人妊娠期内不合格。

12. 骨骼、肌肉系统

无可能影响安全履行职责的骨骼、关节、肌肉或肌腱的疾病、损伤、手术后遗症及功能障碍；其身高、臂长、腿长和肌力应当满足履行职责的需要。

13. 皮肤及其附属器

无可能影响安全履行职责的皮肤及其附属器的疾病。

14. 耳、鼻、咽、喉及口腔

无下列耳、鼻、咽、喉、口腔疾病或功能障碍。

（1）难以治愈的耳气压功能不良。

（2）前庭功能障碍。

（3）可能影响安全履行职责的言语功能障碍。

（4）可能影响安全履行职责的阻塞性睡眠呼吸暂停低通气综合征。

（5）其他可能影响安全履行职责的耳、鼻、咽、喉、口腔疾病或功能障碍。

15. 听力

进行纯音听力计检查时，每耳在 500、1 000 和 2 000 赫兹（Hz）的任一频率上的听力损失不超过 35 分贝（dB）；在 3 000 赫兹（Hz）频率上的听力损失不超过 50 分贝（dB）。如果申请人的听力损失超过上述值，应当同时满足下列条件时方可合格。

（1）在飞机驾驶舱噪音环境中（或模拟条件下）每耳能够听清谈话、通话和信标台信号声。

（2）在安静室中背向检查人 2 米处，双耳能够听清通常强度的谈话声。

16. 眼及其附属器

无下列可能影响安全履行职责的眼及其附属器的疾病或功能障碍。

（1）视野异常。

（2）色觉异常。

（3）夜盲。

（4）双眼视功能异常。

（5）其他可能影响安全履行职责的眼及其附属器的疾病、手术或创伤后遗症。

17. 远视力

（1）每眼矫正或未矫正的远视力应当达到 0.7 或以上，双眼远视力应当达到 1.0 或以上。对未矫正视力和屈光度无限制。如果仅在使用矫正镜才能达到以上规定时，应当同时满足下列条件方可合格。

① 在履行职责时，必须佩戴矫正镜。

② 在履行职责期间，备有一副随时可取用的、与所戴矫正镜度数相同的备份矫镜。

（2）为满足本条（1）款的要求，申请人可以使用接触镜，但应当同时满足下列条件。

① 接触镜的镜片是单焦点、无色的。

② 镜片佩戴舒适。

③ 在履行职责期间，应当备有一副随时可取用的、与所戴矫正镜度数相同的备份普通矫正镜。

（3）屈光不正度数高的，必须使用接触镜或高性能普通眼镜。

（4）任何一眼未矫正远视力低于 0.1，必须对眼及其附属器进行全面检查。

（5）任何一眼有影响安全履行职责的改变眼屈光状态的手术后遗症不合格。

18. 近视力

每眼矫正或未矫正的近视力在 30～50 厘米的距离范围内应当达到 0.5 或以上，在 100 厘米的距离应当达到 0.25 或以上。如果仅在使用矫正镜才能达到以上规定时，应当同时满足下列条件时方可合格。

（1）在履行职责时，应当备有一副随时可取用的矫正镜。

（2）矫正镜必须能同时满足第 17 条和本条的视力要求，不得使用单一矫正近视力的矫正镜。

第二节　其他与航空飞行有关的法规

一、《国内交通卫生检疫条例》简介

《国内交通卫生检疫条例》自 1999 年 3 月 1 日起实施。

（一）制定的目的、依据和实施范围

1. 制定的目的

为了控制检疫传染病通过交通工具及其乘运的人员、物资传播，防止检疫传染病流行，保障人体健康。

2. 制定的依据

依照《中华人民共和国传染病防治法》（以下简称《传染病防治法》）的规定，制定本条例。

3. 实施范围

列车、船舶、航空器和其他车辆（以下简称"交通工具"）出入检疫传染病疫区和在非检疫传染病疫区的交通工具上发现检疫传染病疫情时，依照本条例对交通工具及其乘运的人员、物资实施交通卫生检疫。

（二）实施规定

对出入检疫传染病疫区的交通工具及其乘运的人员、物资，县级以上地方人民政府卫生行政部门或者铁路、交通、民用航空行政主管部门的卫生主管机构根据各自的职责，有权采取下列相应的交通卫生检疫措施。

（1）对出入检疫传染病疫区的人员、交通工具及其承运的物资进行查验。

（2）对检疫传染病病人、病原携带者、疑似检疫传染病病人和与其密切接触者，实施临时隔离、医学检查及其他应急医学措施。

（3）对被检疫传染病病原体污染或者可能被污染的物品，实施控制和卫生处理。

（4）对通过该疫区的交通工具及其停靠场所，实施紧急卫生处理。

（5）需要采取的其他卫生检疫措施。

在非检疫传染病疫区的交通工具上发现下列情形之一时，县级以上地方人民政府卫生行政部门或者铁路、交通、民用航空行政主管部门的卫生主管机构根据各自的职责，有权对交通工具及其乘运的人员、物资实施交通卫生检疫。

（1）有感染鼠疫的啮齿类动物或者啮齿类动物反常死亡，并且死因不明。

（2）有鼠疫、霍乱病人、病原携带者和疑似鼠疫、霍乱病人。

（3）有国务院确定并公布的需要实施国内交通卫生检疫的其他传染病。

在非检疫传染病疫区的交通工具上，发现检疫传染病病人、病原携带者、疑似检疫传染病病人时，交通工具负责人应当组织有关人员采取下列临时措施。

（1）以最快的方式通知前方停靠点，并向交通工具营运单位的主管部门报告。

（2）对检疫传染病病人、病原携带者、疑似检疫传染病病人和与其密切接触者实施隔离。

（3）封锁已经污染或者可能污染的区域，采取禁止向外排放污物等卫生处理措施。

（4）在指定的停靠点将检疫传染病病人、病原携带者、疑似检疫传染病病人和与其密切接触者以及其他需要跟踪观察的旅客名单，移交给当地县级以上地方人民政府卫生行政部门。

（5）对承运过检疫传染病病人、病原携带者、疑似检疫传染病病人的交通工具和可能被污染的环境实施卫生处理。

县级以上地方人民政府卫生行政部门或者铁路、交通、民用航空行政主管部门的卫生主管机构，根据各自的职责，对出入检疫传染病疫区的或者在非检疫传染病疫区发现检疫传染病疫情的交通工具及其乘运的人员、物资，实施交通卫生检疫；经检疫合格的，签发检疫合格证明。交通工具及其乘运的人员、物资凭检疫合格证明，方可通行。检疫合格证明的格式，由国务院卫生行政部门和国务院铁路、交通、民用航空行政主管部门制定。

对拒绝隔离、治疗、留验的检疫传染病病人、病原携带者、疑似检疫传染病病人和与其密切接触者，以及拒绝检查和卫生处理的可能传播检疫传染病的交通工具、停靠场所及物资，县级以上地方人民政府卫生行政部门或者铁路、交通、民用航空行政主管部门的卫生主管机构根据各自的职责，应当依照《传染病防治法》的规定，采取强制检疫措施；必要时，由当地县级以上人民政府组织公安部门予以协助。

（三）处罚

检疫传染病病人、病原携带者、疑似检疫传染病病人和与其密切接触者隐瞒真实情况、逃避交通卫生检疫的，由县级以上地方人民政府卫生行政部门或者铁路、交通、民用航空行政主管部门的卫生主管机构根据各自的职责分工，责令限期改正，给予警告，可以并处 1 000 元以下的罚款；拒绝接受查验和卫生处理的，给予警告，并处 1 000 元以上 5 000 元以下的罚款；情节严重，引起检疫传染病传播或者有传播严重危险，构成犯罪的，依法追究刑事责任。

在非检疫传染病疫区的交通工具上发现检疫传染病病人、病原携带者、疑似检疫传染病病人时，交通工具负责人未依照本条例规定采取措施的，由县级以上地方人民政府卫生行政部门或者铁路、交通、民用航空行政主管部门的卫生主管机构根据各自的职责，责令改正，给予警告，并处 1 000 元以上 5 000 元以下的罚款；情节严重，引起检疫传染病传播或者有传播严重危险，构成犯罪的，依法追究刑事责任。

县级以上地方人民政府卫生行政部门或者铁路、交通、民用航空行政主管部门的卫生主管机构，对发现的检疫传染病病人、病原携带者、疑似检疫传染病病人和与其密切接触者，未依法实施临时隔离、医学检查和其他应急医学措施的，以及对被检疫传染病病原体污染或者可能被污染的物品、交通工具及其停靠场所未依法进行必要的控制和卫生处理的，由其上级行政主管部门责令限期改正，对直接负责的主管人员和其他直接责任人员依法给予行政处分；情节严重，引起检疫传染病传播或者有传播严重危险，构成犯罪的，依法追究刑事责任。

二、《国内交通卫生检疫条例实施方案》简介

根据《国内交通卫生检疫条例》有关规定，卫生部、交通部、铁道部和民航总局于1999年9月16日联合发布了《国内交通卫生检疫条例实施方案》，自发布之日起施行。

（一）一般规定

当检疫传染病暴发、流行并借交通工具传播或者有借交通工具传播严重危险时，由省、自治区、直辖市人民政府确定检疫传染病疫区，并决定对出入检疫传染病疫区的交通工具及其乘运的人员、物资实施交通卫生检疫。

在检疫传染病疫区内，最后一例鼠疫病人被隔离 9 日后，最后一例霍乱病人被隔离 5 日后，以及国务院确定并公布的其他检疫传染病最后一例病人被隔离至最长潜伏期后，未发现新的检疫传染病病人，病人所污染的物资和场所均经卫生处理合格，疫情得到有效控制，借交通工具传播的严重危险已经消除，原决定机关可以宣布解除检疫传染病疫区，停止实施交通卫生检疫。

确定和解除检疫传染病疫区和实施交通卫生检疫的决定，应向国务院卫生行政部门和国务院铁路、交通、民用航空行政主管部门通报。

县级以上地方人民政府卫生行政部门或者铁路、交通、民用航空行政主管部门的卫生主管机构，对拟离开检疫传染病疫区的人员、物资、交通工具，按职责范围指定医疗和卫生防疫机构检疫，并符合下列条件的，签发检疫合格证明。

（1）根据国家卫生标准进行诊断，排除了检疫传染病病人、病原携带者、疑似检疫传染病病人和与其密切接触者的。

（2）交通工具经过消毒、杀虫、灭鼠等卫生处理，饮用水及食品符合国家卫生标准或者有关规定的。

（3）在鼠疫疫区，属于非禁止运输的物资；在霍乱疫区，海、水产品和可能被霍乱病原体污染的物资，证明未被污染的。

（4）其他经检疫合格的物资。

经检疫合格的物资，在外包装上粘贴检疫合格标志。

交通工具经消毒、杀虫、灭鼠等卫生处理，经指定的卫生防疫机构检查合格，由县级以上地方人民政府卫生行政部门或者铁路、交通、民用航空行政主管部门的卫生主管机构发给检疫合格证明后，方准继续运行。

在非检疫传染病疫区交通工具上发现有感染鼠疫的啮齿类动物或者啮齿类动物反常死

亡并且死因不明时，交通工具负责人应当立即报告当地县级以上人民政府卫生行政部门或者铁路、交通、民用航空行政主管部门的卫生主管机构。

在交通工具上发现检疫传染病病人、病原携带者、疑似检疫传染病病人时，交通工具负责人必须按照要求立即将交通工具驶往指定的临时停靠地点。

临时停靠地点的选定应遵循以下原则。

（1）接受卫生检疫的交通工具可在最短时间内直接到达。

（2）远离重要城镇和人口密集区。

（3）检疫传染病病人、病原携带者、疑似检疫传染病病人和与其密切接触者能够被及时、方便地移送到指定的医疗机构或者临时设置的交通卫生检疫留验站。

（4）具备顺利实施交通卫生检疫工作的必要条件。

（5）具有能迅速调集实施交通卫生检疫工作人员和物资的交通条件。

（二）检疫传染病密切接触者解除隔离、留验的条件

1. 鼠疫

经预防性治疗 9 日，无新发鼠疫病人及疑似鼠疫病人时，可以解除隔离、留验；如隔离、留验期间有新发鼠疫病人或者疑似鼠疫病人时，重新隔离、留验 9 日，9 日后无新发鼠疫病人或者疑似鼠疫病人时，可以解除隔离、留验。

2. 霍乱

经预防性服药后，连续 2 天粪便培养未检出病原体或者 5 日内无新发霍乱病人或者疑似霍乱病人时，可以解除隔离、留验；如隔离、留验期间有新发霍乱病人或者疑似霍乱病人时，重新隔离、留验 5 日，5 日后无新发霍乱病人及疑似霍乱病人时，可以解除隔离、留验。

国务院公布的其他检疫传染病密切接触者解除隔离、留验的条件按国务院卫生行政部门的有关规定执行。

（三）航空检疫

实施交通卫生检疫期间，由机场管理机构负责组织成立由卫生、空中交通管制、客运、货运、公安等有关部门的人员组成的航空临时交通卫生检疫站。

实施航空交通卫生检疫时，所采用的卫生处理措施应当符合《中华人民共和国民用航空器适航管理条例》的有关规定，不得对航空器构成损害。

1. 检疫传染病疫区的航空交通卫生检疫工作程序

（1）在乘客办理登机手续处和机组人员通道口查验乘运人员的检疫合格证明，并对登机人员进行健康观察。无检疫合格证明者，不准予登机。

（2）在旅客候机隔离区内，卫生检疫人员进行医学巡视，抽验旅客检疫合格证明。

（3）对进港、候机、登机的旅客，发现检疫传染病病人、疑似检疫传染病病人时，应

当立即移交航空临时交通卫生检疫站。

（4）对离开疫区的航空器，经检疫合格，发给检疫合格证明。

（5）物资运输卫生检疫的程序。

① 卫生检疫人员查验物资的检疫合格证明。

② 卫生检疫人员对于无检疫合格证明的物资，符合本实施方案规定的，发给检疫合格证明，经检疫合格的物资，在外包装上粘贴检疫合格标志。

2. 鼠疫疫情的处理程序

在运行途中的航空器上发现鼠疫病人、疑似病人时，机长应当立即通过空中交通管制部门向民用航空行政主管部门报告以下内容。

（1）航空器所属公司、型号、机号、航班号。

（2）始发机场、经停机场、目的地机场。

（3）机组及乘客人数。

（4）病人的主要症状、体征、发病人数。

机长应当组织人员实施下列临时交通卫生检疫措施。

（1）立即封锁鼠疫病人、疑似病人所在舱位，禁止各机舱间人员流动；控制机组人员进出驾驶舱。

（2）对鼠疫病人、疑似病人采取就地隔离、采样等医学措施。

（3）对污染或者可能被污染的环境和病人的分泌物、排泄物进行消毒处理。

民用航空行政主管部门接到疫情报告后，根据本实施方案第十五条的要求及民航有关规定，指定该航空器降落机场和临时停靠点。

航空器降落后，机场管理机构应当组织有关人员实施下列应急卫生检疫措施。

（1）对鼠疫病人、疑似病人就地隔离，并实施应急医学措施；航空器上其他人员应视为密切接触者。对密切接触者进行详细登记，做好检诊，投服预防药物。

（2）将鼠疫病人、疑似病人移交给当地县级以上地方人民政府卫生行政部门指定的医疗机构，密切接触者移交给临时交通卫生检疫留验站。

（3）如航空器上发生鼠疫病人、疑似病人死亡，其尸体应经消毒处理后，移交给当地县级以上地方人民政府卫生行政部门指定的医疗机构。

（4）对污染或者可能被污染的物资实施消毒。固体废弃物必须进行焚烧处理。

（5）对航空器实施终末消毒、灭蚤、灭鼠等卫生处理，经检疫合格，签发检疫合格证明后，方可继续投入运行。

3. 霍乱疫情的处理程序

在运行途中的航空器上发现霍乱病人、病原携带者和疑似病人，机长可按原计划飞行，同时按照本实施方案第四十二条第一项的规定，通知空中交通管制部门和目的地机场，并组织人员实施下列紧急措施。

（1）立即封锁霍乱病人、病原携带者和疑似病人所在舱位，禁止各机舱间人员流动。

（2）将霍乱病人、病原携带者和疑似病人隔离在其座位舱一端，实施应急医学措施，提供专用吐泻容器。封闭被污染的厕所，并对吐泻物进行采样留验。

（3）对霍乱病人、病原携带者、疑似病人的吐泻物和已被污染或者可能被污染的环境进行卫生处理。

航空器降落后，机场管理机构应当组织人员实施下列卫生处理。

（1）确定密切接触者。与霍乱病人、病原携带者和已被疑似病人的同行人员、直接护理者，接触病人、疑似病人吐泻物和其他污染物的人员均视为密切接触者。对密切接触者进行详细登记，做好检诊，投服预防药物。

（2）对霍乱病人、病原携带者和疑似病人实施医学措施后，移交给当地县级以上地方人民政府卫生行政部门指定的医疗机构，密切接触者移交给临时交通卫生检疫留验站。

（3）如航空器上发生霍乱病人、疑似病人死亡，其尸体应经消毒处理后，移交给当地县级以上地方人民政府卫生行政部门指定的医疗机构。

（4）确定污染范围，对霍乱病人、疑似病人吐泻物和已被污染或者可能被污染的物资和环境进行消毒处理。

（5）对航空器上的排泄物、废水进行消毒后排放，对固体废弃物进行焚烧。

（6）对航空器进行消毒、杀虫、灭鼠等卫生处理，经检疫合格，签发检疫合格证明后，方可继续投入运行。

（四）罚则

实施交通卫生检疫期间，检疫传染病病人、病原携带者、疑似检疫传染病病人和与其密切接触者隐瞒真实情况、逃避交通卫生检疫的，由县级以上地方人民政府卫生行政部门或者铁路、交通、民用航空行政主管部门的卫生主管机构根据各自的职责分工，责令限期改正，给予警告，可以并处 1 000 元以下的罚款；拒绝接受查验和卫生处理的，给予警告，并处 1 000 元以上 5 000 元以下的罚款。

在非检疫传染病疫区的交通工具上发现检疫传染病病人、病原携带者、疑似检疫传染病病人时，交通工具负责人有下列行为之一的，由县级以上地方人民政府卫生行政部门或者铁路、交通、民用航空行政主管部门的卫生主管机构根据各自的职责分工，责令限期改正，给予警告，并处 1 000 元以上 5 000 元以下的罚款。

（1）未以最快的方式通知前方停靠点，并向交通工具营运单位的主管部门报告的。

（2）未按规定对检疫传染病病人、病原携带者、疑似检疫传染病病人和与其密切接触者实施隔离的。

（3）未封锁已经污染或者可能被污染的区域，仍然向外排放污物的。

（4）未在指定地点停靠的。

（5）未在指定的停靠点将检疫传染病病人、病原携带者、疑似检疫传染病病人和与其密切接触者以及其他需要跟踪观察的旅客名单移交给县级以上地方人民政府卫生行政部门指定的医疗机构或者临时交通卫生检疫留验站的。

（6）未对承运过检疫传染病病人、病原携带者、疑似检疫传染病病人的交通工具进行卫生处理，无检疫合格证明，继续运行的。

县级以上地方人民政府卫生行政部门或者铁路、交通、民用航空行政主管部门的卫生主管机构，对发现的检疫传染病病人、病原携带者、疑似检疫传染病病人和与其密切接触者，未依法实施临时隔离、留验、医学检查和其他应急医学措施的，以及对被检疫传染病病原体污染或者可能被污染的物资、交通工具及其停靠场所未依法进行必要的控制和卫生处理的，由其上级行政主管部门责令限期改正，对直接负责的主管人员和其他直接责任人员依法给予行政处分。

对违反本实施方案、引起检疫传染病传播或者有传播严重危险，构成犯罪的，依法追究刑事责任。

三、《中华人民共和国食品安全法》简介

为了保证食品安全，保障公众身体健康和生命安全，制定本法。

（一）食品生产经营

1. 食品安全标准

食品生产经营应当符合食品安全标准，并符合下列要求。

（1）具有与生产经营的食品品种、数量相适应的食品原料处理和食品加工、包装、贮存等场所，保持该场所环境整洁，并与有毒、有害场所以及其他污染源保持规定的距离。

（2）具有与生产经营的食品品种、数量相适应的生产经营设备或者设施，有相应的消毒、更衣、盥洗、采光、照明、通风、防腐、防尘、防蝇、防鼠、防虫、洗涤以及处理废水、存放垃圾和废弃物的设备或者设施。

（3）有专职或者兼职的食品安全专业技术人员、食品安全管理人员和保证食品安全的规章制度。

（4）具有合理的设备布局和工艺流程，防止待加工食品与直接入口食品、原料与成品交叉污染，避免食品接触有毒物、不洁物。

（5）餐具、饮具和盛放直接入口食品的容器，使用前应当洗净、消毒，炊具、用具用后应当洗净，保持清洁。

（6）贮存、运输和装卸食品的容器、工具和设备应当安全、无害，保持清洁，防止食品污染，并符合保证食品安全所需的温度、湿度等特殊要求，不得将食品与有毒、有害物品一同贮存、运输。

（7）直接入口的食品应当使用无毒、清洁的包装材料、餐具、饮具和容器。

（8）食品生产经营人员应当保持个人卫生，生产经营食品时，应当将手洗净，穿戴清洁的工作衣、帽等。销售无包装的直接入口食品时，应当使用无毒、清洁的容器、售货工具和设备。

（9）用水应当符合国家规定的生活饮用水卫生标准。

（10）使用的洗涤剂、消毒剂应当对人体安全、无害。

（11）法律、法规规定的其他要求。

2. 禁止生产经营的食品、食品添加剂和食品相关产品

禁止生产经营下列食品、食品添加剂和食品相关产品。

（1）用非食品原料生产的食品或者添加食品添加剂以外的化学物质和其他可能危害人体健康物质的食品，或者用回收食品作为原料生产的食品。

（2）致病性微生物，农药残留、兽药残留、生物毒素、重金属等污染物质以及其他危害人体健康的物质含量超过食品安全标准限量的食品、食品添加剂、食品相关产品。

（3）用超过保质期的食品原料、食品添加剂生产的食品、食品添加剂。

（4）超范围、超限量使用食品添加剂的食品。

（5）营养成分不符合食品安全标准的专供婴幼儿和其他特定人群的主辅食品。

（6）腐败变质、油脂酸败、霉变生虫、污秽不洁、混有异物、掺假掺杂或者感官性状异常的食品、食品添加剂。

（7）病死、毒死或者死因不明的禽、畜、兽、水产动物肉类及其制品。

（8）未按规定进行检疫或者检疫不合格的肉类，或者未经检验或者检验不合格的肉类制品。

（9）被包装材料、容器、运输工具等污染的食品、食品添加剂。

（10）标注虚假生产日期、保质期或者超过保质期的食品、食品添加剂。

（11）无标签的预包装食品、食品添加剂。

（12）国家为防病等特殊需要明令禁止生产经营的食品。

（13）其他不符合法律、法规或者食品安全标准的食品、食品添加剂、食品相关产品。

（二）食品监督管理

县级以上人民政府食品药品监督管理、质量监督部门履行各自食品安全监督管理职责，有权采取下列措施，对生产经营者遵守本法的情况进行监督检查。

（1）进入生产经营场所实施现场检查。

（2）对生产经营的食品、食品添加剂、食品相关产品进行抽样检验。

（3）查阅、复制有关合同、票据、账簿以及其他有关资料。

（4）查封、扣押有证据证明不符合食品安全标准或者有证据证明存在安全隐患以及用于违法生产经营的食品、食品添加剂、食品相关产品。

（5）查封违法从事生产经营活动的场所。

（三）法律责任

违反本法规定，未取得食品生产经营许可从事食品生产经营活动，或者未取得食品添加剂生产许可从事食品添加剂生产活动的，由县级以上人民政府食品药品监督管理部门没收违法所得和违法生产经营的食品、食品添加剂以及用于违法生产经营的工具、设备、原料等物品。违法生产经营的食品、食品添加剂货值金额不足 1 万元的，并处 5 万元以上 10 万元以下罚款。货值金额 1 万元以上的，并处货值金额 10 倍以上 20 倍以下罚款。

明知从事前款规定的违法行为，仍为其提供生产经营场所或者其他条件的，由县级以上人民政府食品药品监督管理部门责令停止违法行为，没收违法所得，并处 5 万元以上 10 万元以下罚款。使消费者的合法权益受到损害的，应当与食品、食品添加剂生产经营者承担连带责任。

【本章小结】

本章主要介绍了《民用航空人员体检合格证管理规则》《国内交通卫生检疫条例》等有关法规的主要内容、相关条款。在学习本章内容的过程中，读者应重点掌握体检合格证的管理规则、各级体检合格证的医学标准方面的内容。

本章内容明确了国家有关法规对民用航空空勤人员身体方面的具体要求，对读者进一步掌握相关卫生法规具有一定的指导作用。

【思考与练习】

1．Ⅰ级体检合格证的适用范围有哪些？其有效期为多久？

2．体检合格证的有效期是如何计算的？什么情况下可以延长？最长可以延长多久？

3．体检合格证特许颁发的适用范围有哪些？

4．合格证需重新鉴定的情况是什么？

5．合格证持有人不得使用的药物有哪几大类？

6．Ⅰ级体检合格证的视力标准是什么？

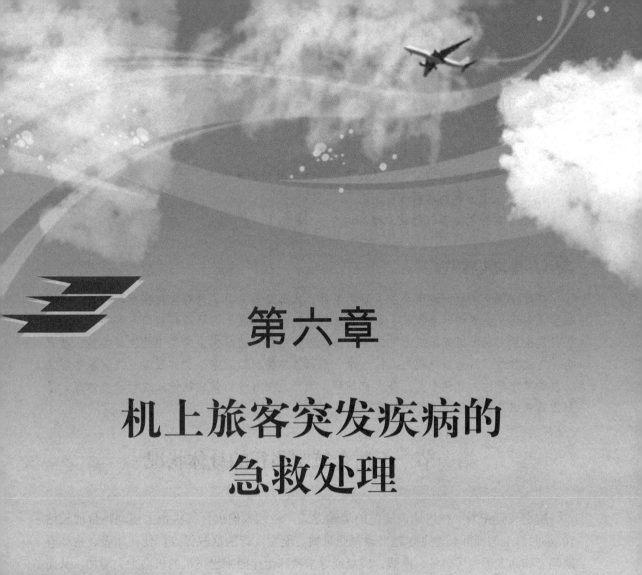

第六章

机上旅客突发疾病的
急救处理

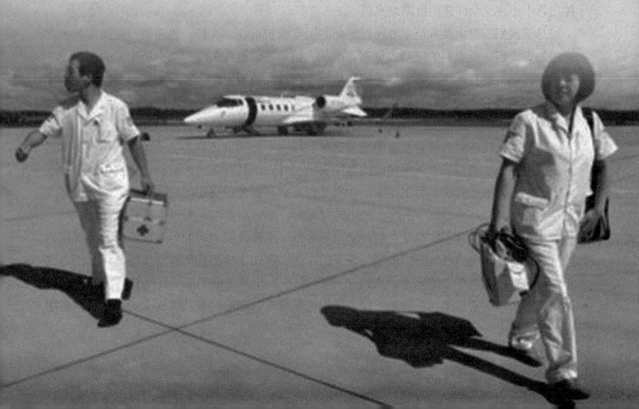

学习目标

1. 了解不适合航空飞行的身体状况。
2. 掌握经济舱综合征的急救服务。
3. 掌握航空飞行中常见的急救处理方法和急救箱的使用。
4. 掌握航空分娩的急救服务。
5. 掌握对猝死旅客的急救处理。

学习内容

有时在航空飞行的途中会发生紧急事件，大部分的紧急事件都发生在机场内，不过在机上偶尔还是会遇到紧急状况。最常见的机上急症是晕厥、胃肠道疾病与心绞痛。一般来说，发生紧急状况时除了机上的工作人员之外，通常会请求机上乘客中的医师协助，甚至会改变飞行的目的地以抢救病人的生命。遇到紧急情况后，乘务员的任务是提供基本但又必要的紧急救治，直到专业医务人员赶到，而不是擅自诊断某人病情或进行预先治疗。了解急救常识是提供急救工作的重要保证。

第一节　不适合航空飞行的身体状况

航空飞行作为一种快速而简便的运输方式，能为人们出行提供很大便利，目前长达10 小时以上的洲际长途飞行越来越司空见惯。航空飞行的这些优点，使体弱者、身体有缺陷者和病人等为了公务、度假、康复或寻求特殊治疗而乘坐飞机的机会大大增加，从而使飞行中出现医学问题的概率增高。

尽管我们的空中乘务员都要经过定期的医疗救护培训，飞行员也懂得一些医疗救护方面的知识，但毕竟我们的空勤人员不是医务人员，飞机不是医院，机上所配备的医疗设备也十分简陋；而且，机上环境与地面环境还存在较大的差别。为了减少机上突发的医学事件对旅客本人身体健康和生命安全的威胁、对其他旅客旅行带来的不便，以及因此可能给航空公司造成的经济损失，对旅客空中旅行的适合性判断是必要的。

目前，民航有关当局并没有明确规定哪些旅客不能乘坐飞机，各个航空公司也基本上是很笼统地做了类似于"患重病的旅客购买机票时要出具有关医疗机构适合空中旅行的证明"的规定。因此，在实际工作中，如果某位旅客存在某种病症问题，在他征求飞行员或是空中乘务员，甚至是地方医院的医生的意见时，往往都难以得到一个满意的答复。

一般来讲，在判断旅客是否适合空中旅行时，主要需要考虑的是飞机座舱内大气压力的降低和随之出现的氧气张力的变化带来的影响。即使现代客机都有增压座舱，其压力也不能经常保持在海平面的水平，大致相当于 1.5～2 千米高度的压力；另外，客舱内靠近发动机的噪声常常超过 85 分贝，以及飞机遇气流时的颠簸和振动等也会对存在某些病症的乘客产生不良的影响。综合以上因素，总结出下列情况不适合航空飞行。

（一）传染性疾病患者

传染性肝炎、活动期肺结核、伤寒等传染病患者，在国家规定的隔离期内，不能乘坐飞机。其中，水痘病人在损害部位未痊愈期间，不能搭乘飞机。

（二）精神病患者

各种精神病患者（尤其是有明显的攻击行为者），这类患者容易因航空气氛而诱发疾病急性发作，故不宜搭乘飞机。

（三）心血管疾病患者

因空中轻度缺氧，可能使心血管病人旧病复发或加重病情，所以通常认为心功能不全、心肌缺氧、心梗及严重高血压病人不宜乘飞机。如心肌炎、心肌梗死病患者至少在病后一个月内不能搭乘飞机，恶性高血压病患者则应控制好血压才可以登机。

（四）神经系统疾病患者

脑栓塞、脑出血、脑肿瘤、癫痫患者，由于飞机起降的轰鸣、振动及缺氧等，可使病情加重或急性发作，故禁止搭乘飞机。

（五）呼吸系统疾病患者

严重肺结核空洞、严重哮喘、肺炎、支气管扩张、肺气肿、肺心病、气胸、先天性肺囊肿等患者，因乘机时高空中环境的改变，可能会引起呼吸困难，故不宜搭乘飞机。

（六）做过胃肠手术的病人

做过肠胃手术的病人一般在手术完成后 10 天内不能乘坐飞机。消化道出血病人要在出血停止三周后才能搭乘飞机。

（七）严重贫血的病人

血红蛋白量水平在 60g/L 以下者（或红细胞低于 $2.50×10^{12}$／L），不宜搭乘飞机。重症贫血者由于缺血，身体的一些功能明显低于常人，不适宜搭乘飞机。

（八）耳鼻疾病患者

耳鼻有急性渗出性炎症，以及近期做过中耳手术的病人不宜空中旅行，如急性鼻窦炎、中耳炎。因鼻道和耳道都比较敏感，高空飞行时，气压大，容易加重鼻窦炎的炎症，造成中耳道鼓膜穿孔，中耳炎患者也容易晕机，所以也不适宜搭乘飞机。

（九）7 天内的婴儿及临近产期的孕妇

由于空中氧气缺少、气压变化以及飞行过程中的振动，对孕妇及胎儿都有影响，可致胎儿提早分娩，尤其是妊娠 35 周后的孕妇；而新生婴儿则可能在飞机上发生呼吸系统不适应的情况，也不适宜乘坐飞机。

（十）其他

濒死状态，未受控制的重症糖尿病患者，患有某些需要进行紧急医疗疾病的患者，在乘机前无医师许可证明和医护人员护理者都不可乘机。

第二节　经济舱综合征的急救服务

经济舱综合征是指在经济舱，旅客只能长时间坐在座位上，造成腿部血栓，血栓进入心脏血管引起心肌梗死。在美国，"经济舱综合征"每年已影响到近 200 万人的健康。

飞机给人们带来了极大的方便，它使我们的世界看上去似乎比原来要小。然而在飞机问世一个多世纪之后，"经济舱综合征"的出现却使得人们对搭乘飞机产生了恐惧。受"经济舱综合征"困扰的大部分是中年人和老人。尽管现代医学还不清楚导致"经济舱综合征"的根本原因，但是可以肯定，飞机上经济座舱空间狭小，旅客在长途飞行中只能保持坐姿是最关键的一点。长时间保持同一姿势可导致人的腿部血液循环出现障碍而形成血栓，如果这些小的血凝块"流窜"到心脏或肺，就会产生因心脏或肺供血不足引发死亡的病症。

经济舱综合征可以从以下几个方面预防。

（1）充分饮水和摄入些柠檬。科学家建议乘客在飞行途中多摄入些柠檬。因为日本名古屋大学的研究人员发现，柠檬中含有柠檬酸和柠檬多酚，可减少凝血的可能性，有助于调节血液循环，避免深静脉血栓形成。

（2）长途飞行中不要过多饮用含有酒精类的饮料，但适量饮用含有糖分和钠离子的所谓离子饮料，可以使乘客排尿量减少，有利于体内液体的保持和抑制血液黏滞度的升高，对预防"经济舱综合征"有一定好处。

（3）不要吸烟。

（4）腿部做伸展或按摩运动。科研人员已经发现了多种方法以帮助人们预防、摆脱"经济舱综合征"。

（5）40 岁以上的人避免作密集的航空飞行。

（6）手术后不要立即作航空飞行。

（7）有血栓家族史的乘客应倍加小心。

（8）穿长筒袜能防止"经济舱综合征"。

第三节　旅客中常见疾病的急救处理

一、脑出血

脑出血（脑溢血）指原发性非外伤性脑实质内出血，也称自发性脑出血，占急性脑血管病的 20%~30%。最常见的病因是高血压合并动脉硬化。脑出血病死率高，致残率高。

1. 主要临床表现

多发生在 50 岁以上的人群中，男性多于女性；体力活动或情绪激动时发病；多无前驱症状，部分人可出现头痛、眩晕、手脚麻木、无力等前驱症状；起病较急，症状于数分钟至数小时达高峰；有肢体瘫痪、失语等局灶定位症状和感到剧烈头痛、喷射性呕吐、意识障碍等全脑症状；发病时血压明显升高。

2. 急救处理原则

让患者保持安静，避免搬动，取头高足低卧位，头转向一侧，以防口腔内的分泌物及舌根后坠堵塞呼吸道而引起窒息。必要时可给予吸氧、降压药和止血药等。广播请乘客中的医师参加抢救，并向地面报告做好急救准备。

如果是空勤人员出现相应症状，应立即让其离开工作位置，落地后送医院诊治并做健康鉴定。

二、晕厥

晕厥又称昏厥，是大脑一时性缺血、缺氧引起的短暂的意识丧失。多数是在久立不动、站立排尿、过度疲劳、剧痛、受惊、恐惧、过度悲伤、出血或血糖过低等情况下发生。

1. 主要临床表现

晕厥前患者意识尚清楚，可有头昏、眼花、黑视、恶心、呕吐、出汗、面色苍白、四肢无力、脉搏增快和血压下降等症状。低血糖者可伴有饥饿感。若病情进一步发展，则会进入晕厥期，丧失意识。

2. 急救处理原则

让患者立即平卧，头略放低，垫高下肢，松开衣服，可针刺人中、十宣、百会穴，或用手指掐按人中穴。可给患者喝温热的糖水，必要时可给患者吸氧或做针灸。经过上述处理，在一般情况下患者可慢慢恢复正常。

如有飞行人员发生晕厥，机组人员应重新安排工作，视情况与地面联系。归队后立即向航医汇报，送医院进行全面检查，查明原因，做出健康鉴定结论。

三、休克

休克是指不同原因引起的以微循环障碍为特征的临床综合征。多半是由于出血过多、创伤、严重失水、严重心律失常、感染及过敏引起。

1. 主要临床表现

初期表现为神志尚清，指端和面色苍白、恶心呕吐、出冷汗、脉搏细而快、脉压差小。若不及时治疗，可很快转入中期，即表现出神志淡漠或恍惚，皮肤四肢湿冷，口唇、四肢轻度发绀，呼吸深而快，血压下降。若再继续发展可转为晚期，即昏迷状态，呼吸急促表浅，脉搏细弱或不能触及，血压降低或测不出等。

2. 急救处理原则

让患者安静平卧，头部放低，垫高下肢（当头部损伤时，头不要低于下肢），立即吸氧，针刺内关、涌泉、足三里穴，需强刺激。广播请乘客中的医师参加抢救。密切观察脉搏、呼吸、血压的变化。同时立即报告地面，做好急救准备。

四、癫痫

癫痫，俗称羊角风，是一种突发性、短暂性大脑功能失调性疾病。发病率较高，可发生于任何年龄，青少年尤为多见。

1. 主要临床表现

典型的大发作表现是突然意识丧失，尖叫一声倒地，全身抽搐、口吐白沫、两眼上视，有时可咬破唇舌、尿失禁、瞳孔散大，发作后可有疼痛。

典型的小发作表现是患者意识短暂丧失，突然停止正在进行的活动，两眼凝视，可伴咀嚼、吞咽等简单的不自主动作，或伴失张力如手中持物坠落等。发作过程持续 5～10秒，清醒后无明显不适，对发作无记忆。

另外，应特别注意和重视空勤人员是否有此病。对怀疑有此病者，应做全面检查，严防空中突然失能的发生。

2. 急救处理原则

针刺或拇指掐患者人中穴，在其口中塞入手绢或纱布，以免咬伤舌、唇，同时为防止其他外伤，必要时可给以镇静、止痛药。

五、低血糖症

低血糖症是一组因多种原因引起的血糖过低所致的症候群，一般血糖在 2.8mmol/L（55%）以下。其中最常见的是功能性原因不明的低血糖症，约占 70%。

1. 主要临床表现

一般在饥饿时发病，其表现有心跳、眼花、出冷汗、面色苍白、四肢震颤、呼吸短促、心跳加快等。

2. 急救处理原则

发现低血糖症病人后应立即让其平卧，安静休息，给以糖水、巧克力等，即可缓解症状。低血糖症若发生在空勤人员中，归队后应向航医汇报，做进一步检查分析，排除其他病理性疾病。

六、急性胃肠炎

急性胃肠炎多发生在夏秋季节，因进食刺激性食物、暴饮暴食、腹部受凉或进食腐烂变质的食物等引起。

1. 主要临床表现

腹痛、腹泻、恶心、呕吐，重者可有发热、脱水、酸中毒，甚至休克等临床表现。

2. 急救处理原则

让患者平卧，安静休息，可饮温开水或淡盐水；服黄连素片 0.2～0.3 克，日服 3 次，东莨菪碱片一次 0.2～0.3 毫克，日服 3 次；针刺足三里、上脘、中脘、曲池等穴位。落地后向航医报告，做进一步诊治处理。

七、消化性溃疡

消化性溃疡主要指发生于胃和十二指肠的慢性溃疡，即胃溃疡和十二指肠溃疡。因其形成与胃酸/胃蛋白酶的消化作用有关，故称为消化性溃疡。主要病因有幽门螺杆菌感染、非甾体类抗炎药、胃酸和胃蛋白酶、吸烟和酗酒、遗传、急性应激、胃十二指肠运动异常，其中胃酸和胃蛋白酶是引起消化性溃疡的关键因素。

1. 主要临床表现

典型的消化性溃疡呈慢性过程、周期性发作，上腹痛呈节律性。如胃溃疡，多在进食 0.5～1 小时开始疼痛，进食后不能缓解。而十二指肠溃疡，多在进食 3～4 小时发作，即在饥饿时疼痛，进食后能缓解。可伴有灼热感；有时有嗳气、反酸、恶心呕吐和消化不良等症状。

2. 急救处理原则

急救处理主要是缓解疼痛，可服胃舒平、氢氧化铝凝胶、东莨菪碱片；针刺足三里、中脘、内关等穴位；若为十二指肠溃疡可进食苏打饼干等碱性食物。

若是空勤人员发病，除缓解疼痛处理外，下机后应接受消除病因、缓解症状、愈合溃疡、防止复发和防止并发症的正规治疗。

八、急性胃出血

急性胃出血是上消化道出血的最常见原因，约占 70%左右。引起急性胃出血的常见疾病是胃、十二指肠球部溃疡、胃癌、急性糜烂性出血性胃炎、口服阿司匹林或肾上腺糖皮质激素等药物引起的急性溃疡、严重烧伤和大手术等引起的应激性溃疡等。

1. 主要临床表现

出血前多数患者先有溃疡症状加重，药物失灵的临床表现。急性大出血时，可表现为呕血及黑便，常有面色苍白、昏厥、脉快、血压下降、出冷汗等症状。出血后疼痛多数减轻或消失。

2. 急救处理原则

让患者平卧，安静休息，禁食；可广播请乘客中的医师参加抢救；可注射止血药，如仙鹤草素等。注意观察患者的脉搏和血压变化，并与地面联系，做好抢救准备工作。

九、急性胃穿孔

急性胃穿孔是消化性溃疡的并发症，常在过分饱食、饥饿、剧烈运动或腹部外伤之后发生。

1. 主要临床表现

患者胃穿孔后会出现突然上腹剧烈疼痛，难以忍受，伴有恶心呕吐、烦躁不安及休克等症状，上腹部呈板样强直，伴有明显压痛与反跳痛等。

2. 急救处理原则

患者需绝对禁食，与急性胃出血的急救处理方法基本相同。飞机在就近机场降落后，应立即送患者到医院抢救。

十、急性阑尾炎

急性阑尾炎多数是由于急性感染或梗阻引起的急性炎症。严重者可化脓或穿孔。

1. 主要临床表现

急性阑尾炎常突然发生，疼痛多起于上腹或脐周围，数小时后转至右下腹疼痛，疼痛可分为持续性或阵发性。阑尾区即右下腹有局限性压痛及反跳痛，这是急性阑尾炎的主要特征。急性阑尾炎常伴有恶心、呕吐，体温正常或略有升高等临床表现。

2. 急救处理原则

让患者安静休息，取半卧位，勿急于服止痛药，以免掩盖病情，延误诊断和抢救；可针刺足三里、曲池、阳陵泉等穴位；与地面联系，做好急救准备工作。

十一、急性胰腺炎

急性胰腺炎是多种病因导致胰酶在胰腺内被激活后引起胰腺组织自身消化、水肿、出血甚至坏死的炎症反应。临床以急性上腹痛、恶心、呕吐、发热和血胰酶增高等为特点。临床病理常把急性胰腺炎分为水肿型和出血坏死型两种。水肿型病变轻，以胰腺水肿为主，临床多见，病情常呈自限性，预后良好，又称为轻症急性胰腺炎。出血坏死型病变重，以胰腺出血坏死为主，常继发感染、腹膜炎和休克等，病死率高，称为重症急性胰腺炎。

1. 主要临床表现

多在饱餐或饮酒后突然发生，为持续性刀割样疼痛，阵发性加重，疼痛多位于上腹正中或左上腹，并向左腰部及肩胛下区放射，多伴有恶心呕吐、发热等临床表现，一般止痛剂不能缓解。

2. 急救处理原则

患者需禁食，可给予阿托品或杜冷丁止痛；针刺内关、上脘、足三里等穴位；请机上乘客中的医师进行诊治；飞机在附近机场降落，一般需送患者到医院进一步诊治。

十二、胆石病

胆石病即胆结石，又称胆石症。按发病部位可分为胆囊结石、胆总管结石、肝内胆管结石病或者上述多部位同时并发。

1. 主要临床表现

右上腹绞痛，可向右肩背放射，常伴有恶心、呕吐，有时可发热或出现黄疸等，严重者可出现休克症状。

2. 急救处理原则

镇静止痛，可服东莨菪碱或阿托品；针刺或按摩肝俞、胆俞、日月等穴位，止痛效果较好。

空勤人员应特别注意隐形胆结石，平时虽无症状，但也有在空中突然发作的可能，如有此病，应及早检查治疗，以免危及飞行安全。飞行员患结石（含胆结石和泌尿结石）不管有无症状均应在停飞治愈后才能飞行。

十三、泌尿系结石

泌尿系结石是泌尿系的常见病。结石可见于肾、膀胱、输尿管和尿道的任何部位。但以肾与输尿管结石最为常见。

1. 主要临床表现

发病突然，剧烈腰痛，疼痛多呈持续性或间歇性，并沿输尿管向髂窝、会阴及阴囊等处放射；出现血尿或脓尿，排尿困难或尿流中断等，有时尿中可排出小结石，排出后症状可缓解。

2. 急救处理原则

让患者安静，可服镇静止痛药；针刺或按摩肾俞、膀胱俞、京门、照海等穴位；若疼痛靠近下腹部时，也可采取在大量饮水后进行原地跳跃运动，使结石进入膀胱，以缓解症状。

十四、烧烫伤

因热力对人体组织造成的损伤称为烧烫伤，如灼热的液体、固体和气体、火焰、电流、化学物质、放射线、热辐射等引起的机体损伤，都属于烧烫伤。

1. 主要临床表现

烧烫伤的严重程度主要根据烧烫伤的部位、面积大小和烧烫伤的深浅度来判断。烧烫伤在头面部，或虽不在头面部，但烧烫伤面积大、深度深的，都属于严重者。

烧烫伤按伤及深度可分为三度：Ⅰ度烧烫伤只伤及表皮层，受伤的皮肤发红、肿胀，觉得火辣辣的痛，但无水泡出现；Ⅱ度烧烫伤伤及真皮层，局部红肿、发热，疼痛难忍，有明显水泡；Ⅲ度烧烫伤伤及全层皮肤，包括皮肤下面的脂肪、骨和肌肉都受到伤害，皮肤焦黑、坏死，这时反而疼痛不剧烈，因为许多神经也都一起被损坏了。

2. 急救处理原则

烧烫伤急救处理主要包括以下内容。

（1）Ⅰ度烧烫伤。

① 用凉水冲或冰敷伤部以减轻损伤和止痛。

② 拭干患处后，敷上烧伤药或敷料后包扎（脸上不包）。

③ 如需要，轻轻绑上绷带。

（2）Ⅱ度烧烫伤。

① 未破的水泡：轻轻泼上冷水直至疼痛消失，用湿的绷带轻轻绑扎。

② 已破的水泡：不要在破的水泡上加水（会增加休克和感染的危险），用干的消毒绷带包扎，将烧伤肢体轻轻抬起，为防止脱水要经常少量给患者口服淡盐水。

（3）Ⅲ度烧烫伤。

① 不可用水冲或任何冷敷，不要试图去除伤部的沾染物（将衣服留在烧伤的皮肤

上，不要强行去除烧伤部位的物质）。

② 用干的消毒敷布敷在伤部并进行包扎。

③ 为休克病人提供急救。

（4）化学烧伤的处理。

① 尽快用大量清水彻底冲洗。

② 轻轻地仔细去掉烧伤处所有污染了的衣物。

第四节　昏迷旅客的急救服务

昏迷（coma）是指意识完全丧失，是最严重的意识障碍，是高级神经活动的高度抑制状态。颅内病变和代谢性脑病是常见的两大类昏迷病因。

一、昏迷病人的分类

1. 根据程度不同分类

① 浅昏迷：对强烈疼痛刺激有反应，基本生理反应存在，生命体征正常。

② 中度昏迷：对疼痛刺激的反应消失，生理反应存在，生命体征正常。

③ 深昏迷：除生命体征存在外，其他均消失。

④ 过度昏迷：即脑死亡。

2. 根据病变部位分类

① 醒状昏迷：又称去皮质状态。患者两侧大脑半球出现广泛性病变。

② 无动性缄默症：网状结构及上行激活系统病变。

③ 闭锁综合征：脑桥腹侧病变。

3. 根据昏迷的病因不同分类

（1）颅内病变。

① 感染性疾病：脑膜炎、脑炎、颅内静脉窦炎、脑寄生虫病等。

② 脑血管疾病：脑出血、脑梗塞、蛛网膜下腔出血、高血压脑病等。

③ 颅内占位性病变：脑瘤、脑脓肿等。

④ 颅脑外伤：脑震荡、脑挫裂伤、硬膜外血肿、硬膜下血肿、脑内血肿等。

⑤ 颅内压增高综合征与脑疝形成。

⑥ 癫痫。

（2）颅外疾病。

① 心源性脑病。

② 中毒性脑病。

③ 尿毒症性脑病、肺性脑病、肝性脑病、高血糖和低血糖性昏迷、妊娠中毒症等。

④ 外因性中毒：工业毒物、农药、药物、动物类、植物类中毒。

⑤ 物理性或缺氧性损害：高温中暑、触电、高山病等。

⑥ 水电解质紊乱和酸碱中毒。

⑦ 各种休克者。

二、昏迷旅客的急救

在现场一旦发现昏迷病人，应立即进行急救，主要方法如下。

（1）保持患者呼吸道通畅，吸氧，呼吸兴奋剂应用，必要时气管切开或插管进行人工辅助通气（呼吸）。

（2）维持患者有效血循环，给予强心、升压药物，纠正休克。

（3）颅压高者给予降颅压药物，如 20％甘露醇、速尿、甘油等，必要时进行侧脑室穿刺引流等。

（4）预防或抗感染治疗。

（5）控制患者高血压及过高体温。

（6）止抽搐用安定、鲁米那等。

（7）纠正患者水、电解质紊乱，补充营养。

（8）给予患者脑代谢促进剂，如 ATP、辅酶 A、胞二磷胆碱、脑活素等。

（9）给予患者促醒药物，如醒脑静、安宫牛黄丸等。

（10）注意患者口腔、呼吸道、泌尿道及皮肤护理。

（11）向机长报告，尽快与地面联系，争取尽早送患者到医院救治。

第五节　分娩的急救服务

一、机上流产

流产（俗称小产）最容易发生在怀孕的头三个月。当然，在胎儿脱离母体之前的任何时候都有可能发生流产。

1. 症状

腰部和腹部间歇性地疼痛，并伴有阴道出血。

2. 机上流产的处置

机上流产的处置包括以下内容。

（1）让孕妇躺在铺有塑料布的垫子上。

（2）备好大量的热水和经过消毒的、吸水性好的垫布或脱脂棉及卫生纸。

（3）检查孕妇脉搏、呼吸、血压，以确定是否有休克体征。

（4）可以使用一些止痛剂，如扑热息痛片等。

（5）用垫子将下肢垫高，以防休克发生。

（6）胎儿及其他妊娠物必须收集并保存于塑料袋等容器里，以备医生或助产士检查，防止因部分妊娠物未排出而导致的大出血。

（7）报告机长。因为不完全性流产会大量出血，可能发生休克，从而威胁孕妇生命，此时需送医院进行抢救。

二、机上分娩

生产不是疾病，而是正常的生理现象，事实上，绝大多数婴儿也都是自然降生的，是不需要任何干预的。所以，对飞机上发生的孕妇意外生产，空中乘务员所要做的仅仅是让分娩能顺其自然就足够了。

（一）分娩前的准备工作

1. 接生用具（品）的准备

（1）多准备些热水和数个干净的盆。

（2）大量的棉花和吸水性好的拭纸。

（3）装废弃物的污物桶。

（4）剪刀 1 把（必备）。

（5）25 厘米左右长的绳子 3 根（必备）。

（6）塑料床单 1 条。

（7）将剪刀和绳子放在水中煮沸消毒约 10 分钟。

2. 婴儿用品的准备

（1）毯子 1 条，用来包裹婴儿。

（2）消毒纱布 1 块，用来敷包打结剪断的脐带残端。

3. 空中乘务员自身准备

（1）确定参加助产的乘务员。凡是有感冒或手与其他部位感染者均不得参加助产。

（2）剪去过长的指甲，并用肥皂彻底清洗手和前臂。

（3）将洗净的手在空气中晾干（如果有消毒手套就戴上）。双手洗干净后，不要再触摸未经消毒的东西，以便接触产道和婴儿。

（二）分娩的处置

分娩通常包括以下三个阶段。

1. 第一阶段：子宫颈较大

对于第一胎产妇来说，第一阶段可能需要 12 个小时以上，但也有较短的；对于非第一胎的产妇来说，第一阶段可能只需要 1~2 个小时或者更短的时间。

（1）第一阶段的主要表现。

① 腰部和腹部有规律地疼痛，这预示着生产的开始。

② 腹部痉挛似的疼痛，频率逐渐加快，强度逐渐增强。

③ 阴道出血，有时可能仅仅只有几滴，说明胎膜已破。

（2）第一阶段的处置。

① 选择一个合适的地方，以便能用帘子与舱内其他乘客隔开。

② 在地板上放上便盆，让产妇小便。

③ 让产妇平躺，下面垫一条塑料床单。让产妇的头靠在枕头上，双膝抬起，脱光下身。

④ 将棉花或软布垫在产妇臀下，并给她上半身盖上毛毯保暖。

⑤ 保持舱内的安静，并安慰产妇。

2. 第二阶段：胎儿出生阶段

胎儿在该阶段经过骨盆从阴道产出。对于第一胎产妇来说，此阶段大约需要 1 个小时；而对于非第一胎的产妇来说，需要的时间要短得多。

（1）第二阶段的主要表现。

① 腹痛的频率加快，每隔 2~3 分钟就疼痛一次；腹痛的程度加重；每次腹痛的时间延长，并伴有一种越来越强的胎儿要生下的感觉。

② 会阴开始肿胀，在每次收缩时，都可以看到阴道内胎儿的头皮，预示即将分娩。

（2）第二阶段的处置。

① 当胎儿的头部出现在阴道口时，要将头部托住，并且在以后产妇每次收缩时都要将头部托住，因为只有通过反复地收缩才能将胎儿挤出产道，其间胎儿还会缩回去。为了避免将胎儿弄脏，可用干净纱布将产妇的肛门盖住，并且在胎儿头部缩回去之前，将肛门上的脏物擦干净。

② 在两次收缩之间，告诉产妇停止向下使劲，并张开嘴做深呼吸。等下次收缩来临时再继续用劲。当胎儿的头出来时，要稳住他/她，不要让他/她出来得太快。

③ 当胎儿的头将转向一侧时，还应继续托住他/她，并把头放低，直到胎儿肩膀最上部出现在产道口时，再抬高头，使下肩娩出来。

④ 当胎儿躯体出来时，将其托出产道。

⑤ 将新生儿放在产妇的两腿之间，因为这时新生儿仍有脐带与母体相连。用拭纸将新生儿的口腔清理干净，等待第一声哭啼。如新生儿没有哭啼或没有呼吸，则应立即做呼吸循环的复苏。

⑥ 用毯子将新生儿包好，放在一边。

3. 第三阶段：胎盘和脐带排出阶段

（1）第三阶段的主要表现。

① 胎盘从子宫壁分离。

② 分娩后 10～30 分钟，产妇仍有轻微的收缩感觉和腹部疼痛。

（2）胎盘排出阶段的处置。

① 产妇继续躺着，两腿像分娩时那样分开，一旦她感觉胎盘将出来时，令其使劲。此时，不能用拉拽脐带的方法来帮助胎盘剥离。

② 将胎盘和与之相连的胎膜装入塑料袋，留着让医生和助产士检查。

③ 将产妇身体擦干净，垫上干净的卫生巾，嘱咐其休息。

（3）脐带的处置。

① 胎盘与新生儿通过脐带连在一起，在分娩后约 10 分钟，脐带停止搏动。这时，用两条准备好的线绳在离婴儿腹部 15 厘米和 20 厘米两处紧紧扎住。

② 用消毒剪刀在结扎的脐带中间剪断，注意不要太靠近结头。

③ 用消毒纱布敷包脐带残端。

④ 10 分钟后观察脐带残端是否有出血，并用剩下的线绳将离婴儿腹部 10 厘米处的脐带残端结扎。

⑤ 如果有消毒纱布，就将脐带用消毒纱布敷包好；否则，就将脐带暴露在空气中。

第六节　机上常见症状的处理方法

一、发热

发热是指致热原直接作用于体温调节中枢、体温中枢功能紊乱或各种原因引起的产热过多、散热减少，导致体温升高超过正常范围的称为发热。每个人的正常体温略有不同，而且受时间、季节、环境、月经等因素的影响。一般认为当口腔温度高于 37.5℃，腋窝温度高于 37℃，直肠温度高于 37.5℃或一日之间体温相差在 1℃以上，即为发热。一般而言，体温可在剧烈运动、劳动或进餐后暂时升高。妇女在月经前和妊娠期间体温常稍高于正常体温。在高温作业时体温也可稍高。另外，老年人代谢率较低，其体温相对低于青壮年。

（一）发病的原因

1. 感染性发热

各种病原体，如病毒、肺炎支原体、立克次体、细菌、螺旋体、真菌、寄生虫等所引起的感染，不论是急性、亚急性或慢性，局部性或全身性，均可出现发热。

2. 非感染性发热

主要由于下列几类原因。

（1）无菌性坏死物质吸收。

① 机械性、物理性或化学性损害，如大手术后组织损伤、内出血、大血肿、大面积

烧伤等。

② 因血管栓塞或血栓形成而引起的心肌、肺、脾等内脏梗死或肢体坏死。

③ 组织坏死与细胞破坏，如癌变、肉瘤、白血病、淋巴瘤、溶血反应等。

（2）抗原—抗体反应，如风湿热、血清病、药物热、结缔组织病等。

（3）内分泌与代谢障碍，可引起产热过多或散热过少而导致发热。前者如甲状腺功能亢进，后者如重度失水等。

（4）皮肤散热减少，如广泛性皮炎、鱼鳞癣等。慢性心功能不全时由于心输出量降低、皮肤血流量减少，以及水肿的隔热作用，致散热减少而引起发热，一般为低热。

（5）体温调节中枢功能失常。

① 物理性，如中暑。

② 化学性，如重度安眠药中毒。

③ 机械性，如脑出血、硬膜下出血、脑震荡、颅骨骨折等。

（6）植物神经功能紊乱。由于植物神经功能紊乱，影响正常的体温调节所致，属功能性发热范畴，临床上常表现为低热。

按照发热温度的高低（以口温为标准），可区分为下列几种临床分度：低热 37.4℃～38℃；中等热度 38.1℃～39℃；高热 39.1℃～41℃；超高热 41℃以上。

（二）发热的伴随症状及临床意义

发热伴随下列症状，有提示诊断的意义。

（1）伴寒战，常见于大叶性肺炎、败血症、急性胆囊炎、急性肾盂肾炎、流行性脑脊髓膜炎、钩端螺旋体病、疟疾及急性溶血性疾患等。

（2）伴结膜充血，常见于麻疹、眼结膜热、流行性出血热、斑疹伤寒、恙虫病、钩端螺旋体病等，类似兔眼的表现。

（3）伴单纯疱疹，可见于大叶性肺炎、流行性脑脊髓膜炎、间日疟等多种急性发热疾病。

（4）伴出血现象，常见于重症感染与血液病。前者如重症麻疹、流行性出血热、登革热、病毒性肝炎、斑疹伤寒、恙虫病、败血病、感染性心内膜炎、钩端螺旋体病等。后者如急性白血病、急性再生障碍性贫血、恶性组织细胞病等。

（5）伴淋巴结肿大，可见于传染性单核细胞增多症、风疹、恙虫病、淋巴结核、局灶性化脓性感染、丝虫病、白血病、淋巴瘤、转移癌等。

（6）伴肝、脾肿大，可见于传染性单核细胞增多症、病毒性肝炎、肝及胆道感染、布鲁菌病、疟疾、黑热病、急性血吸虫病、结缔组织病、白血病、淋巴瘤等。

（7）伴关节肿痛，可见于败血症、猩红热、布鲁菌病、结核病、风湿热、结缔组织病、痛风等。

（三）机上急救处理

机上急救处理如下。

（1）让病人安静休息，鼓励其多吃水果或饮汤水，适当时水中加少量食盐，以补充体内水分。

（2）可选用阿司匹林、APC、扑热息痛及消炎痛口服，幼儿可酌情使用 10％～15％安乃近滴鼻。

（3）物理降温可以采用 75％酒精或温水擦拭四肢、胸、背及颈等处，也可以用冰水或凉水浸湿毛巾冷敷，一般于前额或颈旁、腹股沟、腋下及窝等处冷敷，每隔 5 分钟左右更换一次湿毛巾。

（4）若病因明确，可采取相应的治疗措施。

二、头痛

头痛是指以头部疼痛为主要症状的一种痛症，是临床较常见症状之一。

（一）头痛的原因

头痛产生的原因十分复杂，有颅内的、颅外的；有头颅局部的，也有全身的；也有许多至今仍找不到病因的头痛。但由于过度劳累、紧张、受凉、睡眠少等原因引起的头痛最为常见，这种头痛经过休息、充足的睡眠即会消失，不大引起人们的重视。但某些疾病引起的头痛，是一种信号，经过休息也不能恢复，应该引起重视。

目前以头痛为主症者，多见于感染性发热疾病、高血压、鼻炎、三叉神经痛、颅内疾患、神经官能症、脑震荡和偏头痛患者。

（二）头痛的相关症状及临床意义

头痛的相关症状及临床意义如下。

（1）剧烈头痛伴呕吐，说明颅内压升高，常见于脑出血、脑肿瘤、脑膜炎。

（2）阵发性偏头痛，每次发作数分钟，面部电击样剧痛，说话、饮食或洗脸可诱发，见于三叉神经痛。

（3）头痛表现为后枕部痛、跳动感，多见于高血压病，当血压正常时头痛消失。

（4）剧烈头痛伴眼眶痛，视力锐减，呕吐，多为急性青光眼。

（5）头痛伴鼻塞、流脓涕，上午轻，下午重，可能为鼻窦炎。

（6）头痛伴眩晕，可能为颈椎病、小脑出血、椎基底动脉供血不足。

（三）头痛的机上急救处理

头痛的机上急救处理如下。

（1）让病人安静休息，必要时应用小量镇静安眠药。

（2）突然出现剧烈头痛伴呕吐，血压高者，应尽快按脑出血等疾病急救。

（3）患者可服用少量止痛药，如去痛片、颅通定、安痛定等药进行临时止痛。

（4）急性青光眼引起的头痛，不要盲目服止痛药止痛，否则很快会引起失明。

（5）病因治疗，如高血压引起的头痛，可服用降压药；屈光不正引起的头痛可佩戴合适的眼镜；脑血管痉挛导致脑供血不足引起的头痛，可用扩张血管的办法进行止痛。

三、急性腹泻

肠黏膜的分泌旺盛与吸收障碍、肠蠕动过快，致排便频率增加，粪质稀薄，含有异常成分，称为腹泻。急性腹泻起病急骤，每天排便可达 10 次以上，粪便量多而稀薄，排便时常伴腹鸣、肠绞痛或里急后重。慢性腹泻是指病程超过两个月以上的腹泻。

（一）急性腹泻的原因

急性腹泻的原因如下。

（1）细菌或病毒感染，多见于细菌性痢疾和肠炎、伤寒、急性胃肠炎、流行性感冒及消化不良等。

（2）寄生虫病，如阿米巴痢疾、血吸虫病等。

（3）中毒性腹泻，如误服砷、汞、毒蕈等有毒物质等。

（二）急性腹泻机上急救处理

急性腹泻机上急救处理方法如下。

（1）让病人安静休息，进食易消化的稀软食物，避免给予刺激性食物，补给充足水分，最好在温热开水中加少量的食盐饮用，也可饮用各种果汁饮料，不可饮用牛奶或汽水等。

（2）非感染性腹泻，可用复方苯乙哌啶、黄连素、痢特灵等；感染性腹泻应服用抗生素治疗。

（3）腹泻若伴有呕吐或腹泻严重者，应报告机长，并与地面联系，做好抢救准备工作。

四、咯血与呕血

咯血是指喉以下的呼吸道出血，经咳嗽动作从口腔排出，又称为咳血。呕血是指病人将食管、胃、十二指肠、胰腺、胆道等消化器官因病变而导致的出血自口腔中吐出。未被呕出的血液可随大便排出，呈现柏油样便。

（一）咯血与呕血的病因

1. 咯血的病因

（1）咯血伴有发热，可能患有肺结核、支气管癌、流行性出血热、支气管扩张伴发感染、大叶性肺炎、肺脓肿等疾病。

（2）咯血伴有胸痛，可能患有大叶性肺炎、肺结核、支气管肺癌等疾病。

（3）咯血伴有呛咳，可能患有支气管肺癌、肺炎等疾病。

（4）咯血伴有皮肤黏膜出血，可能患有流行性出血热、血液病等。

（5）咯血伴有黄疸，可能患有钩端螺旋体病、大叶性肺炎、肺梗死等。

（6）咯血伴有进行性消瘦，可能患有肺结核、支气管肺癌。

2. 呕血的病因

（1）呕血伴有节律性上腹疼痛，可能是消化性溃疡。

（2）呕血伴无节律性上腹疼痛，且出血后上腹痛仍不缓解，可能是胃癌。

（3）呕血伴有黄疸，可能患有肝硬化、出血性肝管炎、钩端螺旋体病、重症肝炎、壶腹癌等。

（4）呕血伴有皮肤黏膜出血，可能是血液病、重症肝炎等。

（5）呕血伴有发冷、发热，右上腹绞痛者，可能为胆道出血。

（6）呕血伴有消瘦、食欲减退者，可能患了胃癌。

（二）咯血与呕血的机上急救处理

1. 咯血的机上急救处理

（1）突然咯血时，让病人安静休息，垫高枕头，解开病人的衣领，保持呼吸道通畅。

（2）让病人保持情绪安定，喉部痒有血或有痰时，应缓慢而轻轻地咳出，不要屏气或将血液吞咽入胃。

（3）少量咯血，可让患者静卧，安静片刻后，可以使咯血停止。

（4）大量咯血，并出现气急、胸闷、烦躁不安、面色青紫、大汗淋漓和神志不清时，可以使病人处于头低脚高位，撬开病人紧闭的牙关（有假牙者要取下），尽量用手指抠出病人口内的积血，还可以用手指压迫其舌根部，刺激咽喉，促使病人咳嗽排血或轻轻拍击病人的背部，使肺部和气管内的血块吐出来。

（5）对烦躁不安的病人可以适当应用镇静剂。

（6）注意观察患者病情变化，准确记录咯血量及生命体征的变化等。

2. 呕血的机上急救处理

（1）让病人侧卧，取头低足高位，保持环境安静，并注意保暖。

（2）鼓励病人将呕吐出的血轻轻吐出，以防血凝堵住呼吸道而引起窒息。

（3）严重休克或剧烈呕吐者不能进食，其他可给予流质食物。

（4）患者出现大呕血且呕血不止或出现休克时应及时抢救。

五、鼻出血

鼻出血亦称鼻衄，是临床常见的症状之一，可由鼻部疾病引起，也可由全身疾病所致。鼻出血多为单侧，少数情况下可出现双侧鼻出血；出血量多少不一，轻者仅为涕中带血，重者可引起失血性休克，反复鼻出血可导致贫血。

（一）鼻出血的原因

（1）局部原因：鼻部损伤、鼻中隔偏曲、鼻部炎症、鼻腔和鼻窦及鼻咽部肿瘤、鼻腔异物等引起的鼻出血。

（2）全身原因：出血性疾病及血液病，急性发热性传染病，心血管系统疾病，其他全身性疾病（妊娠、绝经前期、绝经期、严重肝病、尿毒症、风湿热）均可引起鼻出血。

（二）鼻出血的临床表现

少量血呈点滴状，大量时可堵住鼻孔，血常经咽入胃。反复出血大于 500 毫升时可出现头痛、头晕、眼花、乏力、出汗。出血 1 500 毫升以上则出现休克征象。患者恐惧易引起血压升高，加大出血量。

（三）鼻出血的机上急救处理

1. 一般处理

（1）让患者保持镇静，安静休息，并让其坐在座位上头后仰，用拇、食两指紧捏鼻翼 10～15 分钟，同时张口呼吸。

（2）用冷水冲洗鼻腔或把浸湿的毛巾、冰块（用手巾包住）敷于患者前额和鼻部，每隔 5～10 分钟更换一次。

2. 止血处理

根据出血的轻重缓急、出血部位、出血量及病因，选择不同的止血方法。

（1）出血量小的止血处理。

① 指压法：可用手指捏紧双侧鼻翼或将出血侧鼻翼压向鼻中隔约 10～15 分钟，也可用手指横行按压上唇部位。

② 局部止血药物：可应用棉片浸以 1%麻黄素、1‰肾上腺素、3%过氧化氢溶液或凝血酶，紧塞鼻腔数分钟至数小时。

（2）出血量大的止血处理。

① 出血量大者用纱布、脱脂棉或普通棉花在清水浸湿，用镊子轻轻填入鼻腔，稍紧一些，以便压迫出血点。持续 3～5 小时可止血。

② 如有云南白药可撒在棉球上塞入患者鼻腔。

（3）下机后处理。根据病情酌情选择烧灼法、前鼻孔填塞术、后鼻孔填塞术、经鼻内镜止血法、血管结扎术、鼻中隔手术等，也可采用全身治疗。

第七节　对猝死旅客的急救处理

在机上的特殊环境条件下，乘务员通过心脑复苏术的训练和一定的操作实践，及时对猝死旅客急救是非常重要的。目前，乘务员在机上所能采用的复苏措施主要是心肺复苏术。

心肺复苏术对各类环境条件下出现猝死症状的人员均适用。

一、心肺复苏术的重要性及其局限

持续不断的呼吸和心跳是维持我们生命的基础，但在某些外伤或疾病状态下，常常会发生呼吸、心跳的停止，这就是我们常常所说的"临床死亡"。在人体所有的组织细胞中，大脑细胞对缺血、缺氧最为敏感。在临床死亡后的很短时间内（一般认为是 4 分钟左右），大脑细胞还没有发生不可逆的损伤，如果抢救及时，仍然可以复活，但如果超过这一时间限度，大脑细胞就会因为缺血、缺氧而发生不可逆的损伤，这时即使经过各种抢救也不可能复活，我们称其为"生物死亡"（或"脑死亡"）。因此，对呼吸、心跳停止人员的抢救必须是争分夺秒。

心肺复苏术（cardio pulmonary resuscitation，CPR）是以延续生命或进一步争取抢救时间为目的的，是对各种原因所引起的心跳和呼吸突然停止，并伴有意识丧失这一急症（猝死）所采取的包括人工呼吸和胸外心脏按压在内的一系列急救措施。心肺复苏术尤其能够挽救那些没有心室颤动的心律失常所引起心脏停搏病人的生命。

但是，心肺复苏术也并不像人们想象的那样管用。研究表明，85%～90%的心脏停搏病人是由于心室的纤维性颤动所引起的，心肺复苏术不能使其复活，即不能使已经停搏的心脏再次工作，它只能短暂地维持那些心、肺不再工作的病人的基本血液循环。如果要使心脏恢复到维持生命的搏动，还必须使用除颤器对心脏进行除颤。一般来说，即使是采用了最好的心肺复苏术，心室纤维性颤动的心脏仍将不可避免地继续恶化，甚至在几分钟内就会停搏，最多也不会超过 10～15 分钟，因此，这些病人仅有的复活机会是在 10～15 分钟内及早使用除颤器进行除颤。

尽管心肺复苏术挽救生命成功的机会有限，仅为 8%左右（美国可达 60%），但它仍是必要的，其重要意义在于能为进一步的抢救争取宝贵的时间。这些进一步的抢救主要包括除颤、气管插管和静脉用药，即所谓"高级的心脏生命保障"。所以心肺复苏后的病人还需要立即送往医院做进一步的救治。

二、心脏骤停的判断标准

心脏骤停的判断标准如下。

（1）神志丧失。

（2）颈动脉、股动脉搏动消失。

（3）心音消失。

（4）呼吸停止。

（5）瞳孔散大。

（6）心电图上的表现包括：

① 心室颤动或扑动。

② 心电机械分离。

③ 心室静止，呈无电波的一条直线，或仅见心房波。

在飞机上看到一个人晕倒，乘务员的第一反应就是要去判断病人是否为心搏骤停。一旦确认应该立即为病人实施初步急救措施和心肺复苏术。

心脏急救的前 6 分钟是黄金时间，因为大脑缺氧超过 4~6 分钟，脑细胞功能呈不可逆状态。所以，心脏急救一定要遵循"现场复苏"和"目击者先复苏"的原则。

三、机上现场心肺复苏术操作

（一）心肺复苏术操作流程

1. 呼叫病人

发现病人倒地，先双手拍病人双肩，操作者在病人耳边进行呼叫，比如："先生，先生你怎么了，先生，先生你醒醒。"呼叫病人无反应后解开病人衣领，一手食指与中指并拢，检查病人颈动脉波动（一般是在喉结旁两到三横指），操作者耳朵部位靠病人鼻子上面，查看病人胸廓起伏情况，检查 5~10 秒。

2. 广播呼救

通过广播呼救，机上如有医生应尽快过来抢救，选择恰当的抢救位置，将病人置于过道等坚硬的地上，双手放于胸廓两侧。

3. CPR 的基本顺序

CPR 的基本顺序：实施 C-A-B 步骤。

（1）C（Circulation）：胸外心脏按压。

① 在按压之前需要先松解病人衣物。

② 膝跪于病人一侧，距离病人大概一拳的位置，一腿平病人肩部，一腿平病人腰部。

③ 按压点定位用救护者一手的食指和中指沿患者肋弓下缘上移至胸骨下切迹处，中指定位于此，食指紧贴中指，另手掌根平行。两手重叠互扣，手指上翘，掌根置胸骨下部 1/2 处。肩、肘、腕成一直线，以身体重量垂直下压，按压深度 5~6 厘米，频率>100 次/分钟，按压与放松时间相等；按压频率和人工呼吸比是 30∶2，如图 6-1 所示。

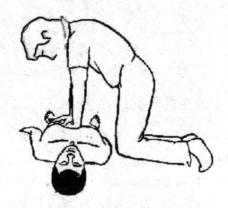

图 6-1　胸外心脏按压

（2）A（Airway）：开放气道。用压额抬颏法开放气道（颈椎损伤患者用推举下颌法），使患者下颌、耳郭的连线与地面垂直。呼吸道有呕吐物或分泌物则先将其头部偏向一侧，用手指将其清理干净，如图 6-2 所示。

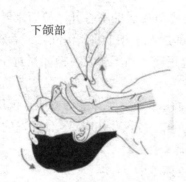

下颌部

图 6-2　压额抬颏法

（3）B（Breathing）：人工呼吸。以拇指和食指捏闭患者的鼻孔，深吸一口气，用口唇严密包住患者的口唇，平稳地向患者口内吹气，然后与患者口部脱离，松开患者鼻孔呼气，同时观察患者胸部起伏，首次人工呼吸 2 次，口对口/鼻吹气时遵循标准预防原则，避免快速或用力吹气。人工呼吸频率为8～10 次/分钟。如图 6-3 所示。

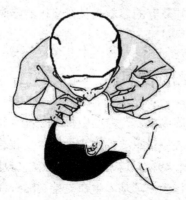

图 6-3　口对口人工呼吸

4. 评估心肺复苏效果

在心脏按压与人工呼吸之比 30 ∶ 2，连续 5 个循环周期后进行。

复苏有效的指征：意识恢复、瞳孔由大变小、口唇红润、大动脉搏动和自主呼吸恢复。

（二）机上心肺复苏术的注意事项

（1）向机长报告，正在对一心脏停搏的患者进行心肺复苏，机长综合考虑后决定飞机是改变航向着陆还是继续飞行。

（2）正确安放患者。让患者仰卧在表面坚硬之处十分重要，比如机上的厨房区或过道上。千万不要将患者置于一排座位上，也不要让患者躺在松软容易变形的地方。

（3）选择恰当的抢救位置。如果只有一位抢救人员，最恰当的位置是跪在与患者肩部平行的位置，以便在膝盖不动的情况下对患者嘴部和胸部进行操作；如果有两位抢救人员在场，则一位应在患者的头旁，一位应该在患者另一侧的胸旁，这样两位救护人员就有足够的活动空间，不致相互影响。

（4）保持呼吸道通畅。首先将患者的嘴打开，检查上呼吸道有无异物、呕吐物和血块，如果有，可用纱布或手绢等缠在手指上将其清除，或者将患者翻向一侧将其清除。对于假牙，如果佩戴合适且位置正确，则不管它，但如果过于松动，容易引起呼吸道的阻塞，则应将其取下。

（5）取来氧气瓶并与氧气面罩相连，如果患者呼吸，就用它来供氧。另外，氧气管也可放入进行口对口人工呼吸者的口内（不是患者），使吹出的气体氧含量较高。

（6）取出飞机上的医疗箱。

（7）请求飞机上任何医生的帮助。

（8）宣布机上的乘客发生了意外需要抢救，要求所有乘客留在各自的座位上。

（9）如果抢救无效，心肺复苏术至少应该持续 30 分钟。

（10）机上乘务员不能宣布某某乘客已经死亡，因为这是医务人员的职责。

（11）机上医生可以承担宣布停止做心肺复苏的责任。

（12）在着陆过程中的心肺复苏，应遵循"急救人员绝对不应使其自身处于不利地位"的普遍准则，即进行心肺复苏的急救人员在飞机着陆时，应注意自身的安全，此时可以停做一会儿，但时间应该尽量短。

四、自动体外除颤器的应用

自 1960 年开展心肺复苏以来，治疗心室颤动是提高急救存活率最重大的进步之一，而及时电除颤又是救治心脏骤停最重要的决定性因素。据报道，实施公众除颤（PAD）计划后，患者的存活率可达到 49%，这是以往最有效急救医疗服务系统救治存活率的两倍。如果把自动体外除颤也作为一项基本生命支持（basic life support，BLS）技术，那么 BLS 就包括生存链前三个环节：早期到达现场、早期开展心肺复苏、早期电除颤。

自动体外除颤器（automated external defibrillator，AED），是一种便携式、易于操作、稍加培训即能熟练使用的一种专为现场急救设计的急救设备。从某种意义上讲，AED 不仅是一种急救设备，更是一种急救新观念，一种由现场目击者最早进行有效急救的观念。

AED 有别于传统除颤器，可以经内置计算机分析和确定发病者是否需要进行自动体外除颤。除颤过程中，AED 的语音提示和屏幕显示使操作更为简便易行。据美国心脏协会（AHA）调查，在美国，每年有 35 万人左右，即平均每天有 1 000 人左右因为突发性心脏骤停得不到及时救护而死亡，他们当中 75%是在医院外发病的，而且 20％的人没有任何先兆。对于突发性心脏骤停的病人，如果在数分钟之内（一般认为是 4 分钟左右）得不到及时的救助，那么生存的希望就会越来越小；每延迟 1 分钟，抢救成功的可能性就会下降 10%。此时，如果在公共场所有一种急救工具，这种急救工具的使用方法就像灭火器那样的简单、不需要特殊训练，那么病人的第一目击者在拨通电话、等待急救医生到来之前，就可以进行有效的抢救，从而为进一步的救护争取到宝贵的时间。作为急救医学的新进展，自动体外除颤器（AED）就这样诞生了，而且已得到越来越广泛的使用。

目前在美国有的公司、飞机上，甚至家庭中，已配备了自动体外除颤器。1998 年年初，在美国飞往墨西哥的班机上，一位来自北卡罗来纳州的乘客突然出现心脏骤停，这位乘客在不幸中又幸运地成为世界上第一例在飞机上抢救成功的心脏骤停病人，因为该航班上配备的 AED 发挥了关键的作用。据悉，我国上海浦东国际机场和北京首都机场新航站楼都已配备了 AED 用于机场的急救工作。相信不久以后，国内公共场所也会普遍配备AED。

五、排除气道内异物

对于用手掐紧喉咙部位而呈用力呼吸、声音沙哑并且几乎不能发声的病人，要高度怀疑是气道内异物阻塞引起的梗喉现象，如图 6-4 所示。要问："你呛到了吗？"如果分析后确定是异物阻塞的严重梗喉现象，就应该采取排除异物的动作。

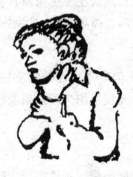

图 6-4　气道内异物阻塞引起的梗喉现象

（1）对于神志仍然清醒的患者，用"哈姆立克法"来排除异物。施救者立于患者身后，以双手环绕病人腰部，左手握拳，拇指面贴到腹部肚脐上方；右手掌贴于左拳上握紧，连续间断性地突然向上向后施力于患者腹部，如图 6-5 所示。

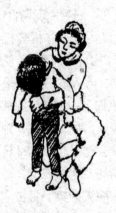

图 6-5　哈姆立克法

（2）对于已经神志不清的患者，可以用胸部推压法，类似心肺复苏术的连续挤压胸部法，连续操作 5 次。

六、旅客死亡的处理

死亡，是指生命活动的终了，标志着新陈代谢的停止。人可因生理衰老而发生生理死亡或自然死亡；因各种疾病造成病理死亡；因机械的、化学的或其他因素而造成的意外死亡。死亡过程可分为三个阶段，即濒死期、临床死亡期和生物学死亡期。虽然乘务员并没有权利判断一个人是否死亡，但还是有必要了解对死亡的诊断和对死亡旅客的处理。

（一）死亡过程

1. 濒死期

濒死期又称临终期，是临床死亡期前主要生命器官功能极度衰竭并逐渐趋向停止的时期。病人表现为意识障碍、呼吸障碍、循环障碍、代谢障碍等。

2. 临床死亡期

临床死亡期是呼吸、心跳停止但尚未出现脑细胞性死亡的时期。病人表现为意识丧失、呼吸心跳停止、瞳孔散大、对光反射消失。如果及时给予紧急心、肺、脑复苏，还有恢复的可能。

3. 生物学死亡期

生物学死亡期由临床死亡期发展而来，是死亡过程的最后阶段。病人表现为呼吸、心跳停止，各脏器功能消失。经积极救治，脑细胞功能不可能再恢复，以及心脏处于无电活动状态，可以终止心肺复苏。

（二）死亡旅客的处理

（1）起飞前若发现旅客死亡，应立即报告责任机长，停止起飞。

（2）在空中发现旅客死亡，经医生确认后，要记录死者的姓名、性别、年龄、国籍、职业、身份、抢救经过、死亡时间及死亡前后的情况等，并收集、登记和保管死者的遗物。

（3）将死者仰卧，头和四肢放正，用湿毛巾擦净脸部。若眼睛未闭合，可按摩眼睑使之闭合。若口未闭，可托下颌使之闭合。有活动假牙者应安上。用棉花填塞鼻、口、耳，如为上消化道出血或肺部疾病者，应塞至咽喉部，以免液体外溢，棉花不要外露，并帮其梳理头发。有创口者应更换敷料。用棉花填塞肛门、阴道。

（4）用一大单盖好尸体，并把死亡鉴定牌固定在死者胸前大单上。

（5）若条件允许，应将死者与其他旅客隔离。

（6）落地后，向有关部门如实报告死者情况，通知机场卫生部门对客舱进行消毒。

知识链接　美国心脏学会公布的心肺复苏术的七步骤

第一步：首先检查病人是否还存在着知觉。如病人已失去知觉，又是呈俯卧位，则应小心地将其翻转过来。

第二步：必须保持病人的呼吸道畅通，使病人头向后仰，以防止因舌根后附坠堵塞喉部影响呼吸。

第三步：若病人确已无呼吸，应立即对其进行口对口人工呼吸，即救护者深吸一口气后，对着病人之口，将气吹入。注意，在吹气时，要先捏住病人的鼻子，不让吹入的气从鼻孔中逸出，要使之进入肺内。吹气时，若看到病人的胸、腹随之起伏，证明肺部已经通气，应该连续吹下去，直到病人恢复自主呼吸为止。如果病人在恢复呼吸后出现呕吐，必须防止呕吐物进入气管。

第四步：救护者一手放在病人额头上，使其保持头部后仰的姿势；另一手的指尖要轻摸位于气管或喉管两侧的颈动脉血管，细心感觉有无脉搏跳动，如有则说明心跳恢复，抢救成功。

第五步：如果没有摸到颈动脉的跳动，说明心跳尚未恢复，需立即做胸外心脏按压术。让病人仰卧，救护者右手掌置于病人胸前的胸骨上，左手压在右手上，两肘伸直，有节律地垂直用力下压病人的胸骨。胸骨由于受力而下陷 2～4 厘米，正好压在心脏上，而且一压一松使心脏被动收缩和舒张，可以促进心跳恢复。一般要求每分钟按压心脏 80 次。

第六步：救护者跪于病人胸部左侧施压，这点很重要，因为胸外心脏按压和口对口呼吸要交替进行。最好两人同时参加急救。

第七步：如果现场只有一个人，在抢救过程中，每按压心脏 15 次，口对口吹气 2 次，每隔 1 分钟检查一次颈动脉有无跳动。

第八节　机上急救箱的使用

根据《大型飞机公共航空运输承运人运行合格审定规则》（民航总局令第 195 号）的要求，应在旅客航班上配备以下三种药箱。

（1）急救箱（乘客可打开）。

（2）应急医疗箱（乘客不能打开，只有专业医护人员可以打开）。

（3）卫生防疫包。

一、机上急救箱的使用规定

1. 急救箱应满足的条件和要求

（1）急救箱和应急医疗箱的机上配备原则：机上每 50 个座位配 1 个，以后每增加 100 个座位增加 1 个急救箱。

（2）急救箱尽可能均匀地放在飞机易于取用的位置。

（3）每个急救箱应当能防尘、防潮。

（4）每个急救箱和应急医疗箱内至少配备如表 6-1 所示的医疗用品。

表 6-1　急救箱、应急医疗箱药品

急 救 箱	应急医疗箱
三角巾	血压计
创可贴	听诊器
氨气清醒剂	人造口咽气道（3 种规格）
共有药品	消毒棉签
	2 毫升、5 毫升、60 毫升注射器
	50% 葡萄糖注射液
	肾上腺素注射液
	盐酸苯海拉明注射液
	黄连素片
	硝酸甘油片
	去痛片
	颠茄片

急　救　箱	应急医疗箱
共有药品	碘酒
	剪刀
	胶布
	乳胶医用手套
	绷带
	（金属）夹板

（5）在第（4）项中不适于装在急救箱内的手臂夹板和腿部夹板可存放在距离急救箱尽可能近的易于取用的位置。

（6）急救箱内还有其他物品：①急救手册（说明）一份；②使用登记单若干。

乘务员携带药箱的配备：去痛片、乘晕宁、APC、颠茄片、咳必清、黄连素、螺旋霉素、心得安、消心痛、硝酸甘油、保心丸、人丹。

2. 使用

（1）在机上出现外伤或需要其中用品时应立即取用。

（2）经过急救训练的乘务人员或在场的医务人员或经专门训练的其他人员均可打开，并使用此箱内物品，但是非本航班乘务人员应在开箱时出示相关的证书、证件。

（3）其他需要的场合机长可以打开驾驶舱内的急救箱取用所需用品。

（4）用后做好相应记录，一式两份，要有乘务长或机长签名，记录单应一份交给使用人，另一份留箱内交回航卫中心。

二、机上应急医疗箱的使用规定

1. 应急医疗箱应满足的条件和要求

（1）每架飞机在载客飞行时应当至少配备一只应急医疗箱，存放在机组人员易于取用的位置。

（2）应急医疗箱应当妥善存放，能够防尘、防潮、防不良温度损坏。

2. 应急医疗箱应备有的其他物品

（1）诊断器械，如体温计等。

（2）治疗器械，如镊子等。

（3）内容物名称、用法、数量一览表。

（4）使用记录单若干。

3. 使用

（1）只要机上有极重伤病旅客，广播找医务人员帮助，且正好有医务人员在场出来帮忙时，即应出示药箱内容物品名称、数量、用法和一览表，并供医务人员使用。

（2）当有人要求打开并使用其内物品时，应确认并记录该人身份为医生或护师的证明或文件。

（3）使用医用药箱后，应一式三份做好使用记录，并在相应位置请机长、使用医生和乘务长分别签名。

（4）将医用药箱使用登记表一份送至到达站的有关部门，一份交给使用药箱的医生，另一份留在医用药箱内交回航卫中心做统计。

三、药物使用说明

1. 50% 葡萄糖

作用及用途：本品适用于重病患者不能饮食而营养不良时，作为能量的来源以增加其体力；因其为高渗压溶液可使组织脱水，作为解毒、利尿剂，用于脑水肿、肺水肿，又可以用于各种药品或细菌毒素的中毒、肝炎、肝昏迷和妊娠中毒等。此外，还可以用于血糖过低或胰岛素过量，以及酸中毒等。

剂量：静脉注射或滴注一次 5～50 克（10～100 毫升），一日 10～100 克（20～200 毫升）。

注意：高渗溶液应缓慢注射，使用前必须将溶液先热至略高于体温，然后缓缓注入，以免痉挛。应询问有无糖尿病史。

2. 1∶1 000 肾上腺素

作用及用途：肾上腺素受体激动药可兴奋心脏，收缩血管，松弛支气管平滑肌，主要用于过敏性休克、支气管哮喘及心脏骤停的抢救。

用法及用量：常用量，皮下、心室注射一次 0.25～1 毫克。极量，皮下注射一次 1 毫克。

注意：高血压，器质性心脏病、冠状动脉病变、糖尿病及甲亢等患者慎用。

规格：1 毫升，1 毫克。

储藏：遮光、密闭阴凉处保存。

3. 盐酸苯海拉明注射液

作用及用途：本品为抗组胺药，用于荨麻疹、枯草热、血清反应及血管运动性鼻炎等。

用法及用量：常用量，肌肉注射一次 20 毫克或遵医嘱。

注意：用药期间不宜驾驶车辆、管理机器及高空作业等，早产儿和新生儿禁用。

规格：1 毫升，20 毫克。

4. 硝酸甘油片

作用及用途：本品为速效、短效抗心绞痛药，主要可使全身血管扩张，外周阻力减少，减轻心脏负担，并能使左心室容量减少，射血时间缩短，从而降低心肌耗氧量，并可扩张冠状动脉血管，使心肌血流供应重分配，改变缺血部位的供氧，恢复心肌对氧的供需平衡。用于心绞痛、胆绞痛、雷诺氏病及肾绞痛。

用法及用量：舌下含服，每次 0.25～0.5 毫克，5 分钟后可再用，一日不超过 2 毫克。

注意：青光眼患者禁用。

5. 去痛片

作用及用途：本品为解热镇痛的复方片剂。用于发热、头痛、牙痛、关节痛及痛经。

用法及用量：口服每次一片，每日 3 次。

6. 颠茄片

作用及用途：本品主要成分为莨菪碱，并含有东莨菪碱、颠茄碱及去水阿托品等，为 M 胆碱受体阻断剂。·临床主要用于内脏平滑肌痉挛，如胆、肾、肠绞痛及胃和十二指肠溃疡等，也可用于止咳平喘。

用法及用量：口服，每次 10～20 毫克，每日 3 次。

规格：每片含颠茄浸膏 10 毫克。

7. 黄连素

作用及用途：本品对大肠杆菌、链球菌、弯曲菌、阿米巴原虫等有抑制作用。由于口服吸收差，故仅适用于肠道感染，如急性细菌性痢疾、肠炎等。

用法及用量：口服，每次 0.1～0.4 克，每日 3 次。

规格：每片 0.1 克。

8. 皮肤消毒剂

常用的皮肤消毒剂有以下几种。

（1）碘酊（碘酒）。

① 作用及用途：本品具有很强的消毒防腐作用，主要用于皮肤消毒及治疗感染、甲癣等。

② 用法及用量：一般皮肤消毒，用 2% 碘酊涂擦皮肤。

（2）过氧化氢（双氧水）。

① 作用及用途：本品具有消毒、防腐、除臭及清洁等作用，局部涂抹冲洗后能产生气泡，有利于清除脓块、血块及坏死组织，主要用于清洁创面、溃疡、脓窦、耳内脓液等。

② 用法及用量：伤口的清洁和消毒，用 3% 过氧化氢溶液。

（3）乙醇（酒精）。

① 作用及用途：本品为最常用的消毒防腐药，本品毒性小，使用广泛，主要用于皮肤及器械消毒。用乙醇涂擦高热病人皮肤可降低体温；用乙醇涂擦长期卧床患者皮肤可防止褥疮发生。

② 用法及用量：皮肤及器械消毒用 70% 或 75% 乙醇；高热病人降温用 20%～30% 乙醇涂擦皮肤；防止压疮用 40%～50% 乙醇涂擦皮肤。

【本章小结】

本章主要介绍了在航空飞行中一旦出现昏迷、心脏停搏、紧急分娩以及经济舱综合征等紧急情况下的一些治疗方法和手段。本章的学习，重点应放在相关急救技能的掌握上，应重点掌握昏迷的急救方法、掌握心肺复苏术的主要操作方法、掌握机上流产或分娩的急救手段。

通过本章的学习，能够使空勤人员在航空飞行中对旅客出现的一些紧急症状进行有效的急救，以保证旅客的生命安全。

【思考与练习】

1. 一般来讲，哪些人不适合空中旅行？

2. 如何判断乘客是否昏迷？乘客在飞机上发生昏迷最常见的原因是什么？机上乘客昏迷的急救原则有哪些？

3. 什么是心肺复苏术？它有什么重要性和局限性？其指征和步骤各有哪些？心肺复苏抢救有效的标志是什么？机上心肺复苏术有哪些注意事项？

4. 如何判断流产？乘客在机上发生流产时该如何处置？

5. 分娩前的准备工作有哪些内容？分娩通常包括哪几个阶段？在分娩过程中脐带该如何处置？

6. 什么叫"经济舱综合征"？它有哪些危险因素？如何预防？

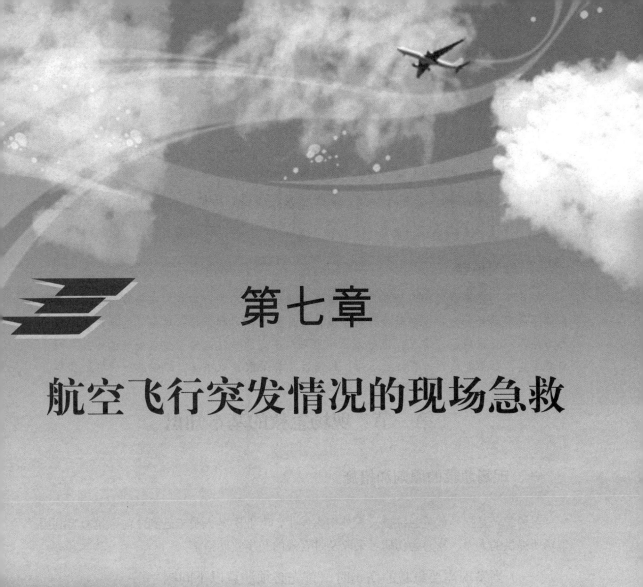

第七章

航空飞行突发情况的现场急救

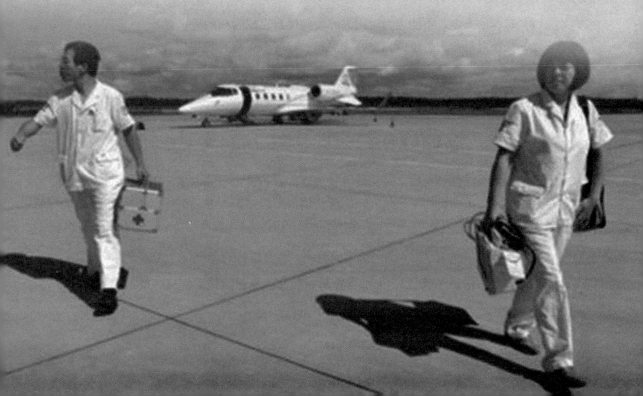

学习目标

1. 掌握现场急救的注意事项、基本程序及主要措施。

2. 掌握现场急救五大技术：通气、止血、包扎、固定和搬运的操作方法。

3. 了解其他急救技术基本方法。

4. 了解人体生命体征相关知识，掌握呼吸、体温、脉搏、血压的检查步骤、正常范围和影响因素。

学习内容

航空飞行突发情况的现场急救与日常医学急救有所不同，当在空中出现急症时，哪怕是简陋的现场紧急救护也会显得特别重要，因此需要学习和掌握一些常见的现场急救技术和方法。一旦出现急症情况，机组人员应当采取一定的措施，给予患者最大的帮助。对于急危重症，如果继续飞行会危及生命，机组往往会采取紧急措施，即到最近的机场备降。

第一节　现场急救的基本知识

一、现场急救的原则和措施

现场急救是指当危重急症以及意外伤害发生，专业医务人员未赶到之前，抢救者利用现场所提供的人力、物力为伤病者采取及时有效的初步救助措施。

（一）当发现需要急救的伤员时，首先必须注意以下问题

（1）自身的安全，不能因为对别人施救而使自己成为新的受害者。

（2）如果只有一人昏迷或出血，应先抢救再呼救；但是受害人数较多，则应先呼救再抢救。

（3）对于众多受害者，应先抢救严重出血、心跳呼吸停止和昏迷等危重伤病员。

（4）如果受害者处于禁区，应立即报告有关部门。

（二）现场急救的基本程序

当现场出现成批伤员后，接受过急救培训的目击者，只要遵循一定的医疗救护原则，就可及时稳定危重伤员的生命体征，缓解伤情，减轻痛苦，并为进一步救治奠定基础、创造条件。

1. 急救顺序

要先救命后治伤（或病），先治重伤后治轻伤，先排险情后实施救助，先易后难，先

救活人后处置尸体。对生存希望不大的濒死者，应根据具体情况而定。如果当时医疗条件允许，也应全力抢救；但大批伤员出现时，绝不应该将有限的医疗力量花费在已无生存希望的濒死者上而放弃经过现场急救能够生还的伤员。

2. 对症处理

充分发挥现场急救五大技术（通气、止血、包扎、固定和搬运）和其他急救技术，以保持伤员的基本生命体征。

3. 快速及时

力争"早医、快送"，创伤急救应该强调"黄金 1 小时"。对于大出血、严重创伤、窒息、严重中毒者，争取在 1 小时内在医疗监护下直接送至附近医院手术室或高压氧舱，并强调在 12 小时内必须得到清创处理。

4. 前后继承

为确保现场急救措施紧密衔接，防止前后重复、遗漏和其他差错，要有正式医疗文本。

（三）现场急救的主要措施

1. 迅速切断伤害源

根据伤害源的不同迅速采取相应的措施，切断伤害源的继续伤害。如煤气等有害气体中毒，应迅速将受伤者移至空气流通处，触电时应迅速切断电源，火烧伤时应使烧伤者迅速脱离火灾现场，化学品烧伤时应迅速用清水将烧伤者皮肤上残留的化学品冲洗干净等。

2. 根据伤病的具体情况采取相应的急救措施

主要根据受害者的生命体征（体温、呼吸、脉搏、血压）和意识状态等，以及有无骨折和活动性出血来初步判断伤病情况。对于呼吸心跳停止者应立即进行人工心肺复苏；对于有活动性出血者应立即止血；对于有骨折者应进行固定；对于有伤口者应进行包扎；对于有意识障碍者要注意清除呼吸道内的异物，保持呼吸道的通畅等。

3. 保存好断离组织

对于外伤导致的肢体等断离部分组织，应用无菌纱布或干净布料包好，并随同伤员一起送往医院，争取再植；如气温较高，最好应用冰块包裹保存。

4. 及时送往医院

采取及时有效的急救措施和技术，最大限度地减少伤病人员的痛苦，降低致残率，减少死亡率，为医院抢救打好基础。遇到紧急情况后，客舱乘务员的任务是提供必要的基本的紧急救治，直到专业医务人员赶到，而不是诊断病人病情或进行预先治疗。

（四）现场急救的原则

掌握急救常识是开展急救工作的重要前提。开展急救工作必须遵循以下六条原则。

1. 先复后固

遇有心跳呼吸骤停又有骨折者，急救者应先用口对口人工呼吸和胸外按压等技术使心肺复苏，直至心跳呼吸恢复后，再进行骨折固定。

2. 先止后包

遇有大出血又有创口时，急救者首先立即用指压、止血带等方法止血，再对伤口进行消毒包扎。

3. 先重后轻

遇有垂危和较轻的伤病员时，急救者应优先抢救垂危者，后救较轻的伤病员。

4. 先救后运

在将患者送到医院以前，急救者不要停顿抢救措施，注意观察患者病情，少颠簸，注意患者保暖，直至目的地。

5. 急救与呼救并重

急救者应从最快的速度争取到急救外援，紧张镇定地分工合作。

6. 搬运与救护一致

搬运和救护不能分家，要合二为一。

二、生命体征

生命体征包括脉搏、呼吸、体温、血压。在正常情况下，四大生命体征互相协调、互相配合，维持生命；在异常情况下互相影响、互相诋毁，危及生命。乘务人员应该了解这些诊疗技术的检查步骤、正常范围和影响因素。

（一）脉搏

脉搏是指在每个心动周期中，因动脉压力和容积发生周期性变化而引起的动脉管壁周期性波动，以次/分钟记录。正常的脉搏在 60～100 次/分钟。脉搏会因各种病理或生理情况而改变，它代表循环的状况。

1. 测量部位

凡身体浅表靠近骨骼的动脉，均可用以测量脉搏。对成年人，常规诊脉用桡动脉；对儿童测桡动脉或颞动脉；婴儿测心尖搏动。有时也可测颈动脉、肱动脉、胫后动脉、股动脉及足背动脉。

2. 范围及其影响因素

正常成人脉搏在 60~100 次/分钟。大于 100 次/分钟则心动过速，常见于发热、休克、大出血前期等病人。小于 60 次/分钟则心动过缓，常见于颅内压增高、房室传导阻滞、洋地黄中毒等病人。正常成人脉搏会因各种病理或生理情况而改变，也会因年龄、性别、情绪、运动等因素而变动，一般女性比男性稍快，幼儿比成人快，运动和情绪变化时可暂时增快，休息和睡眠时较慢。脉搏代表循环的状况。

3. 测量方法

（1）诊脉前，病人情绪应稳定，避免过度活动及兴奋。

（2）病人手腕放于舒适位置。

（3）诊脉者以食、中、无名指（三指并拢），指端轻按于桡动脉处，压力的大小以清楚触到搏动为宜，一般病人计数半分钟，并将所测得数值乘 2 即为每分钟的脉搏数。异常脉搏（如心血管疾病、危重病人等）应测 1 分钟。当脉搏细弱而触不清时，可用听诊器听心率 1 分钟代替触诊。测后记录结果。

4. 注意事项

（1）活动或情绪激动时，应休息 20 分钟后再测。

（2）不可用拇指诊脉，以免拇指小动脉搏动与病人脉搏相混淆。

（3）偏瘫病人测脉搏应选择健侧肢体。

（二）呼吸

呼吸是指喘气的频率。一次呼吸分为呼出和吸入两个过程。正常的呼吸频率成年人为 16~20 次/分钟，儿童稍快些。呼吸也会因各种生理或病理情况而改变，呼吸是身体获取氧气的方式。

1. 范围及其影响因素

正常呼吸表现为胸部自动，频率和深度均匀平稳，有节律地起伏，一吸一呼为一次呼吸。成人在安静时每分钟 16~20 次，呼吸率与脉率之比约为 1：4。呼吸可随年龄、运动、情绪等因素的变化而发生频率和深浅度的改变。年龄越小，呼吸越快；老年人稍慢；劳动和情绪激动时呼吸增快；休息和睡眠时较慢。此外，呼吸的频率和深浅度还可受意识控制。

2. 测量方法

（1）在测量脉搏后，测量者仍保持诊脉姿势，以转移其注意力，避免因紧张而影响检查结果。

（2）观察病人胸部或腹部起伏次数，一吸一呼为一次，成人、儿童观察 30 秒，所测数字乘 2 即得。

（3）危重病人呼吸微弱不易观察时，用少许棉花置于病人鼻孔前，观察棉花被吹动的次数，1分钟后记数，计数1分钟。

3. 注意事项

（1）要在环境安静、病人情绪稳定时测量呼吸。

（2）在测量呼吸次数的同时，应注意观察呼吸的节律、深浅度及气味等变化。

（三）体温

人体内部的温度称为体温。保持恒定的体温，是保证新陈代谢和生命活动正常进行的必要条件。正常的体温是 37℃ 左右，它与年龄无多大关系，人的机体只有在正常体温下才能正常工作。

1. 测量部位

常用测量部位是口腔舌下热窝处、腋窝处和肛门直肠处。

2. 范围及其影响因素

体温 24 小时均在波动，因此其正常值不是一个具体的点，而是一个范围。目前常用的测量体温的方法有三种，分别是口测法、腋测法和肛测法，其测定时间和正常值如表 7-1 所示。

表 7-1　测量体温三法

名　　称	时间（分钟）	正　常　值
口测法	3	36 3℃～37.2℃
腋测法	10	36℃～37℃
肛测法	3	36.5℃～37.7℃

体温可随性别、年龄、昼夜、运动和情绪的变化等因素而有所波动，但这种改变经常在正常范围内，幅度不会超过 1℃。

机体在病理情况下会出现不同程度的发热，发热按其程度可划分（以口温为标准）为：① 低热。体温 37.4℃～38℃，如结核病、风湿热。② 中度热。体温 38.1℃～39℃，如一般性感染性疾病。③ 高热。体温 39.1℃～40℃，如急性感染性疾病。④ 超高热。体温 41℃ 以上，如中暑。

3. 操作训练

测量体温主要用口表、腋表和肛表，分别用于：口腔测温、腋下测温和直肠测温。测量前，先检查体温计有无破损，水银柱是否在 35℃ 以下。另外，体温计在使用前必须用75％酒精或 3％～5％来苏水溶液消毒。

（1）口腔测温，适用于成人，清醒、合作状态下，无口鼻疾患者。将口表水银端斜放于舌下热窝（舌系带两侧），嘱病人紧闭口唇，勿用牙咬，如图 7-1 所示，3 分钟后取出，用消毒纱布擦净，看明度数，将体温计甩至 35℃ 以下，放回容器内，记录结果。

（2）腋下测温，常用于昏迷、口鼻手术、不能合作病人和肛门手术者、腹泻婴幼儿。消瘦者不宜使用。解开病人胸前衣扣，轻揩干腋窝汗液，将体温计水银端放于腋窝深处紧贴皮肤，屈臂过胸，如图 7-2 所示，必要时托扶病人手臂，10 分钟后取出，用消毒纱布擦净，看明度数，体温计甩至 35℃ 以下，放回容器内记录结果。

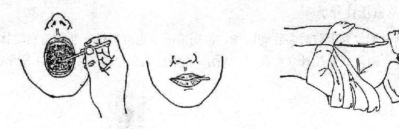

图 7-1　口腔测量法　　　　　　　　图 7-2　腋下测量法

（3）直肠测温，常用于不能用口腔或腋下测温者。有心脏疾患者不宜使用，因肛表刺激肛门后，可使迷走神经兴奋，导致心动过缓。嘱咐病人侧卧，屈膝仰卧或俯卧位，露出臀部，体温计水银端涂润滑油，将体温计轻轻插入肛门 3～4 厘米，3 分钟后取出，用卫生纸擦净肛表，看明度数，将体温计甩至 35℃ 以下，放入消毒液内浸泡，协助病人取舒适体位，记录结果。

4. 注意事项

（1）凡给婴幼儿、精神异常、昏迷及危重病人测温时，应用手扶托体温计，防止滑落或折断。病人睡眠时应唤醒后再测温。

（2）病人进冷、热饮食、蒸汽吸入、面颊冷热敷等间隔 30 分钟后，方可口腔测温；沐浴、酒精擦浴应隔 30 分钟后，方可腋下测量；灌肠、坐浴后 30 分钟，方可直肠测温。

（3）当病人不慎咬破体温计吞下水银时，应立即口服大量蛋白水或牛奶，使蛋白质与水结合，以延缓汞的吸收，最后排出体外。在不影响病情的情况下，可服大量精纤维食物（如韭菜）或装棉花的胶囊，使水银被包裹而减少吸收，并增进肠蠕动，加速汞的排出。

（四）血压

血压是指在血管内流动的血液对血管壁的侧压力，临床上所谓的血压一般是指动脉血压。这种压力受心输出量、循环血量的多少、动脉管壁的弹性和全身小动脉阻力等因素的影响。因此，通过血压可以了解心血管系统的状况。

当心脏收缩时，血液射入主动脉，动脉压力达最高值，称为收缩压；当心脏舒张时，动脉管壁弹性回缩，此时动脉管壁所受的压力，称为舒张压，两者之差称为脉压差。

1. 范围及其影响因素

正常成人安静时收缩压为 90~130mmHg，舒张压为 60~85mmHg，随年龄、体重、性别、昼夜、情绪等其他生理状况而改变。新生儿血压最低，小儿血压比成人低，儿童血压的计算公式（收缩压=80+年龄×2，舒张压=收缩压×2/3）。中年以前女子血压比男子略低，中年以后差别较小。血压在傍晚较清晨高 5~10mmHg，紧张、恐惧、愤怒、运动、疼痛时血压增高，但以收缩压为主，舒张压变化不大。

在安静时，收缩压大于 140mmHg 或以上，舒张压大于 90mmHg 即为高血压。如果收缩压低于 90mmHg，舒张压低于 60mmHg，称为低血压。

2. 测量部位及血压计分类

血压的常用测量部位为上肢肘窝肱动脉处，特别情况下也可测量下肢腘窝腘动脉处。

血压计有三种：弹簧式血压计（如图 7-3 所示）、汞柱式血压计（如图 7-4 所示）、电子血压计。

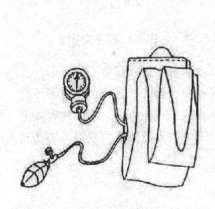 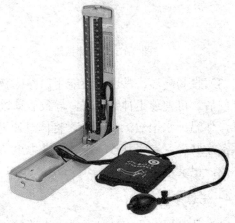

图 7-3　弹簧式血压计　　　　　　　　图 7-4　汞柱式血压计

3. 汞柱式血压计操作训练

汞柱式血压计操作训练如图 7-5 所示。

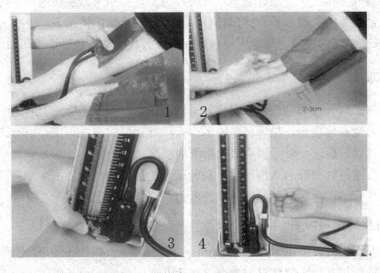

图 7-5　汞柱式血压计测量血压的方法

（1）测量前，让病人休息 15 分钟，以消除劳累或缓解紧张情绪，以免影响血压值。

（2）病人取坐位或仰卧位，露出上臂，将衣袖卷至肩部，袖口不可太紧防止影响血流，必要时脱袖，伸直肘部，手掌向上。

（3）放平血压计，打开盒盖呈 90 度垂直位置。取袖带，平整无折地缠于上臂，袖带下缘距肘窝 2～3 厘米，松紧以能放入一指为宜。若过紧致血管在袖带未充气前已受压，测得血压偏低；若过松可使气袋呈气球状，导致有效测量面积变窄，测得血压偏高。打开水银槽开关。

（4）戴好听诊器，在肘窝内侧处摸到肱动脉搏动点，将听诊器置于胸件紧贴肱动脉处，不宜塞在袖带内，测量者一手固定胸件，另一手关闭气门的螺旋帽，握住输气球向袖带内打气至肱动脉搏动音消失（此时袖带内的压力大于心脏收缩压，动脉血流被阻断，无血通过），再上升 20～30mmHg。然后以 3.8mmHg/s 的速度慢慢松开气门，使汞柱缓缓下降，并注视汞柱所指的刻度，当袖带内压力下降和心脏收缩力相等时，血液即能在心脏收缩时通过被压迫的血管，从听诊器中听到第一声搏动音，此时汞柱上所指刻度，即为收缩压，随后搏动声继续存在并增大，当袖带内压力逐渐降至与心脏舒张压力相等时，搏动音突然变弱或消失，此时汞柱所指刻度为舒张压。世界卫生组织统一规定，以动脉音消失为舒张压。但目前多数仍以动脉音变调为舒张压读数。当变音和消失音之间有差异时或为危重病人，两个读数都应记录。

（5）测量完毕，排空带内余气，拧紧气门的螺旋帽，整理袖带放回盒内，将血压计向水银槽倾斜 45 度时关闭水银槽开关（防止水银倒流）。

（6）将测得的数值记录好，记录方法为分数式，即收缩压/舒张压。若口述血压数值时，应先读收缩压，后读舒张压。

4. 注意事项

（1）定期检查血压计。方法：关紧活门充气，若水银不能上升至顶部，则表示水银量不足或漏气，该血压计不得使用。

（2）为了免受血液重力作用的影响，测血压时，心脏、肱动脉和血压计"0"点应在同一水平位上。

（3）需要密切观察测血压的被测量人，应尽量做到"四定"，即定时间、定部位、定体液、定血压计，以确保所测结果的准确。

（4）当发现血压异常或听不清时，应重测。先将袖带内气体驱尽，汞柱降至"0"点，稍待片刻，再测量。

（5）打气不可过猛、过高，以免水银溢出。水银柱出现气泡，应及时调节、检修。

（6）为偏瘫病人测血压，应测量健肢侧，以防患侧血液循环障碍，不能真实地反映血压的动态变化。

5. 常用电子血压计及其测量方法

常用电子血压计及其测量方法如图 7-6 所示。

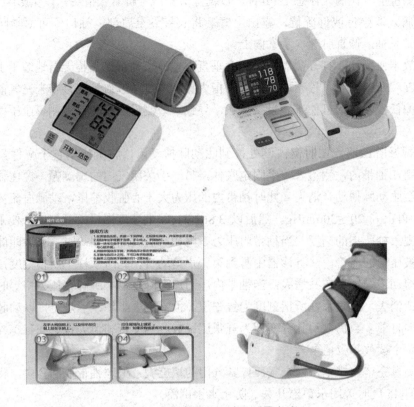

图 7-6　常用电子血压计及测量方法

三、基本急救措施

　　每位客舱乘务员都应能识别紧急情况是否危及旅客生命，并能提供急救帮助，迅速而有效地处理紧急情况。基本急救措施如下。

　　（1）维持舱内秩序，保持镇定，不要让其他旅客围观。

　　（2）除非绝对必要，否则不要移动旅客，保持最适合旅客病情或伤情的位置进行伤势评估和救治。

　　（3）在有限的机舱范围内提供全面的急救服务，时刻关注旅客的生命体征。

　　（4）服用口服药需在告知旅客并得到示意或默认后，不得进行皮下注射。

　　（5）注意避讳，不要在旅客面前讨论其病情，也不要将病情透露给其他旅客。

　　（6）如有旅客表明医生身份并主动提供帮助，需要查看相关证件确认身份并仔细查看其所属科室。

　　（7）专业医生或合格的护理人员来到后，才可离开病人。

　　（8）及时通知机长汇报情况。

四、急救程序

（一）飞机在地面时的急救程序

飞机在地面时的急救程序如下。

（1）及时报告责任部门，通知地面医疗部门，伤情严重的，应在征得旅客或其监护人同意的情况下，请机长通知机场地面医疗部门派出救护车送医院治疗。

（2）记录旅客的详细资料，例如姓名、国籍、年龄、性别、职业、身份证号码、家庭住址、联系电话等。

（3）寻找现场值班见证人员，写出见证材料。旅客有责任或有部分责任的，在材料中要提及旅客责任。

（4）寻找旅客中的现场证人或责任有关人，写出见证材料。旅客有责任或有部分责任的，在材料中要提及旅客责任。

（5）如医生意见旅客不宜搭乘飞机或旅客要求取消旅行，按航班旅客临时减少情况处理。旅客（包括取消旅行的旅客陪伴人）客票经签注后按非自愿变更或非自愿退票办理。如旅客取消旅行，伤情较严重的，应征得旅客意见，留下同行人员照料。如医生意见不能乘机而旅客坚持继续旅行或坚持不要其搭乘航班所属航空公司安排治疗，应要求旅客留下书面意见，说明旅客自己要求继续旅行，放弃对航空公司可能发生的索赔要求。

（二）飞机在空中时的急救程序

飞机在空中时的急救程序如下。

（1）在机上广播寻求医务人员的帮助。

（2）在医务人员未到之前或机上无医务人员时，按急救箱内所附的"急救指导"进行急救。

（3）使患者尽量舒适。

（4）根据情况决定是否给病人吸氧。

（5）重大事件报告单中涉及机上急救事件时，乘务员需要记录的要点有以下几项。

① 旅客的基本信息。

② 事件经过，旅客出现异常的症状，详细记录事件中各环节时间。

③ 处置措施（是否在机上找到医生，医生的基本信息）。如果机上有医生协助救治或开启使用机上医疗器材，由客舱经理（乘务长）负责填写《机上重大事件报告单》，要求记录人员伤病或死亡情况、应急医疗设备的使用情况、机上救治情况、使用人，以及飞机改航备降等情况。

（6）及时报告责任机长并在着陆前通知地面医疗部门。

五、健康注意事项

健康注意事项如下。

（1）提供急救时，注意保护自己和旅客，以减少被感染的危险。

① 避免皮肤或其他部位直接接触血液和伤口等。

② 采用某种保护措施以防止皮肤直接接触任何体液。建议用手套、塑料袋、清洁纱布或餐巾等。

③ 急救时采用急救药箱，用来清洁被体液污染的东西。

④ 提供急救时应戴上口罩，急救后尽快洗手。

（2）体液接触，如果在提供急救时接触了任何体液，被接触的机组人员应报告实情。

第二节　航空飞行中外伤的现场急救

一、外伤救护的基本技术分类

外伤救护的基本技术分为四大类，包括止血、包扎、固定、搬运技术。掌握了以上技术，就能使外伤病患在最大程度上得到初级救护，为安全救护创造条件。

（一）止血

正常成人的全身血量约为 5 升左右，约占体重的 8%，如果短期内出血量超过全身血容量的 30% 而未进行急救则会威胁生命。因此，无论在什么情况下，如果发现病患出血，必须立即止血。

1. 出血的种类

按受伤血管，出血可分为动脉出血、静脉出血、毛细血管出血，如表 7-2 所示。

表 7-2　出血的种类

出 血 类 型	特　征
动脉出血	血色鲜红，出血如喷泉一样随着动脉搏动由伤口向体外喷射，此类出血因其出血急，出血量大，危险性极大。因此，应想尽一切办法制止动脉出血
静脉出血	血色暗红，出血如流水样由伤口不停地流出，出血量随损伤血管口径和伤口大小而不同。对较大量的出血，如不止血，有较大危险
毛细血管出血	血色鲜红，出血像水珠一样，从整个创面慢慢渗出，时间稍久可凝血自止，危险性小

2. 止血方法

止血的方法如表 7-3 所示。

表 7-3　止血的方法

出 血 类 型	操 作 步 骤
加压包扎法	（1）适用于毛细血管、静脉及小动脉出血的止血 （2）除去伤口周围污染物，如衣物碎片 （3）用三角巾、消毒纱布垫或清洁的毛巾盖住伤口 （4）用绷带及三角巾均匀用力加压包扎 （5）包扎不可只在最后打结时用力，致使创伤受力不均匀而影响止血效果
指压法	（1）适用于中等或较大动脉的出血，在未找到可靠止血用具前，可用手指在伤口上方（近心端）的动脉压迫点，用力将动脉血管压在骨骼上，中断血液流通，达到迅速止血的目的，随后换上止血带 （2）小的动脉出血，指压后可用加压包扎法止血 （3）必须准确掌握上下肢、手掌及颈部主要动脉的走向，才能有效止血 （4）此法只宜临时使用，一般不超过 5 分钟 （5）头顶部出血压迫法，在耳屏稍上方正对颌关节处用力压住动脉，如下图所示 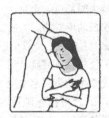 **颌动脉压点及其止血区域** （6）头颈部出血，按压在胸锁乳突肌中点前缘，将伤侧颈总动脉压迫于第五颈椎上，不可两侧同时压迫，以免影响脑部供血，如下图所示 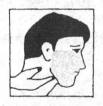 **颈动脉压点及其止血区域** （7）颜面部出血，对准伤侧下颌角前约 1cm 处，用拇指向上压迫面动脉，如下图所示

面部出血压点及其止血区域

（8）前臂出血，在上臂中点肱二头肌内侧，将肱动脉压在肱骨上，如下图所示

出 血 类 型	操 作 步 骤
指压法	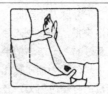 **肱动脉压点及其止血区域** （9）手掌出血，用手指分别压在腕部的尺、桡动脉上或将健侧拇指压于伤侧手掌心，双手同时压迫掌深弓、掌浅弓 （10）下肢出血压迫法，在腹股沟韧带中点稍下方，将股动脉用力压在耻骨上，此动脉较深大，皮下组织较厚者常需双手交叉利用双手的力量下压，方能达到止血目的，如下图所示 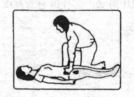 **股动脉压点及其止血区域**
止血带法	四肢有大血管损伤，或伤口大、出血量多时，采用其他止血方法仍不能止血，方可使用止血带止血 （1）操作要点 ① 不可用于前臂及小腿部位的止血 ② 止血带应扎在伤口的近心端。上肢在上臂1/3的部位。下肢应扎在大腿的中上部 ③ 上臂的中1/3禁止上止血带，以免压迫神经而引起上肢麻痹 ④ 将伤肢抬高，促使静脉血回流 ⑤ 上止血带前，先要用绷带、毛巾或其他布片作垫，避免止血带损伤皮肤；紧急时，可将裤脚或袖口卷起，止血带扎在其上 ⑥ 止血带要扎得松紧合适，过紧易损伤神经，过松则不能达到止血的目的。一般以不能摸到远端动脉搏动或出血停止为度 ⑦ 结扎时间过久会引起起肢体缺血坏死。因此要每隔40～50分钟放松3～5分钟 ⑧ 放松期间，应用指压法和直接压迫止血，以减少出血 ⑨ 要有上止血带的标志，注明上止血带的时间和部位 ⑩ 用止血带止血的伤员应尽快送医院处置，防止出血处远端的肢体因缺血而导致坏死 （2）表带式止血带 ① 将伤肢抬高 ② 往上臂的上1/3或大腿的中上部垫好衬垫 ③ 将止血带缠在肢体上，一端穿进扣环，并拉紧至伤口不出血为度 ④ 最后记录止血带安放时间

出 血 类 型	操 作 步 骤
止血带法	（3）布料止血带（临时绞棒法） ① 将三角巾或围巾、领带等布料折叠成带状 ② 往上臂的上 1/3 或大腿的中上部垫好衬垫 ③ 用制好的布料带在衬垫上加压绕肢体一周，两端向前拉紧，打一个活结 ④ 取绞棒（竹棍、木棍、笔、勺把等）插在带状的外圈内，提起绞棒绞紧，将绞紧后的棒的另一端插入活结小圈内固定 ⑤ 最后记录止血带安放时间 ⑥ 仅限于在没有专业止血带的紧急情况时临时使用 ⑦ 仅可谨慎短时间使用 ⑧ 禁忌用铁丝、绳索、电线等当作止血带使用

3. 操作训练

（1）一般止血法，针对小的创口出血。用生理盐水冲洗伤处，然后覆盖多层消毒纱布用绷带扎紧包扎。

注意：如果患部有较多毛发，在处理时应剪、剃去毛发。

（2）指压止血法只适用于头、面、颈部及四肢的动脉出血急救。

注意：压迫时间不能过长。

（3）屈肢加垫止血法。当前臂或小腿出血时，可在肘窝、膝窝内放以纱布垫、棉花团或毛巾、衣服等物品，屈曲关节，用三角巾作"8"字形固定。但骨折或关节脱位者不能使用。

（4）橡皮止血带止血法。常用的止血带是三尺左右长的橡皮管。使用方法是：掌心向上，止血带一端由虎口拿住，一手拉紧，绕肢体 2 圈，中指、食指两指将止血带的末端夹住，顺着肢体用力拉下，压住"余头"，以免滑脱。

注意：使用橡皮止血带一定要加垫，不要直接扎在皮肤上。

（5）填塞止血法。将消毒的纱布、棉垫、急救包填塞、压迫在创口内，外用绷带、三角巾包扎，松紧度以达到止血为宜。

（6）按压止血法。按压止血法通过用手指压迫伤口近心端的动脉来达到阻断血流而止血的目的，是一种临时短暂的止血方法，用于出血较多的伤口，有快速止血的作用。

使用时应注意患肢（即受伤的肢体）抬高、位置准确、力度适中。

（二）包扎

1. 包扎方法

包扎的目的是保护伤口，减小感染，压迫止血，固定敷料夹板及药品等，要求严密牢固、松紧适宜。包扎的方法和操作步骤如表 7-4 所示。

表 7-4 包扎的方法和操作步骤

包 扎 方 法	操 作 步 骤
绷带包扎法	（1）环形法：用绷带在肢体上做环形绕缠，多用于颈部、额部、腕部及胸腹等部位，如下图所示 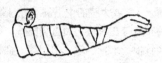 **环形法** （2）螺旋形法：适合于小腿、前臂等处的包扎，包扎时应从伤口远端开始。首先以环形包扎法固定始端，然后将绷带由远端向近端进行螺旋包扎，每圈约盖前圈 1/3，如下图所示 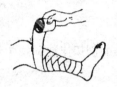 **螺旋形法** （3）"8" 字形法：常用于四肢关节部位。如包扎肘关节时，先将绷带在肘关节一端作环形缠绕固定，再把绷带拉向肘关节中心缠一圈，然后向两端呈 "8" 字形离心缠绕 （4）蛇形法：常用于固定夹板。先将绷带按环形法缠绕数圈，再按绷带的宽度做间隔斜着上缠或下缠，如下图所示 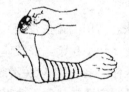 **蛇形法**
三角巾包扎法	（1）头部包扎法：先将三角巾的长边折叠成双层，宽约两指，从前额包起，把顶角及左右两角拉到后脑部，先作半结，将顶角塞到结里，最后把左右角拉到前额打结，如下图所示 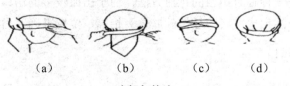 （a）　　　（b）　　　（c）　　　（d） **头部包扎法** （2）耳部、面部包扎法：折叠一块三角巾或一块适当的毛巾，在预计遮盖鼻嘴的地方剪成小洞，中央盖在患部，在反侧的耳朵上面交叉（上面向额方、下面向头后部凸出），避开患部打结，如下图所示

续表

包 扎 方 法	操 作 步 骤
三角巾 包扎法	 面部、耳部包扎法 （3）眼部包扎法：将三角巾叠成八折，包住伤眼，将好眼露出，在头后部打结。也可用两条折成八折的三角巾，一条从头项搭在好眼下，再将另一条斜包在伤眼上，在头侧部打结，将垂直的三角巾向上掀起，露出好眼，在头后部打结，如下图所示 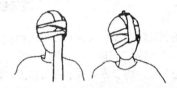 眼部包扎法 （4）膝和肘部包扎法：三角巾叠成四折，将膝部包住，在后面交叉，将两端各自从膝盖上部绕过，在外侧打结，如下图所示 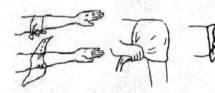 膝和肘部包扎法 （5）胸部包扎法：如果伤口在左胸，将三角巾叠成四折，就把三角巾的顶角放在左肩上，将左右两角拉到背后于右面打结，然后把右角提到肩部与顶角打结；如果伤在左胸，就把顶角放在左肩上，如下图所示 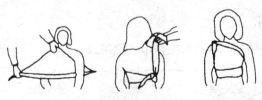 胸部包扎法 （6）背部包扎法：与胸部包扎法相似，不同的是从背部包起，在胸前打结 （7）腹部包扎法，将三角巾叠成燕尾式。一侧稍长，燕尾朝下，始于腹部，上边两角于腰后打结，燕尾端从大腿中间向后拉紧，经大腿与燕尾短端在大腿后方打结，在后面打结，将直角点缠好，如下图所示

包 扎 方 法	操 作 步 骤
三角巾 包扎法	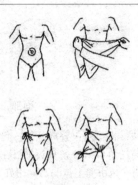 腹部包扎法 （8）锁骨部包扎法：按小臂包扎法包扎好，再用一条三角巾叠成八折，横向绕一周，在健侧打结，将手臂与身体固定 （9）手足包扎法：将手或足置于三角巾上，把手指或足趾放在三角中的上顶角，上顶角折包在手足背上将左右两角交叉，向后拉到手掌或足踝的两面，最后缠绕打结。也可将三角巾折成八折，从脚心处向后，在后部打叉，绕向前与脚两侧相连绕一周，在前方打结，如下图所示 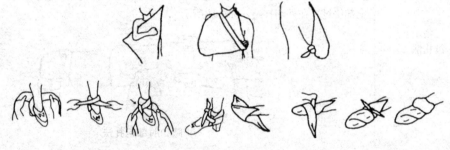 手足包扎法

注：若遇外伤需要包扎，一时找不到三角巾或绷带时，可按部位不同就地取材，利用毛巾、手帕、衣服或帽子等物品代替进行包扎。

2. 操作提示

（1）常用到的包扎材料有三角巾、绷带或者相对干净的衣物、毛巾等，如图 7-7 所示。

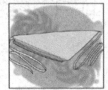 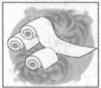 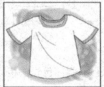 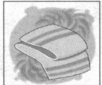

图 7-7　常用包扎材料

（2）包扎过程中应注意的事项。

① 不冲洗伤口（烧烫伤除外），抬高患肢。

② 压迫伤口要严密，对敷料的包扎要牢固，松紧适宜。

③ 刺入体内较深的异物或骨折端外露的伤口不直接包扎，而采用间接包扎。

④ 打结避开伤口。

⑤ 只要不是肢端受伤，应将肢端外露。

（三）固定

1. 固定的目的

（1）制动，减少伤病员的疼痛。

（2）避免损伤周围组织、血管和神经。

（3）减少出血和肿胀。

（4）防止闭合性骨折转化为开放性骨折。

（5）便于搬运伤病员。

2. 固定的原则

（1）首先检查意识、呼吸、脉搏及处理严重出血。

（2）用绷带、三角巾、夹板固定受伤部位。

（3）前臂和小腿部位的骨折，尽可能在损伤部位的两侧放置夹板固定，以防止肢体旋转及避免骨折断端相互接触。

（4）夹板的长度应能将骨折处的上下关节一同加以固定。

（5）夹板与身体接触的一侧应加垫（棉花、衣物或毛巾等）以免夹伤皮肤。

（6）用绷带、三角巾固定受伤部位，先固定骨折的上端（近心端），再固定下端（远心端），绷带不要系在骨折处。

（7）夹板与皮肤、关节、骨突出部位之间加衬垫，固定时操作要轻，固定要牢靠，不能过松或过紧。

（8）应露出指（趾）端，便于检查末梢血运。

（9）骨断端暴露，不要拉动，不要送回伤口内，开放性骨折不要冲洗，不要涂药，应在止血后，伤口盖以消毒纱布，固定后送医院复位治疗。

（10）肋骨骨折应在病患呼气末端处固定。

（11）暴露肢体末端以便观察血液循环情况。

（12）固定后上肢为屈肘位，下肢呈伸直位。

（13）固定伤肢后，如有可能应将伤肢抬高。

（14）如现场对生命安全有威胁，要移至安全区再固定。

（15）预防休克。

3. 固定的方法

（1）上肢骨骨折：上臂、肘、前臂或手腕骨折。

① 夹板固定法：在上臂侧放一块夹板，用三角巾在骨折部上、下端固定，再将前臂悬吊在胸前。最后用一块三角巾将上臂和悬臂三角巾一同固定于胸部，如图 7-8 所示。

图 7-8　夹板固定法

② 无夹板固定法：用一宽带将伤臂固定于胸部，再用三角巾将前臂悬吊在前胸，如图 7-9 所示。

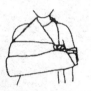

图 7-9　无夹板固定法

③ 前臂骨骨折固定法：最好有两人进行固定，夹板固定好后用绷带或三角巾固定，并用悬臂带吊起来，如图 7-10 所示。

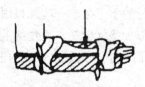

图 7-10　前臂骨骨折固定法

（2）下肢骨骨折。

① 大腿骨骨折固定法：至少有两人参加固定，夹板固定好后，足部用"8"字形固定，使腿与脚呈垂直。用三角巾把患肢和健肢固定在一起，限制患肢的活动，如图 7-11 所示。

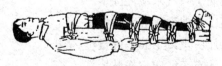

图 7-11　大腿骨骨折固定法

② 小腿骨骨折固定法：夹板放在伤腿外侧固定，再用两块三角巾将膝部、足跟和健肢固定在一起，如图 7-12 所示。

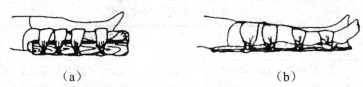

（a）　　　　　　　　　　　　　（b）

图 7-12　小腿骨骨折固定法

③ 足骨骨折固定法：急救时需扶住足关节、脱鞋或剪开鞋子，将夹板放在足底，用绷带缠扎固定，如图 7-13 所示。

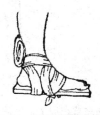

图 7-13　足骨骨折固定法

4. 操作提示

（1）开放性骨折不要把骨折端送回伤口内，以免增加污染或刺伤血管神经。

（2）夹板的长度、宽度适中，须包括骨折部上下两个关节。

（3）四肢骨折要露出手指或脚趾，便于观察血液循环变化情况。

（4）夹板或固定材料不要直接接触皮肤，要有软物垫于夹板和皮肤之间。

（5）无专用固定材料时，应就地取材，如杂志、竹片等。

（四）搬运

搬运是指经过止血、包扎、固定的初步处理后，应立即将病患送到救护机构，或搬到安全的地方，以便进一步治疗。

1. 搬运的目的

让伤员脱离危险现场，尽早获得专业治疗。

2. 注意事项

（1）搬运前应对病患做全面检查，做好急救处理。

（2）根据伤情决定搬运法：扶持法、抱持法、背负法、椅托式、平板托运式、担架搬运等。

（3）脊椎骨折时，禁止病患坐起或站立，搬运时必须小心，由 2～4 人用手臂托起，保持病患身体平直，严禁脊椎弯曲或扭曲。颈椎骨折，要有人固定牵引头部，以防骨折处损伤脊髓，病患要卧于硬板床或担架上搬运。胸腰椎骨折病人，腰下适当加垫，颈椎骨折病患，不要垫枕头，颈下及头两侧适当加垫固定，严防头部活动。

3. 操作步骤

搬运的操作步骤如表 7-5 所示。

表 7-5 搬运的操作步骤

搬 运 方 法	操 作 步 骤
一人搬运法	（1）扶持法：救护者将病患一手搭在自己肩上，协助其行走，如下图所示 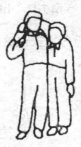 **扶持法** （2）背负法：救护者将病患背在肩上，手从其腿部绕过，向上抓住其双手，如下图所示 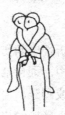 **背负法** （3）抱持法：救护者将病患一侧手臂搭到自己肩上，一只手抱住其背部，另一只手托住其膝下。或在病患的前面，一只手从后面抱住其腿，另一只手从前面抱住其背，如下图所示 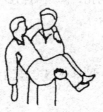 **抱持法**
二人搬运法	（1）拉车式：一个人在后面抱住病患的两肩，另一个人抬住两膝，如下图所示 **拉车式**

续表

搬 运 方 法	操 作 步 骤
二人搬运法	（2）椅托式：两人对面，将病患两臂搭在各自的肩下，两人的手在病患背部和腿部交叉拉紧，如下图所示 椅托式
三人搬运法	（1）平板托运式：两人在一边各托腿和背部，一人在另一边托住臀部，三个人手之间要一方拉住另一方的手腕，将病患平躺抱起，如下图所示 平板托运式 （2）抬抱式：三人在同一侧，各抱住颈、腰、腿部，先放在膝盖上，再同时站起，将病患侧向抱起，如下图所示 抬抱式
四人搬运法	毛毯搬运法：将毛毯一侧向上卷起至一半，轻轻搬动病患身体，将其放在病患身下，再将卷起的一侧放平，每侧两人抬起，如下图所示 毛毯搬运法

4. 操作提示

搬运方法主要分为两大类：一是徒手搬运；二是担架搬运。

（1）徒手搬运。对有些轻伤员或者现场没有其他搬运材料的紧急情况下，可用徒手搬运法。

① 脊柱损伤：硬担架，3～4 人同时搬运，不能前屈、后伸、扭曲。

② 颅脑损伤：半卧位或侧卧位。

③ 胸部伤：半卧位或坐位。

④ 腹部伤：仰卧位、屈曲下肢，宜用担架或木板。

（2）担架搬运。只要条件允许，尽量运用担架搬运，如果没有担架可使用座椅、门板等代替，如图 7-14 和图 7-15 所示。判断或怀疑有脊柱骨折的伤员要用硬的担架搬运。

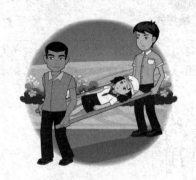

图 7-14　担架搬运

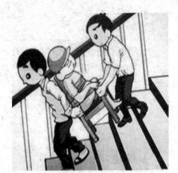

图 7-15　座椅搬运

二、人工呼吸

一个人呼吸停止后 2～4 分钟便会死亡，在这种情况下，如果对病人实行口对口的人工呼吸，将有起死回生的可能性。

人工呼吸采用简单有效的口对口吹气方法：在保持呼吸道通畅的基础上，以一手捏紧病人的鼻孔，吸气后张口包牢病人的口部向内吹气（有效的吹气应使病人胸腹部鼓起）。以每分钟 12～16 次的速度连续吹两次，如果气吹不进，应再次确认气道是否开通，或口鼻咽腔内有无异物。如果发现有异物，应清理干净后再行吹气。

1. 气道阻塞的两种情况

（1）舌根阻塞。

（2）异物阻塞。

2. 口对口吹气

吹气两次后应立即检查颈动脉有无搏动。如颈动脉没有搏动，应立即进行脉搏检查法。

3. 脉搏检查法

（1）成人：喉正中旁两指下压。

（2）婴儿：上臂内侧中部下压。

4. 胸外心脏按压（详见第六章中的心肺复苏术）

（1）定位的方法。

① 成人。抢救者以左手食指和中指沿肋弓向中间滑移动至两侧肋弓交点处，即胸骨下切迹，然后将食指和中指横放在胸骨下切迹的上方，食指上方的胸骨正中部即为按压区。

② 婴儿。用一手指置于两乳头连线与胸骨交界处，中指、无名指与食指并拢置于胸骨上，将食指抬起，中指、无名指同时用力垂直向下按压。

③ 儿童。同成人。

（2）按压的中心部位。

① 成年人是胸骨中下 1/3 交界部。

② 婴儿是胸骨上两乳头连线与胸骨正中线交界点下一横指。

③ 儿童。同成人。

（3）对成年人采用双手掌根重叠法，伸直肘关节，利用上身重量和肩臂力量使手臂与地面垂直下压。

（4）按压方法。

① 成人：双手掌根重叠。

② 儿童：单手掌根按压。

③ 婴儿：中指及无名指尖按压。

（5）下压的速度。

① 成人：80～100 次/分钟

② 婴儿：100～120 次/分钟。

③ 儿童：100～120 次/分钟。

（6）下压力量：成年人应使胸骨下陷 4～5 厘米。

（7）心肺复苏的吹气与心脏按压应交替进行。

① 一人操作：吹气 2 次，按压 15 次。

② 二人操作：一人吹气 1 次，另一人按压心脏 5 次。

③ 直到病人恢复自主呼吸和循环，或医生诊断病人死亡，则停止操作。

【本章小结】

本章主要介绍现场急救的基本原则和外伤急救的常见方法，以及飞机上的急救药箱、应急医疗药箱配备原则。本章的学习重点应放在具体实践技能的掌握上，如止血、人工呼吸、骨折固定的方法以及急救箱、应急医疗箱的药品、用品的正确使用。

本章内容的学习，对于空勤人员在出现突发情况时开展急救、减少人员伤亡有积极的作用。

【思考与练习】

1. 现场急救有哪些注意事项？现场急救的基本原则是什么？现场急救的主要措施

有哪些？

2．动脉出血、静脉出血和毛细血管出血的特点各是什么？

3．外出血的处理步骤是什么？外出血的止血方法有哪些？包扎在外伤急救中有何意义？

4．闭合性骨折有何特征？四肢骨骨折的固定原则是什么？

5．颈椎骨折的搬运要点有哪些？

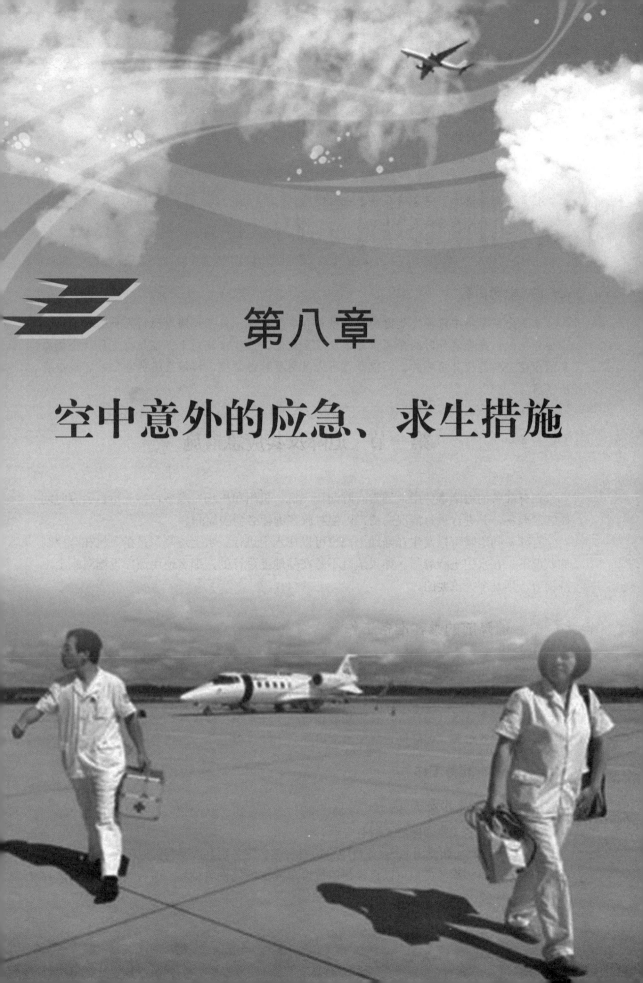

第八章

空中意外的应急、求生措施

学习目标

1. 掌握莫尔斯代码的具体内容、常用单词，以及简单应用。
2. 掌握常用的迫降前乘务长广播内容。
3. 熟练掌握防冲击姿势。
4. 掌握紧急情况下安全带与救生衣的使用。
5. 掌握几种野外求救的具体方法。
6. 掌握一些必备的野外生存技能。

学习内容

本章介绍了空中意外发生时的应急措施和求生措施，包括迫降时飞行人员的心理准备和操作技能，发生意外时的撤离步骤以及求生技能，这些措施对于保证飞行人员及全体旅客的生命安全是极其重要的，不仅是飞行人员需要熟练掌握，接触飞机的各位乘客也应有所了解。

第一节　迫降及其应急措施

在有准备的迫降事件中，通常有时间让飞机、机组和机场做准备，乘务员也会有时间做客舱准备，并进行紧急情况广播，以便对旅客进行必要的简介。

有准备的迫降可以发生在陆地上，也可以在水上进行。水上迫降，是指飞机在有控制的状况下，在水中进行着陆。如果迫降不是在陆地上进行的，那么使用漂浮设施对水上迫降而言，则是至关重要的。

一、迫降前的乘客准备工作

当飞机在飞行中发生紧急情况需要迫降时，应打开客舱内的所有灯光，固定好窗帘并打开隔离板，关掉娱乐系统。在开始客舱准备以前进行广播，以引起旅客注意。若事先无机长广播时，乘务长（主任）广播中还应该说明事件真相（如发动机起火、飞机漏油等）以及即将采取的对策（如陆地迫降或水上迫降）。

（一）基本准备工作

1. 基本准备工作要领

（1）禁止吸烟（要确保熄灭所有香烟）。

（2）收好餐具（如使用）。乘务员应将所有餐具、服务用品收藏好，应尽量使用餐车收藏，为节省时间，乘务员也可以直接使用垃圾车或垃圾袋收取餐具。所有物品必须放在封闭的空间内（如储藏间、厕所、可封闭的餐车位）并上锁。

（3）固定好座椅靠背和小桌板，要确保所有旅客的座椅靠背处于垂直的位置上，并且扣好小桌板。收好安装在座位上的录像播放设备以及踏脚板。检查、固定客舱与服务舱内的松散物品，关闭各种电器设备。

（4）取下尖锐物，如图8-1所示。

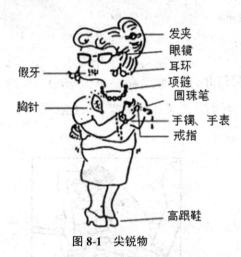

图 8-1　尖锐物

确保旅客取下诸如发夹、各种首饰、笔类等尖锐物品。

同时还应取下领带、丝巾等物，并让旅客松开衣领。

脱下鞋子。陆地迫降时，脱下高跟鞋，其他鞋子不必脱下；水上迫降时，脱下所有鞋子。将脱下的鞋交由乘务员保管，乘务员可用塑胶袋、毛毯等收取。乘务员应将收取的鞋子存放到衣帽间、储藏室或厕所中，但应避免使用门开启方向朝驾驶舱的储藏空间（包括厕所）。陆地迫降的着陆地点远离机场时，应将鞋子携带下飞机。

其他物品应让旅客存放在行李内，或用清洁袋包好放在行李架内。

若旅客有衣服（外套、夹克）和手套，应让他们穿戴上。

确认旅客未将任何物品存放在座椅前面的口袋内。

（5）存放好行李物品。确保所有旅客携带的行李物品存放在恰当的位置（如放在前方座椅底下的行李档杆内、行李架内），关闭行李架舱门。

2. 乘务长（主任）广播实例

女士们、先生们，请注意：

现在是乘务长（主任）广播。由于发动机起火，我们决定采取（陆地/水上）迫降。对于处理这种情况，我们全体机组人员都受过良好的训练，有信心、有能力保证你们的安全。请旅客们回座位坐好，保持安静，注意并听从乘务员的指挥。

请将香烟熄灭。请将您的餐盘和其他所有服务用具准备好，以便乘务员收取；请调直座椅靠背，固定好小桌板（收起脚踏板、座位上的录像播放装置）；请旅客们把所有行李放在座位底下或行李架内。

为了疏散时您的安全，请取下随身的尖锐物品，如钢笔、手表和首饰。

请解下如领带和围巾这样的物品，把所有这些物品放入行李内。请不要把任何东西放在你前面的座椅袋内。

请脱下高跟鞋（陆地迫降时）/脱下鞋子（水上迫降时），交由乘务员保管。

下面，请大家解开安全带站起来，从行李架内取衣服穿好。

请坐下，系紧安全带。

（二）防冲击姿势

1. 防冲击安全姿势简介

（1）多数旅客可采取手臂交叉抓住椅背，头枕在手背上，双脚用力蹬地的方式，如图 8-2 所示。

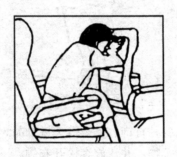

图 8-2　防冲击安全姿势（1）

（2）如旅客前面没有座位或无法抓到椅背时，可让旅客俯下身抓住脚踝，把头放在两膝之中，两脚用力蹬地，如图 8-3 所示。

（3）如某些旅客无法抓住脚踝，可让他们采用双手抱膝的方式，如图 8-4 所示。

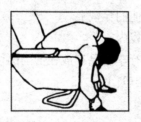
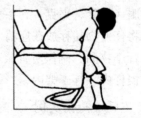

图 8-3　防冲击安全姿势（2）　　　图 8-4　防冲击安全姿势（3）

（4）对特殊旅客，如孕妇或身材高、肥胖者，让他们双手紧抓座椅扶手，或双手抱头，同时收紧下颚，两腿用力蹬地，如图 8-5 所示。

（5）对于双脚不能着地的儿童，可采用将双手压在双膝下，手心向上，弯下腰的方式，如图 8-6 所示。

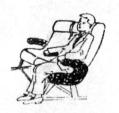
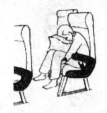
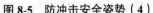

图 8-5　防冲击安全姿势（4）　　　图 8-6　防冲击安全姿势（5）

（6）对于带婴儿的旅客可以采用以下几种方法。

① 在婴儿背部垫上柔软物品，婴儿的头朝飞行方向，将其置于地板上；母亲用腿夹住婴儿身体，用双手托住其颈部，自己采用防冲击安全姿势，如图 8-7 所示。

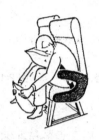

图 8-7　带婴儿的旅客的防冲击安全姿势（1）

② 将婴儿斜抱在怀里，婴儿头部不得与过道同侧，弯腰俯身两脚用力蹬地。或一手紧抱婴儿，一手抓住前面的椅背，低下头，两脚用力蹬地，如图 8-8、图 8-9 所示。

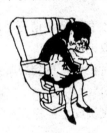

图 8-8　带婴儿的旅客的防冲击安全姿势（2）　　　图 8-9　带婴儿的旅客的防冲击安全姿势（3）

（7）乘务员的防冲击姿势。乘务员座位有面向驾驶舱与背向驾驶舱之分，应分别采取不同的防冲击姿势。

① 背向驾驶舱：两脚蹬地，双手抓住椅垫，后背紧靠椅背，头顶住头靠，全身紧迫用力，如图 8-10 所示。

② 面向驾驶舱：两脚蹬地，双手抓住椅垫，低下头，收紧下颚，全身紧迫用力。如肩带有自动紧缩装置时，背靠椅背，如图 8-11 所示。如肩带自动收紧装置失效，尽量拉出肩带，上身前倾，如图 8-12 所示。

③ 如乘务员无法回到乘务员座位，则双手撑地，背靠隔板，脑后垫上枕头，屈腿，两脚用力蹬地。如图 8-13 所示。

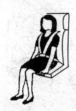

图 8-10 乘务员的防冲击姿势（1）

图 8-11 乘务员的防冲击姿势（2）

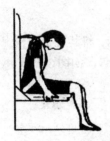

图 8-12　乘务员的防冲击姿势（3）

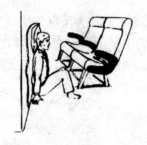

图 8-13　乘务员的防冲击姿势（4）

2. 乘务长（主任）广播实例

以下内容应由乘务长（主任）广播，乘务员在客舱演示。

现在乘务员将向您介绍两种防冲击的姿势。

当您听到防冲击指令时，请把两腿分开，两脚用力蹬地，双臂交叉，身体前倾，两手抓住前面的座椅靠背，额头放在双臂之上。

如果您的手无法抓到您前面的座椅靠背或者在您的前面没有座椅，请弯下腰，双手抓住您的两只脚，把头埋在双膝之中。如果您抓不到脚踝，请改抱双膝。

当您听到："低下头，全身紧迫用力！"的口令时采取这种姿势，直到您听到"解开安全带"的口令为止。

在飞机着陆时会有多次撞击，保持您的防冲击姿势直到飞机安全停稳。

（三）安全带与救生衣

乘务员应指挥乘客按要求系好安全带并穿好救生衣，以下内容应由乘务长（主任）广播，乘务员在客舱演示。

1. 系安全带

请系好安全带，并将安全带收紧。当听到解开安全带的口令时，拉起扣环的顶部。

2. 穿救生衣（只对水上迫降）

现在乘务员将向您演示救生衣的使用方法，请旅客们随同乘务员的演示穿上救生衣，但请不要在客舱内充气。

救生衣在您座位底下。

取出并撕开包装，将救生衣经头部穿好。

将带子扣好，系紧。

当您离开飞机时，拉下救生衣两侧的红色充气把手，但在客舱内请不要充气。

充气不足时，可将救生衣上部的人工充气管拉出，用嘴向里吹气。

乘务员将协助任何需要帮助的人穿上救生衣。

（四）出口位置指示

乘务员应向全体旅客指示出口位置，以便于迅速撤离。以下内容应由乘务长（主任）广播，乘务员在客舱演示。

1. 陆地迫降

现在乘务员将告诉您最近出口的位置，这个出口可能就在您的周围，请确认至少两个以上的出口。（安装在地板上/靠近地板）应急撤离路径灯将把您引导到出口处。白色为撤离路径灯，红色为出口指示灯。

紧急撤离时，请从最近的出口撤离，不要携带任何物品。

2. 水上迫降

现在乘务员将告诉您最近的带救生船的出口位置，这个出口可能就在您的周围，请确认至少两个以上的出口。（安装在地板上/靠近地板）应急撤离路径灯将把您引导到出口处。白色为撤离路径灯，红色为出口指示灯。

紧急撤离时，请从最近的出口撤离，不要携带任何物品。在到达出口时，打开救生衣的充气阀门。

3. 双通道客机

注意：A300、A330、A340-300 的 3L/R、A340-600 翼上出口不自带救生船。

客舱共有四个紧急出口，两个在前，两个在后。为了便于撤离，我们将把客舱分成四个区域。

首先，我们将大家分成两个大组。坐在这一侧的旅客请听从我的指挥，坐在那一侧的旅客请听从她/他的指挥。

坐在这里的旅客（重复），请从这边的门撤离；如果这边的不能使用，请从那边的门撤离（作两组说明）。

4. 单通道客机

注意：MD82/MD90 尾锥门不得在水上迫降时打开。

客舱共有四个紧急出口，两个在前，两个在后。为了便于撤离，我们将把客舱分成四个区域。

坐在这里的旅客，请从这边的门撤离；如果这边的不能使用，请从那边的门撤离（作两组说明）。

（五）选择援助者

1. 援助者的选择

（1）选择合适的援助者，对于帮助乘务员及一些特殊旅客有效避免由于飞机迫降而引起的危险，有极其重要的作用。

一般援助者主要来自：

- 机组人员。
- 航空公司雇员（包括其他航空公司）。
- 军人、警察、消防员和执法人员。

（2）乘务长（主任）广播实例。

女士们、先生们，请注意：

如果您是航空公司的雇员、执法人员、消防人员或军人，请与乘务员联络。我们需要您的协助。

（暂停广播）

各位旅客：

根据机长的要求，我们将调整一些人的座位，以更好地协助那些需要帮助的旅客，或帮助乘务员组织紧急撤离。其他旅客请在原位坐好，系紧安全带。

2. 援助者的主要工作

（1）坐在原位直至飞机停稳。

（2）面向客舱挡住旅客。

（3）帮助打开舱门。

（4）注意观察机舱内外的情况（如起火、烟雾、障碍物、水位淹没机门等）。

（5）若一个出口不能使用，重新将旅客指挥去另一个出口。

（6）介绍出口的操作方法、滑梯的人工充气方法。

（7）如果乘务员受伤，将乘务员带下飞机。

3. 援助者的分工

（1）陆地迫降援助者的分工，如表 8-1 所示。

表 8-1　陆地迫降援助者的分工

	应 急 窗 口	机 门 出 口
机上援助者	判断状况，打开出口 站在机翼上帮助旅客撤出	在机门处协助乘务员指挥撤离
机下援助者（2 名）	站在机翼下，搀扶从上面滑下的旅客 让旅客远离飞机	让旅客远离飞机

所有援助者	滑下飞机，在下面帮助滑下来的旅客 在远离飞机的安全地带，大声招呼旅客向自己这边靠拢 照顾受伤的旅客，防止旅客吸烟或返回客舱 确认被援助者已明确任务，必要时调整他们的防冲击姿势和座位

（2）水上迫降援助者的分工，如表 8-2 所示。

表 8-2　水上迫降援助者的分工

	应急窗口——圆形救生船	机门出口——滑梯/救生船
机上援助者	判断状况，打开出口 协助抛放救生船，确定系留绳与机体连接，拖曳救生船使之充气 站在应急窗外的机翼上，协助旅客撤出，并让旅客救生衣充气	在机门口，协助乘务员指挥撤离 让旅客救生衣充气。避开尖锐物品
机下援助者（2 名）	协助抛放救生船，将逃生绳连接于机翼 上船，并协助旅客登船 让旅客在船内均匀分布坐下	先上救生船，爬至船头，相对坐下坐在船头，招呼旅客靠近，安排旅客在船沿内交替坐下
所有援助者	在旅客撤离后，断开救生船 确认被援助者已明确任务，必要时调整他们的防冲击姿势与座位	

4. 安排旅客志愿协助者

（1）帮助有特殊要求的旅客，包括老年人、残疾人、无人陪伴儿童和不能行走的旅客，安排志愿协助者。

① 重新安置旅客和志愿者的座位，避免把家人分开就座。

② 协助不能行走的旅客到出口处。

（2）使用以下方法中的一种来帮助不能行走的旅客撤离。

① 毛毯运送法。把一块毛毯放在座椅靠背之上和不能行走的旅客的座椅底部，为了协助其到出口处，由 2 名援助者将需帮助的旅客放在毛毯上，然后拉起毛毯的角，从而把旅客移动到出口处。

② 抬送法。为了帮助旅客到出口处，把座椅向后倾，并且让旅客向前倾，使得援助者能够从背后靠近。然后，援助者用自己的右手握住旅客两个手腕的情况下，向旅客的身体方向拉动手腕和手臂，并将身体抬起来。如有另一名援助者，则可以抱住旅客的膝盖，随即把旅客送到出口处。

（3）在机门口处不能行走的旅客的撤离方法。

① 派 2 名援助者到滑梯的底部。

② 对于具有上肢力量的旅客，让旅客在双臂伸出的情况下坐在滑梯的顶部滑下。

③ 对于没有足够的上肢力量的旅客，把旅客放置在滑梯的顶部，并且让援助者坐在旅

客后面将双腿叉开，以随同他/她一起滑下。

④ 援助者应当帮助旅客离开滑梯并远离飞机。

（4）撤离勤务性动物（如导盲犬）。

① 为了防止导盲犬被撞击，用枕头和毛毯在隔板处或在旅客前面的座位底下铺垫好，以减缓冲击。

② 建议旅客卸下导盲犬的挽具并套上皮带。

③ 撤离时，应当由主人来负责牵领动物滑下。

二、迫降前的客舱准备要领

客舱准备可能会耗费很多时间，在时间许可内，应最大限度地做好一切准备。撤离时，机组必须携带一切所需备用品。

机组人员必须以镇静的姿态面对旅客，并使所有旅客保持安静，遵守秩序。不论何时，一个歇斯底里的人有可能使整个场面出现混乱。乘务员应采取必要的措施，使他/她保持安静。

对于机上有失能的客舱机组人员，乘务长（主任）要及时予以调整，以保证客舱内所有区域均在乘务员的监控之中。

1. 沟通与协调

（1）机长和乘务长（主任）之间的沟通与协调。当机长紧急呼叫或广播呼叫乘务长（主任）到驾驶舱时，乘务长（主任）必须带好笔、纸、手表进入驾驶舱，甚至强行进入驾驶舱。

双方必须协调以下内容。

① 紧急情况的性质。

② 准备时间的长短。

③ 防冲击命令由谁，以何种方式发出。

④ 特殊指示（如飞机的状态或天气情况）。

⑤ 重复以上信息。如果时间十分仓促，至少要作如下协调：迫降类型、准备时间。

（2）乘务长（主任）与乘务员之间的协调与沟通。乘务长（主任）必须立即广播通知乘务员集中，或以内话方式呼叫全体乘务员。

双方必须协调以下内容。

① 传递来自机长的信息。

② 确定客舱准备（包括服务舱和旅客）计划。

③ 指示乘务员参阅"客舱准备检查单"。

④ 指示乘务员使用"应急程序简令纸"。

⑤ 明确个人职责，安排准备工作。

（3）乘务长（主任）还应做到以下几方面。

① 根据真实情况，做好紧急情况的广播。

② 将全部客舱灯光调至 100％亮度。

③ 确定是有准备的迫降或有时限的迫降（准备时间有限）。

2. 固定客舱、服务舱的松散物品

（1）检查、固定客舱松散物品。

① 检查行李是否存放适当。

② 检查座椅安全带是否在身体低位系紧。

③ 检查座椅靠背是否调直。

④ 检查小桌板、座位上的录像播放设备与脚踏板是否收起。

（2）固定好服务舱松散物品。

① 固定餐车、用具箱、烤炉、烤格、烧水壶等服务用具，扣好锁扣。

② 将散放在服务舱内的餐盒、饮料等收藏在可封闭的储藏空间内。

三、最后准备工作

1. 乘务员迫降前 3 分钟的主要工作

飞机迫降前 3 分钟或得到来自驾驶舱的、要求乘务员做最后检查、准备的指示时，乘务员应立即完成以下工作。

（1）再次检查客舱、服务舱。

（2）关闭客舱灯光，打开应急灯光。

① 尤其在夜间必须关闭客舱灯光，以帮助旅客适应黑暗的环境。

② 同时乘务长（主任）应打开应急灯开关，确保飞机正常供电断开后，应急灯光系统能正常工作。

（3）通知机长。乘务员应在完成迫降前对旅客的各项工作，以及客舱和厨房检查后，通知乘务长（主任）；乘务长（主任）应向驾驶舱报告（可直接进驾驶舱）。

（4）乘务长（主任）提示乘务员进行个人准备。

2. 乘务员个人准备

乘务员个人准备包括以下内容。

（1）取下身上的各类尖锐物品，以及领带与丝巾（松开衣领）。

（2）脱下高跟鞋，并去除尼龙丝袜。

（3）弄湿头发，以防被火引燃。

（4）确认手电筒及撤离时应携带的物品的位置（但不要把它从支架上取下）。

（5）在乘务员折叠座椅上坐好，系紧安全带。

（6）做好防冲击的准备动作（在接到指令时，立即做出防冲击姿势）。

（7）回顾撤离分工并做静默 30 秒复查。

3. 防冲击

（1）在机长发出防冲击信号时，采取防冲击姿势。

（2）向旅客发布防冲击口令——"低下头，全身紧迫用力"（中英文交替）。

（3）保持防冲击姿势，直到飞机完全停稳。

第二节　撤离及其应急措施

一、撤离的决定

一旦做出要紧急撤离的决定，应立即通过麦克风或口头等方式发出撤离指令。全体机组成员必须密切合作以确保撤离的成功。

1. 决定撤离

（1）驾驶舱发起的紧急撤离。在接到预先安排的紧急撤离信号或者听到撤离广播时，立即解开安全带，进行紧急撤离。

（2）乘务员发起的紧急撤离。乘务员在飞机停稳 30 秒内未接获任何紧急撤离指令，但发现以下情况时，须发起紧急撤离行动。

① 严重的结构性损伤，机体破损。

② 威胁性起火或烟雾。

③ 水上迫降。

④ 发动机周围漏油。

2. 无须撤离

当决定不撤离时，乘务员会收到广播通知："乘务员留在原位。"

通常无须撤离的情况有以下两种。

① 不必发起撤离行动。

② 正在进行的撤离行动已变得不再必要。

3. 控制旅客情绪

为防止可能出现的恐慌局面，乘务员必须在飞机停稳后迅速控制客舱中旅客的情绪。需要撤离时，高呼："镇静，没关系，不要惊慌！"而后立即退回机门处组织撤离。无须撤离时，高呼："镇静，不要慌，留在原位坐好！"

二、陆地迫降的撤离组织

1. 确认出口的状况

（1）对机门外的状况进行观察。乘务员应通过机门上的观察窗或机门旁的客舱舷窗观察，确认出口是否有效、可用。机体结构性损伤、起火、障碍物（如金属残片）、机门处的燃油都有可能导致出口失效。除非已没有更好的选择，才能打开出口。如果由于浓烟等因素使乘务员无法对状况进行评估时，那么不要冒险打开出口。

（2）对迫降的可使用出口进行评估，如表 8-3 所示。

表 8-3　可使用出口评估表

情　形	可以使用的出口
起火	与起火出口相对的出口
所有起落架自动收起/折断（机腹着陆）	所有出口
主起落架完全收起/折断（机头高）	较低的应急门/应急窗
前起落架自动收起/折断（机头低）	前部（机翼前缘）的应急门/应急窗

注：① 在收起起落架着陆的情况下，某些机型如果出口离地很接近时，在启用出口之前应当解除机门待命（预位）。
　　② 在部分收起起落架着陆的情况下，某些出口因为离地过高，导致滑梯过于陡直而不能正常使用。

2. 打开出口

（1）如果出口可以使用。迅速确定机门处于待命（预位）状态，并打开出口。如果出口无法打开，则试着再次打开。

（2）如确实无法打开出口，请按如下指示行动。

① 使用以下口令："这个出口不能使用！走那边！"重新把旅客引导到另一个可用的出口。

② 除非附近的出口已没有乘务员指挥，否则不要离开已经失效的出口，以防旅客擅自使用出口。

③ 如果附近的出口没有乘务员操作，立即前往该出口；在确定该出口可以使用后，立即打开出口。

3. 确认滑梯的状况

确认滑梯的状况，如滑梯角度是否适当、是否完全充气，如表 8-4 所示。

表 8-4　滑梯状况评估表

出 现 情 况	处 理 方 法
滑梯未能自动充气	拉地板上的红色人工充气把手，待滑梯充气后，引导旅客撤离
滑梯未能完全充气，或使用中漏气	如有充分的计划且该计划可行时，将滑梯改作软梯使用，并重新引导旅客使用
滑梯完全充气并且处于安全状态	立即引导旅客撤离

4. 引导旅客撤离

在紧急撤离期间，请使用手势及口令指示，不要挡住紧急撤离路线。

（1）在滑梯充气过程中，按如下指示行动。

① 一手抓住辅助把手，另一手伸直挡住出口。

② 使用以下口令："解开安全带！（站起来！）""不要带行李！""脱下高跟鞋！"

（2）滑梯充气完毕后，按如下指示行动。

① 迅速面向客舱，退到一侧。

② 立即指挥旅客撤离，使用以下口令："走这边！""快，撤离！"

③ 在烟雾环境中撤离时，还必须使用以下口令："弯下腰，俯下身，用衣袖捂住口鼻。"

④ 在黑暗环境下（应急电源失效）撤离时，立即拿上手电筒，俯下身，打开手电筒，照射附近的地板并来回晃动，同时使用以下口令："朝灯光方向走。"

注意：通常机门出口都带有滑梯或救生船，而应急窗出口是没有的。A320/A319 飞机的应急窗出口是个例外。在取下舱门盖的时候，滑梯会自动放出充气，它的人工充气手柄位于应急窗框的上方。

5. 旅客的撤离

（1）出口可以使用时，针对不同情况采取不同的措施。出口在应急门处时，指挥旅客撤离，使用以下口令：

① "手臂伸直向前！"（对所有类型的滑梯都是如此）

② "跳！滑！"（滑梯，或者需迅速撤离）

③ "坐！滑！"（单通道滑梯）

④ "快！下飞机！""快！跳下去，离开飞机！"（CRJ-200、EMB-145）

除非在机门处有旅客犹豫不动，应用力将其推出门外；否则，当旅客撤离时，请不要碰他们。

出口在应急窗处时，指挥旅客撤离，使用以下口令："跨出去，转身！从机翼后部滑下！""从机翼前部滑下！"

（2）出口不能使用时，根据实际情况灵活处理。

① 如果出口不能使用，则挡住出口并重新把旅客引导到其他出口处，并使用以下口令："这个出口不能使用！（机外起火！）走那边！"

② 如果在任何出口处有旅客正在排队等候，就要把他们引导到不太拥挤的出口。

③ 考虑一下时间、可用性和离地距离，重新把旅客引导到一个可以使用的出口。

（3）使用未充气滑梯作为软梯。在停机坪用滑梯架设软梯，并按如下指示行动。

① 派两位援助者先下滑梯。

② 当援助者在地面相对站立时，指导被援助者抓住滑梯两侧的把手，滑出滑梯。

③ 乘务员应引导旅客乘坐滑梯。

④ 指导另外的援助者在滑梯的底部协助旅客撤离，并让大家远离飞机。

（4）若事先未安排出口援助者，乘务员让最前面的一位旅客站到自己对面，并对他说："你跟我一起指挥旅客！"对另外两位旅客说："你们两位留在滑梯下面！帮助人们离开！"

6. 机组撤离飞机

① 按程序要求，需先下飞机的乘务员应在地面协助旅客撤离，并指挥旅客远离飞机。

② 要确保所有旅客已经紧急撤离飞机。乘务员应确保所负责区域的旅客已完全撤出，并从就近的出口撤离。乘务长（主任）应协同机长对整个客舱由前至后做全面的检查，并从后舱就近的出口撤离。

③ 在检查客舱时，使用以下口令："客舱里还有人吗？听到请回答。"

④ 全体乘务员撤离时，应带上旅客舱单、急救药箱、信标机、麦克风、手电筒和客舱乘务员手册。

⑤ 一旦撤出飞机，则不要马上再进入飞机。

7. 紧急撤离后的地面工作

① 尽可能多地带上各种必要设备，如饮料、食品、毛毯等，必须迅速撤离，因为飞机随时可能起火并爆炸。

② 迅速远离飞机，至少应保持100米（待发动机完全冷却，渗出的油类挥发后，方可返回机内。搜救队较易在这个范围发现幸存者）。

③ 提供急救，识别并优先救治严重受伤者，归还旅客的鞋子。

④ 将幸存者分成几个组（每组4~5人），带领他们行动并保持平静。领队必须清楚有多少组员，每个组员必须都被安排指定工作。

⑤ 在每个组里，建立互助机制。

⑥ 如天气恶劣，应建临时掩体。

⑦ 准备好充分的救援用信号器具。

⑧ 清点幸存者。

⑨ 如果可以返回机舱，取出机上有用物品，如应急设备、食品和水，把滑梯卸下用来建掩体。

⑩ 试着用机载无线电发布求救信号。

⑪ 救生时，不要莽撞行事，注意保存体力。

⑫ 必要时，设一名警卫，看护邮件、包裹或使飞机不受干扰。

三、水上迫降的撤离组织

水上迫降的撤离组织包括以下内容。

1. 确认出口的状况

（1）通过机门上的观察窗或机门旁的客舱舷窗观察机门外的状况。确认出口是否有效、可用。注意结构性损伤、起火的地方，观察出口是否被水淹没或受到阻塞。

（2）对迫降类型进行评估。如迹象显示飞机可能会很快下沉时，应迅速将救生船与飞机脱开。

2. 打开出口

（1）如果出口可以使用时，迅速确定机门处于待命状态，并打开出口。如果出口打不开，则试着再次打开它。

（2）如确定无法打开出口时，请按如下指示行动。

① 使用以下口令："这个出口不能使用！走那边！"重新把旅客引导到另一个可用的出口。

② 除非附近的出口已没有乘务员指挥，否则不要离开已经失效的出口，以防旅客擅自使用该出口。

③ 如果附近的出口没有乘务员操作，立即前往那个出口；在确定该出口可以使用的情况下，立即打开出口。

3. 确认救生船的状况

确认救生船的状况，如救生船的载量、是否完全充气，如表 8-5 所示。

表 8-5 救生船状况评估表

出 现 情 况	处 理 方 法
救生船未能自动充气	拉地板上的红色人工充气把手，待救生船充气后，引导旅客撤离
救生船不能抛放（出口被堵或水位高于进门口）	将救生船转移至另一适用处
救生船完全充气并且处于安全状态	若出口适合于撤离，立即引导旅客撤离

4. 引导旅客撤离

在紧急撤离期间，请使用手势及口令指示，不要挡住紧急撤离路线。

（1）在救生船充气过程中，按如下指示活动。

① 一手抓住辅助把手，另一手伸直挡住出口。

② 使用以下口令："解开安全带！（站起来！）""不要带行李！""脱下鞋子！"

（2）救生船充气完毕后，按如下指示行动。

① 迅速面向客舱，退到一侧。

② 立即指挥旅客撤离，使用以下口令："走这边！""快，撤离！"

③ 在烟雾环境中撤离时，还必须使用以下口令："俯下身，用衣袖捂住口鼻。"

④ 在黑暗环境下（应急电源失效）撤离时，立即拿上手电筒，俯下身，打开手电筒，照射附近的地板并来回晃动，同时使用以下口令："朝灯光方向走。"

5. 旅客的撤离

（1）出口可以使用时，针对不同情况采取不同的措施。

① 使用滑梯/救生船（通常在机门出口处）时，按如下指示行动。

• 在水上迫降中，最好是使用配有滑梯/救生船的门。试着让旅客直接从飞机登上救生船，防止旅客溺水和体温过低。

·指示旅客相对在船内坐下，以均匀地分配重量并保持坐着的姿态（移动位置时应当用手和膝盖爬行）。

·在所有旅客都已登船之后，拉出断开手柄，割断系留绳，然后把滑梯/救生船划至远离飞机的安全地带。

② 使用天花板上的圆形救生船时，按如下指示行动。

·需要有 2～3 个人把救生船搬到出口处。搬动救生船包时，绳扣一侧向上。注意：要让援助者小心提防红色把手，以防在客舱内充气。

·把救生船固定到飞机之上。在机门处：把救生船的连接绳紧固在机门处的稳固的可连接部位。在应急窗口处：把窗口上/行李架内的脱离绳连接到机翼的连接点上。把救生船的系留绳系到脱离绳之上。

·把救生船投到水中（救生船外包装不必卸下）。注意：把救生船掷离机翼前缘，以避免被金属件和机翼拉破。

·猛拉系留绳，使救生船充气（充气可能需要 15～20 秒的时间）。

·拉动并使救生船靠近飞机，但要避开任何尖锐的物品。

·如有可能，让旅客直接上救生船，或者让旅客跳入水中并游到救生船的登船处上船。

·指示旅客在船内分散坐下，以均匀地分配重量并保持坐姿（所有的位置移动都应当用手和膝盖来爬行）。

·当所有的旅客都已登船之后，割断系留绳并把救生船划至远离飞机的地带。

③ 使用滑梯做浮板时，按如下指示行动。

·拉动水上迫降的断开手柄（不连机手柄），从飞机上卸下滑梯。

·轻轻地抛出滑梯，并且让旅客从飞机上跳入水中。把滑梯正面朝下翻转，应把受伤的成年人和儿童安置在滑梯之上。所有其他旅客应当待在水中，握住滑梯四周的救生索。

·断开系留绳，让滑梯从飞机上脱开。

④ 使用应急窗口（无救生船）时，按如下指示行动。

·打开窗口。

·把窗口行李架处的脱离绳连接到机翼的连接点之上。

·指挥旅客从机翼上下飞机，撤离。

·指示旅客将脱离绳用做扶手。

·指示旅客跳入水中并游到救生船或滑梯那里。

（2）飞机迅速下沉时，迅速紧急撤离，并按如下指示行动。

① 打开出口，使救生船充气。

② 拉出断开手柄，从飞机上卸下充气的救生船。

③ 割断系留绳，使救生船脱离飞机。

④ 让援助者跳入水中，并且把救生船推离飞机。

⑤ 让旅客在救生衣充气的情况下直接从飞机上跳入水中。

⑥ 要确保所有旅客都已撤离飞机。

⑦ 从水中登上救生船。

（3）机门口离水面过高，按如下指示行动。

① 打开出口，使救生船充气。

② 拉出断开手柄，从飞机上卸下充气的救生船。

③ 旅客身着充气的救生衣直接上船，或跳入水中后，由水中登船。

④ 确保所有旅客已登上救生船。

⑤ 割断系留绳。

（4）出口不能使用，按如下指示行动。

① 如果出口变得不能使用，则挡住出口重新把旅客引导到其他出口处，并发出适当的指令，如"这个出口不能使用！（机外起火！越过去！）走那边！"

② 如果在任何出口上旅客正在排队等候，则要把他们引导到不太拥挤的出口处。根据需要，指定援助者，对状况进行确认并启用出口。

（5）若事先未安排出口援助者，乘务员可按如下指示行动。

① 让最前面的一位旅客站到自己对面，并告知旅客："你跟我一起指挥旅客！"

② 让另两位旅客先上船，以协助其他旅客登船。

6. 机组撤离飞机

（1）按程序要求，需先下飞机的乘务员应先登上救生船，并在船上协助旅客登船，安排旅客有序地坐下。

（2）要确保所有旅客已经撤离飞机。乘务员应确保所负责区域的旅客已完全撤出，并从就近的出口撤离。乘务长（主任）应协同机长对整个客舱作全面的检查，再回到前舱，从前舱就近的出口撤离。在检查客舱时，使用以下口令："客舱里还有人吗？听到请回答。"

（3）全体乘务员撤离时，应带上旅客舱单、急救药箱、信标机、麦克风、手电筒和客舱乘务员手册，并带上旅客的鞋子。

（4）一旦撤出飞机，立即割断系留绳，将救生船与机体完全断开。

7. 紧急撤离后的水上工作

（1）为保存体力使用蛙泳方式。

（2）漂浮时，仰面，用手臂慢慢划水。

8. 救生船上的管理

（1）救生船的管理，要注意以下事项。

① 救生船距离飞机不应过远。

② 搜寻落水者，正确清点人数，保证所有人都已上船。

③ 机组成员应是船上的指挥者，将机组成员均匀地分到每个船上。

④ 清理船内积水，堵塞漏洞，固定好所有物品，支好天篷。

⑤ 把小刀、舀水桶等小物件系在船上。

⑥ 如附近有其他救生船，以 7～8 米为间隔，将船连在一起。

⑦ 保证充气柱体内的空气充足，但不要过多。白天高温时，放点气；夜冷时，再补充些气体。

⑧ 不要把小刀、渔具、罐头拉环及其他各种尖锐物品扔在船舱地板上，不要用鞋去蹭船底或充气柱体。

⑨ 确保船上的每个人都穿好救生衣，并充气。

⑩ 旅客均匀地分布在船内。

⑪ 不要坐在船舷上。

⑫ 在船内需移动位置时，应先告诉周围的旅客。

⑬ 当发现有飞机时，将船相互拉近，使天篷的颜色更易被识别；如有大浪则不要这样，否则可能会使船颠覆。

（2）救生船上的工作安排主要如下。

① 明确船上每个人的职责，使他们一同参与工作，受重伤或呼吸困难的人除外。

② 不论昼夜，每时每刻都应有人值勤。

③ 把值勤者用一根不短于 3 米的绳系在船上。

第三节　野外求生技能

当飞机迫降时，幸存者必须面对可能出现的诸如地形和气候之类的困难，竭尽全力以保全生命，求得生存的机会。

生存的首要条件是，具备求生的欲望、求生的知识和技能，以及拥有强健的身体。乘务员必须有能力使自己和其他共同患难者保持乐观的精神；乘务员还应懂得如何获得水、食品、火种、容身之地等生存的必需物品，如何呼救以吸引营救人员，如何在没有援助时获得安全的保护或脱离险境；乘务员还应掌握保存体能的方法，以及避免受伤和对付疾病的方法，以便帮助那些比自己更不幸的人们。求生技能，并不仅仅指应付空难之类的极端情况的技能。在生活中，求生技能随处可见。例如，在起飞和下降时系上安全带，这就增加了空难发生时的幸存机会；过马路时左右看一下，临睡前检查煤气阀和门窗等，实质上是本能地运用求生技能的表现。我们应该将这些技能变成一种良好的习惯。

一、空难求生指导方针

在空难发生后的求生过程中，必须牢记以下的指导方针。

1. 撤到安全地带

（1）如果飞机有起火或爆炸的可能时，必须远离飞机（至少应保持 100 米）并待在风上侧处直至危险过去。

（2）为了便于搜救，当危险过去后，移向飞机的着陆地点。

（3）不要惊慌失措地奔向未知区域，设法与其他幸存者保持联络。

（4）除非身处毫无遮蔽的空旷地或危险之中，否则没有必要另选安全地带。

（5）不要将山顶或山腰作为避难之所，地势低的地方更易建掩体设施。

（6）不要全体出动去寻找安全地带，应分组行动；不要单独行动，应相互保持联络并做好路标，以便顺利返回。

（7）离开失事地点时，应做好标记，以便营救人员寻找。

2. 携带有用物品

（1）尽可能多带上饮料、食品、毛毯，以便更好地抵御未知的困境。

（2）带上医疗救护用品，如药箱、急救箱、氧气瓶。

（3）带上信号器具，如手电筒、麦克风、信标机，以便发求救信号。

（4）带上旅客舱单，用于确定受伤、死亡、失踪者。

（5）带上客舱乘务员手册，从中获取有关求生的指导方针，至少纸张还是一种很好的引火材料。

（6）如果飞机已无进一步危险，可设法返回机舱获取更多的有用物品。

3. 救护伤员

（1）应将伤员一起转往安全地带。

（2）区别伤势，展开救护，首先是呼吸困难者，然后依次是大出血、骨折和惊恐者。

（3）如有死者，应与生还者分开。死亡会制造恐怖气氛，这样做有利于使幸存者安宁。

4. 采取保护措施——建掩体

（1）尽可能利用天然场所和手边的材料来建立、加固和扩充掩体。

（2）身处空旷地带时，利用装备与飞机残骸挖坑，也可以用天然洼地，用浮土加固加高四周做掩体。

（3）用石块、残骸、树枝、毛毯、滑梯布等制成防风墙。

（4）掩体除可防风、防雨外，还应能遮阳。

（5）如有伤势严重、不便移动者，就地建简便掩体。

（6）生火取暖，并利用反光材料，增强热效应。大家聚在一起可减少热量散发。

二、求生要素

生存的首要条件就是要有强烈的求生欲望，尽可能地保存体能、具备保持健康与清洁的方法。

1. 强烈的求生欲望

（1）充分预见可能存在的危险和困难局面，并制订行动计划。

（2）经过训练和平时经验的积累，能增强求生的欲望。

（3）保持乐观的情绪，使自己和周围的人能放松下来。

（4）保证身体处于健康的状态，有利于增强求生的信心。

（5）尽快适应陌生的环境，并进行心理调节，排除抑郁情绪。

2. 保存体能

（1）必须保证有水和食品的供应，但不要为此过分劳累。

（2）不要无目的地走动或大声呼叫，不要做超出能力范围的事。

（3）保暖御寒，防止暴晒，避免身体过冷或过热。

（4）建造掩体，来应付寒风、烈日与风沙的威胁。

（5）避免流汗而导致体内水分流失。

（6）尽量睡觉，减少体能消耗。

3. 保持健康与清洁

（1）脚的保护措施如下。

① 行走是求生过程中唯一的交通方法，不要让脚受伤。

② 脚受伤后，必须立即求助。

③ 注意保持脚的清洁与温度。

④ 尽可能地穿上鞋和袜子。

（2）保护眼睛的方法如下。

① 使用太阳镜或专用护目镜。

② 用布片或树皮保护眼睛，中间留一条狭缝。

③ 用炭笔涂黑眼睑下方。

④ 注意保护视网膜，防止雪盲。

⑤ 防止外伤感染：不要揉搓眼睛；避免使用隐形眼镜，没有专用清洁剂时，可用口中的唾液浸润消毒。

（3）个人清洁的注意事项如下。

① 饮食不当，会导致腹泻与呕吐。

② 密切注意毒虫叮咬与毒蛇的攻击。

③ 注意个人清洁（尤其是女士）。

④ 注意环境清洁，将污物与废物在远离生活区的地方加以掩埋。

三、应对严寒

冬季气温通常在 0℃以下，且伴有大风，尤其在极地地区，冬季气温在零下 50℃～零下 60℃，风速有时会在 40 千米/小时以上，大风会导致实际气温远低于温度计显示的温度。当人身体发颤时，表明体温已开始下降，体温低于 30℃ 对身体有害。

在冰天雪地中求生时，必须注意以下几点。

（1）不要试图在暴风雪来临时迁移。

（2）在冰雪融化的季节里注意避开浮冰，避免陷入沼泽中。

（3）防止跌入冰水中（在冰水中 4 分钟，会使人体暴露部分冻僵，7 分钟会丧失意识，15～20 分钟则会死亡）。

（4）避免将身体弄湿或长时间待在潮湿的环境中。

（5）寻找或搭建掩体和雪房避开风、雪、冷空气、海浪等，如图 8-14 所示。

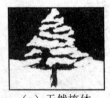 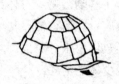

（a）天然掩体 （b）雪房

图 8-14 掩体

（6）注意清理环境和个人健康。在体能足够时清理周围环境，饮用热饮或饮酒驱寒，挤成一团，防止热量失散，适当做热身运动，防止体温下降、冻伤、足部浸水以及一氧化碳中毒。

（7）用衣物将身体、手、脚裹起来，尽量穿毛料衣服。

四、应对酷暑

夏季气温通常较高，且日照强烈，在赤道附近与亚热带地区还会出现 40℃～50℃ 的高温，且通常还伴有高湿度的情况（湿度高达 80%～90%）。直接在阳光下暴晒，会导致疾病的发生（如日射病、中暑、热消耗、热痉挛），这会加速体能的消耗，导致身体脱水或缺水，从而直接威胁生存。

1. 作为预防，应注意以下几点

（1）尽量穿白色或浅色衣服。

（2）戴上遮阳帽（罩），防止阳光直射。

（3）白天注意休息（不要坐在热腾腾的地面上）。

（4）搭建掩体，或在树荫下休息。

（5）尽量把工作安排在夜间，不要图快，慢慢做事。

（6）尽量多喝水，适当补充盐分。

2. 作为健康防护，还应注意以下几点

（1）不要光脚，以免受到水蛭、沙蚕和蜈蚣的攻击。

（2）点上火堆，并弄出烟来（任何湿的材料燃烧时都会有烟），这样可以驱赶蚊子和飞虫。

（3）不到休息时不要脱掉湿衣服，这样可以防止皮肤被晒伤，并防止受到外物剐伤。

（4）穿戴衣服前把衣服抖开，并仔细检查一遍，尤其是手伸入口袋时要谨慎。

五、应对沙漠

沙漠地带通常昼夜温差很大。例如，夏季，白天有时高达 40℃左右，而夜间则降至 15℃左右；而在冬季昼夜温差也在 20℃左右，有时还伴随连绵不断的雨雪天气；而有些地区则终年没有降雨，偶尔出现的降雨可能会是滂沱大雨，并形成洪水，但很快会被地表吸干。

在沙漠中求生时，应注意以下几点。

1. 寻找水源

（1）设法从绿洲、干涸河床底部的水洞、坎儿井中寻找水源。

（2）仙人掌类植物中富含水分。

（3）在昼夜温差很大时，从凝结的水蒸气中取水。

（4）在沙丘间的最低处奋力下挖可能会找到水源。

2. 防止体液缺损

（1）流汗后及时补充水分。流汗是人体的降温机制，体液减少时，依然会大汗不止。

（2）昼伏夜行或白天休息而夜间工作（如搭建掩体）。

（3）在夜间生火取暖或煮水（灌木与大型动物粪便都很易于燃烧）。

（4）全身着衣，白天不要脱下衣服，否则会增加流汗。衣服应宽松一些，以便隔热或保暖。

（5）使用头巾，可以隔热、防晒，且能防止沙暴迷眼。

（6）注意眼睛的防护，因为沙漠中会有闪烁光和风沙的危害。

（7）不要光脚走在热沙上，否则皮肤会烫起泡，也不要穿凉鞋行走。

（8）注意防止食物变质，食品开始食用后应尽量吃完。

六、海上求生

地球表面约 80% 的面积被水覆盖，在所有求生环境中，由于我们对海洋环境缺乏认识，海上求生就变得尤其可怕。在寒冷的海水中，体温会迅速下降，必须设法尽快登上陆地或救生船。

1. 遇有重油

（1）用蛙泳方式。

（2）将正前方与两侧的油拨开。

（3）在越出油面前，紧闭双眼与嘴直至浮出水面。

（4）保持身体浮在水面之上，直至游出该水域。

2. 水面有油或气体燃烧

（1）拨开正前方的火苗。

（2）如水面感觉有高温时，做深呼吸，潜入水下。

（3）尽快游出起火的水域，并浮出水面。

（4）在起火水域游泳时，救生衣千万不要充气。

3. 健康保护

（1）尽量使用救生船与船载设施。

（2）避开海水、海风、日晒的侵袭。

（3）保持船内干燥。

（4）收集雨水，增加淡水资源；饮用淡水与无酒精饮料，不要喝海水。

（5）保存好体能，不要做无谓的事，尽量睡觉。

（6）不因船内空间狭小而影响大小便。

（7）在寒冷环境中船底垫上毛毯、衣服，并保持衣服干燥。

（8）在炎热环境中，适当用水浸湿衣服，并每日清洗，日落前晾干。

4. 对付鲨鱼

（1）用力拍打水面吓阻鲨鱼。

（2）不要将手、脚泡在水中。

七、水和求生

人体的 75％由水组成，呕吐、腹泻、流汗都会使体液流失。当人的体重下降 20％时，生命就会受到威胁。气温低于 29℃时，人可承受脱水 25％，气温高于 29℃时，脱水 15％就会威胁生存。身体消耗的水分必须及时、不断地补充。求生中注意寻找水源。流动的水是最理想的选择。有条件的话，避免喝生水。对于水质不佳的水，必须煮沸或使用水净化片刻后，方可饮用。正常人仅靠饮水可维持生命 20 天左右，而断水 3 天就可能造成死亡。

1. 维持体液平衡的方法

（1）饮水或吃含水分的食物，来补充体液。

（2）多休息，少活动。

（3）不要抽烟、饮酒。

（4）待在阴凉处，不要坐在热的地面上。

（5）若缺水，减少或不要进食，消化脂肪类食品需大量水分。

（6）不要谈话，用鼻子来呼吸。

2. 获取淡水

（1）寻找水源。水通常在低洼处，植被之下常会有水（对周围有动物残骸的水源要保持警惕，沙漠中的死湖往往含盐量很高，不能直接饮用）。

（2）凝结水汽。将塑料袋套在嫩枝上，让叶面蒸腾，获取凝结水，如图 8-15 和图 8-16所示。

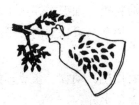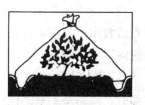

图 8-15　凝结水汽（1）　　　图 8-16　凝结水汽（2）

（3）日光蒸馏。挖一大坑，坑底放一个收集器皿，坑顶覆上塑料布，周边压实，塑料布中央搁一块石头，如图 8-17 所示。此法适于蒸馏有毒的水、海水、尿液等，千万不要直接喝海水或尿液。

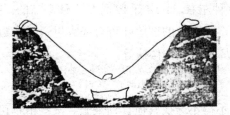

图 8-17　日光蒸馏

（4）冰雪化水。融冰比融雪更容易，且所需热量较少。

（5）用海冰化水。通常海冰含盐量很高，化成水也不能直接饮用；而年代古老的冰含盐较少。注意年代近的冰，轮廓粗糙，呈乳白色；年代古老的冰，边缘光滑，呈天蓝色。

（6）从动植物中取水。植物的根、茎、叶中都会含有水分。有些植物的汁液是有毒的，注意鉴别。动物的眼眶中含有较多水分，可直接吸吮，所有鱼类体内都有可饮用的流汁。

3. 缺乏饮用水时，饮用水应定量供应

（1）求生第 1 天，不要饮水，利用体内储存的水分。

（2）求生第 2~4 天，每天饮水最多不超过 400 毫升。

（3）求生第 5 天后，每天饮水控制在 55~225 毫升，依天气而定。

（4）长期缺水后，绝不可以突然大量饮水。

（5）饮水前先浸润唇、舌、喉。

（6）此时不要吃富含蛋白质的食物。

八、求生食物

食物对于短期生存并非绝对必要，尽可能多带点飞机餐，可解决食物问题，但要记住只进食不饮水会使人脱水。体力劳动与脑力劳动都会消耗人的体能。当食物缺乏时，应心境平和，放松，以免浪费能量。

1. 食物分类

（1）碳水化合物，主要包含两大类：蔗糖类和淀粉类。蔗糖类存在于果汁、糖浆、蜂蜜与水果中，可直接食用；淀粉类存在于植物块根、块茎与谷物类的种子中。缺陷是无维生素B，可引起便秘。

（2）脂肪，主要存在于动物皮下脂肪组织与器官周围。动物、蛋类、奶类、坚果、真菌及部分植物中都有。缺陷是不易消化，消化时需大量水分。

（3）蛋白质，主要存在于肉类、鱼类、蛋类、谷类、豆类、真菌类、坚果之中。缺陷是植物类蛋白质不包含人体所需的全部氨基酸。

（4）矿物质。人体需要的各种矿物质的量是各不相同的。大量元素为钙、磷、氯、钠、钾、锰，少量元素为铁、氟、碘等，微量元素为锶、铝、砷、金等。

（5）维生素，共有40种左右，其中有12种是人体必需的。植物中含有微量的维生素，皮肤照光可合成维生素D，小肠内的细菌叶可合成维生素。多数维生素可从外界获得。缺乏维生素会造成皮肤病、坏血症、佝偻病等。

2. 尝试植物

当食物缺乏时，我们不得不寻找其他食物来源。某些植物可能有食用价值，应遵循以下介绍的程序进行毒性鉴定，且每人每次只可尝试一种；必须按序进行，当有疑惑时，立即停止试验；当有不适时，尽快刺激喉咙呕吐出来或吞少量炭灰诱使呕吐。

（1）看。若植物茎、叶上附着有蛆虫或其他蠕虫时，不能食用。有些植物在衰老期会代谢产生有毒物质。

（2）闻。切下一小块，若有难闻的苦杏仁或桃树皮味，应立即扔掉。

（3）抹。稍挤榨一些汁液在体表敏感处，如肘部与腋下间的前上臂，如有不适、起疹或肿胀，应立即扔掉。

（4）尝。若以上步骤进行完毕后无任何不适症，则进行以下步骤，每一个步骤之间相互间隔不少于5秒。

每次尝试取少量植物饮料。按如下顺序进行：触动唇部，触动口角，舌尖舔尝，舌根舔尝，少量咀嚼。

若有任何不适，如喉咙痛痒、强烈的灼伤感及刺激性疼痛，应立即扔掉，切勿再作进一步试验。

（5）吞。吞咽少量植物，耐心等待 5 小时，期间不得饮食其他任何食物。

（6）食。若无口部痛痒、不停打嗝、恶心、发虚、胃痛、下腹绞痛以及其他任何不适症状，则可认为该植物是可食用的。

3. 食物定量

（1）所有食物必须分作三等份，在预计的营救日前一半时间动用其中的 2/3。

（2）应急食品，不易腐烂的食品应最后食用。

（3）体力许可时，应尽量采集野生食品。

（4）避免过度劳累使体能下降。

（5）进食应有规律，即使水和食物已很少。

（6）应急食品中所含的碳水化合物越高越好。

（7）尽量减少进餐数，每日两餐即可。

九、求救信号

获得援救的首要前提是，使他人知道你的处境，告知别人你的位置，并努力取得联系。国际通用的求救信号，英文字母"SOS"（Save Our Soul）是最为人熟知的。信号可以直接在地上写出，也可以通过无线电、灯光、声响等方式发出。

1. 可用资源

（1）飞机残骸。坠机后我们可以找到很多有用的信号源，如燃油、轮胎及一些可燃或绝缘材料，燃烧它们形成大火或浓烟。还可以利用飞机的玻璃、整流罩、救生衣、滑梯等有反光作用或色彩鲜艳的物品堆放在我们周围，以引起搜寻者的注意。

（2）天然材料。干的树枝、树皮、树叶，都是很好的燃料；而湿的材料，燃烧时会形成浓烟。

（3）信标机。机载的信标机，在陆地和海上都可使用，是发布无线电求救信号的最佳选择。

（4）手电筒。手电筒可用于发布灯光信号，如 SOS 的莫尔斯代码（三短、三长、三短）。

（5）哨子。哨子为声响信号的理想手段。在求援时，除通行的 SOS 信号外，还可用 1 分钟发出 6 次哨音（也包括挥舞 6 次，或 6 次闪光），然后间歇 1 分钟，再重复的方式。

（6）漂流瓶。在海上释放漂流瓶可能太富想象力，但是在小溪中放一个刻有 SOS 求救字样的漂流瓶或木块等，或许还是一种引人瞩目的方法。

2. 信号方式

（1）火光信号。燃放三堆大火，并摆成三角形，是国际通行的方式。若材料不足，也可只点一堆火。为防火势蔓延，火堆附近应围小墙。若附近有河流，也可扎 3 个小木筏，将火种放在上面，并在两岸固定，沿水流方向摆成箭头状。

（2）浓烟信号。浓烟是很好的定位方式，浓烟升空后会与周围环境形成反差，易引人瞩目。

在火堆上添加绿草、绿叶、苔藓、蕨类植物或任何其他湿的物品，都可形成亮色浓烟，这种方式适用于丛林。在火堆上添加汽油与橡胶会形成黑色浓烟，这种方式适用于雪地或沙漠。

（3）地对空目视信号。信号至少长 2.5 米，并尽可能使之醒目。

信号可由任何东西做成，如用布带条、保险伞材料、木片、石块之类，表面用机油涂刷或加以踩踏，以使醒目。还可用其他方法，如无线电、火光、烟或反光等，以引起对上述信号的注意。

供幸存人员用的地对空目视信号如表 8-6 所示。

表 8-6 供幸存人员用的地对空目视信号表

编 号	意 义	信 号
1	需要救助	V
2	需要医药救助	X
3	不是或否定	N
4	是或肯定	Y
5	向此方向前进	↑

（4）空对地信号。航空器使用下列信号，表示已明白地面信号：白天摇摆机翼；夜间开关着陆灯两次，如无此设备，则开关航行灯两次。如无上述信号，则表示不明白地面信号。

（5）莫尔斯代码。莫尔斯代码是一种通用的国际代码。每个字母间应有短暂停顿，每个词组间应有明显停顿，具体如表 8-7 所示。

表 8-7 莫尔斯代码表

A		M		Y
B		N		Z
C		O		1
D		P		2
E		Q		3

续表

F	R	4
G	S	5
H	T	6
I	U	7
J	V	8
K	W	9
L	X	0

发送信号

AAAA*……呼叫信号，我有一个信号

AAA*句子结束，下面还有更多

Pause 单词结束，下面还有更多

EEEEE*……错误，从最后一个正确的单词开始

AR 信号结束

接收信号

TTTT*……我正在接收

K 我已做好准备，请发出信息

LMK*重复信号，我不能理解

R 信息已收到

*代表按单词传送，不要停顿

有用的单词

SOS（求救）

Sene（送出）

Doctor（医生）

Helr（帮助）

Injury（受伤）

Trappen（发射）

Lost（迷失）

Water（水）

（6）身体语言。如图 8-18 所示的一系列信号，空中救援人员都能理解，可以据此向他们发出信号。注意从身前到两侧的位置改变、腿与身体姿势的运用、手部的动作。手上持一块布条对 Yes（是）或 No（否）加以强调。做这些动作时，要求十分清晰，且幅度尽量大。

（7）信息信号。当离开失事地点或营地时，应留下一些信号物。

制作一些大型的箭头型信号，表明自己的前进方向，且使这些信号在空中也能一目了然。再制作其他一些方向指示标，使地面搜寻人员可以理解。

地面信号物使营救者能了解你的位置或者过去的位置，方向指示标有助于他们寻找你的行动路径。一路上要不断留下指示标，这样做不仅可以让救援人员追寻而至，在自己希望返回时，也不致迷路。如果迷失了方向，找不到想走的路线，指示标就可以成为一个向导。

方向指示标如图 8-19 所示。

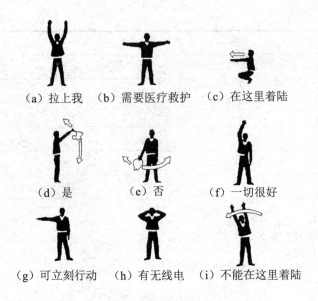

图 8-18　身体语言

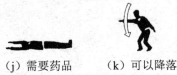

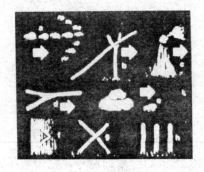

图 8-19　方向指示标

- 将岩石或碎石片摆成箭形。
- 将棍棒支撑在树杈间，顶部指着行动的方向。
- 在一卷草束的中上部系上一结，使其顶端弯曲指示行动方向。
- 在地上放置一根分叉的树枝，用分叉点指向行动方向。
- 用小石块垒成一个大石堆，在边上再放一小石块指向行动方向。
- 用一个深刻于树干的箭头形凹槽表示行动方向。
- 两根交叉的木棒或石头意味着此路不通。
- 用三块岩石、木棒或灌木丛传达的信号含义明显，表示危险或紧急。

3. 使用绳索

日常生活中常使用绳索作系扎与固定之用。在求生过程中使用绳索来进行攀爬与救援，可以帮助克服各种复杂地形。以下介绍三种救援中实用的绳索方法，乘务员应学会并牢记正确的操作与使用方法。不正确的系扣方法，有时会导致危险的发生。

（1）单套环。单套环制作快速，承受力强，可用于救生环的末端或其他需要绳环固定的场合，如图8-20所示。

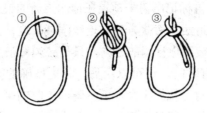

图 8-20　单套环结法

① 用一根带子活端制作一个反手结。

② 将带子的另一活端沿反手结的运动轨迹的相反方向穿越此结。

③ 活端应该恰好在结内，这样，拉紧时活端就不会滑落。

（2）环中环。环中环用于支撑或拉出缝隙或其他难以爬出的地方的遇险者，如图 8-21所示。用其中一环绕过臀部，另一环绕过上体即可；也可将两腿放入环中，手抓牵引绳索。

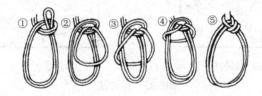

图 8-21　环中环结法

① 将双股绳索弯曲成一环，将活端穿过此环。

② 将活端向下，然后套过双层环，轻轻移至固定部分后面，拉动大的双层环，使其变紧。

（3）绳梯结。绳梯结用于光滑绳索上，按一定间隔连续打出多个反手结以利于使用绳索进行攀爬。绳索的末端留出一截合理的长绳，在一根短树枝或圆木末端用绳索扣一个半结，如图8-22所示。

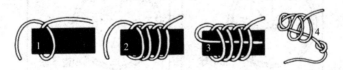

图 8-22　绳梯结结法

① 沿着圆木连续制作一些松弛的半结。

② 将留出的绳端向后依次穿过所有的环，然后将所有的环滑下圆木末端。

③ 将每个绳结依次穿过半结，另一端固定，系紧每个结。

4. 辨别方向

在求生过程中，我们需正确辨别方向，以便能尽早脱离危险之境。以下介绍几种实用的辨别方向的方法。

（1）影钟法，如图8-23所示。无论你身处南半球还是北半球都可用树影移动来确定方向，北半球树影以顺时针移动，南半球树影以逆时针移动。

① 影钟法1。在平地上，竖直放置1米长的垂直树干。注明树影所在位置，顶端用石块或树棍标出。15分钟后，再标记出树干顶端在地面上新的投影位置。两点间的连线会给出东西方向——首先标出的是西。南北方向与连线垂直。这种方法适用于经纬度地区。一天中的任何时间，都可用它检测你移动的方向，只是必须有阳光。

② 影钟法 2。如果你有时间，还可以用另一种更精确的方法——标出第一个树影顶点，以树干所落点为圆心，树影长的半径作弧。随着午时的来临，树影会逐渐缩短移动；到了下午，树影又会逐渐变长。标记出树影顶与弧点的交点，弧上这两点间的连线会为你提供准确的东西方向——早晨树影顶点为西。

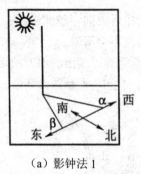

（a）影钟法 1　　　　（b）影钟法 2

图8-23　影钟法

（2）手表法。传统的手表有时钟和分钟，可用来确定方向，前提是它表示的是确切的当地时间（没有经过夏时制调整，也不是统一的跨时区标准时间）。越远离赤道地区，这种方法会越可靠，因为如果阳光几乎是直射的话，很难精准地确认方向。

手表法定方向详见图8-24所示。

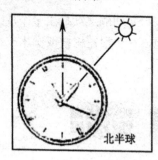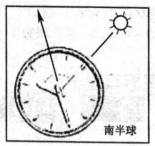

图 8-24　手表法

① 北半球。将表水平放置，时针指向太阳，时针与12点刻度之间的夹角平分线指明南北方向。

② 南半球。将表水平放置，将12点刻度指向太阳，12点刻度与时针指向间的夹角平分线指明南北方向。

（3）简易指南针。一截铁丝（缝衣针即可）反复同一方向与丝绸摩擦，会产生磁性，悬挂起来可以指示北极。磁性不会很强，隔段时间需要重新摩擦，增强磁性。

如果你有一块磁石，会比用丝绸更有效——注意沿同一方向将铁针不断与磁石摩擦。

用一根绳子将磁针悬挂起来，以便不影响平衡。但不要用纽结强度高、易绞缠的绳线。具体如图 8-25 所示。

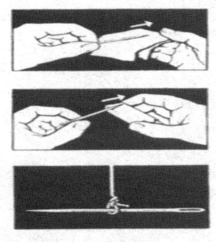

图 8-25　简易指南针

【本章小结】

本章主要介绍飞机空中飞行过程中出现意外后的一系列急救方法。本章的学习重点应放在具体实践技能的掌握上，应重点掌握迫降前的乘务长广播内容；掌握防冲击姿势；掌握紧急情况下安全带与救生衣的使用；掌握几种野外求救的具体方法；掌握一些相关的野外生存技能。

学习本章内容，对于空勤人员在发生空难时，积极开展急救，最大限度减少人员伤亡有积极的作用。

【思考与练习】

1. 发生意外后，空勤人员应采取哪些应急措施？
2. 飞行器失事后求生的基本原则是什么？维持机上乘员生命的要素又有哪些？
3. 热带丛林、沙漠、海上和寒区的求生技能有哪些？

附录　民用航空人员体检合格证管理规则

（2016 年 3 月 17 日交通运输部发布根据 2017 年 4 月 6 日《交通运输部关于修改〈民用航空人员体检合格证管理规则〉的决定》修正）

A 章　总　　则

第 67.1 条　目的和依据

为了保证从事民用航空活动的空勤人员和空中交通管制员身体状况符合履行职责和飞行安全的要求，根据《中华人民共和国民用航空法》制定本规则。

第 67.3 条　适用范围

本规则适用于空勤人员和空中交通管制员的体检鉴定以及体检合格证的申请、颁发和监督管理。

第 67.5 条　机构与职责

（a）中国民用航空局（以下简称民航局）负责制定空勤人员和空中交通管制员体检鉴定医学标准、体检鉴定程序要求和体检合格证的管理规定，负责全国体检鉴定和体检合格证的管理工作。

（b）中国民用航空地区管理局（以下简称地区管理局）负责办理本地区空勤人员和空中交通管制员体检合格证申请、审查、颁发和管理工作，对本地区体检鉴定工作实施监督检查。

（c）民航局民用航空人员体检鉴定专家委员会（以下简称专家委员会）主要承担空勤人员和空中交通管制员疑难或者特殊病例的体检鉴定、特许颁发体检合格证的体检鉴定（以下称特许颁证体检鉴定）、体检鉴定标准和专业技术研究等任务，对民用航空人员体检鉴定机构实施技术支持、指导，并受民航局委托对体检鉴定机构进行技术检查。

（d）民用航空人员体检鉴定机构（以下简称体检机构）根据民航局批准的业务范围承担申请办理体检合格证的体检鉴定任务。

第 67.7 条　体检合格证的要求

申请人通过体检鉴定证明其符合本规则附件 A《空勤人员和空中交通管制员体检合格证医学标准》规定的相应医学标准，方可申请办理《民用航空人员体检合格证》（以下简称体检合格证）。

空勤人员、空中交通管制员履行职责时，应当持有依照本规则取得的有效体检合格证，或者体检合格证认可证书，满足体检合格证或认可证书上载明的限制要求。

任何人不得擅自涂改、伪造体检合格证或者认可证书。

第67.9条　定义

本规则使用如下定义：

（a）体检文书是指记录体检合格证申请人体检鉴定信息的所有材料，包括体检鉴定表和体检鉴定结论通知书。

（b）医学资料是指与体检合格证申请人健康有关的诊疗记录（包括门诊、住院以及用药记录）、医学检查结果报告以及医学（数字）影像资料、身体状况资料和疗养记录等。

B章　体检鉴定

第67.11条　体检鉴定一般要求

（a）申请人向体检机构提交体检鉴定申请时，应当出示本人身份证明，提供本人医学资料、既往体检文书，接受体检机构按照本规则附件A《空勤人员和空中交通管制员体检合格证医学标准》和体检鉴定辅助检查项目要求实施的各项医学检查，以及必要的相关检查。

申请人在每次申请体检鉴定时还应当如实提供本人及家族病史信息及相关医学资料。

（b）体检机构受理体检鉴定申请时，应当核对申请人身份，审查其申请材料。申请材料符合要求的，体检机构应当受理体检鉴定申请，并根据所申请体检合格证的类别，按照本规则的要求，组织对其进行体检鉴定。

（c）各科体检医师对申请人进行体格检查，并根据其申请材料、身体状况和有效辅助检查结果（辅助检查结果有效期为90日），如实做出并签署是否符合本规则相应医学标准的单科体检鉴定结论；主检医师综合各科鉴定结论如实做出并签署体检鉴定结论。

（d）记录体检鉴定各项检查结果和鉴定结论等信息应当及时准确。

（e）体检机构应当在受理体检鉴定申请后5个工作日内做出体检鉴定结论，但是因申请人原因无法完成体检鉴定的除外。

（f）需要对申请人进行补充检查、医学观察或者专家鉴定等的，体检机构应当及时通知申请人所在单位暂停其履行职责。补充检查、医学观察或者专家鉴定所需时间不计入前款时限。补充检查和医学观察时间自本次体检鉴定之日起不得超过30日。

（g）申请人在体检鉴定时应当如实反映健康状况，不得隐瞒病史、病情。体检机构发现申请人可能冒名顶替、提供虚假生物标本、隐瞒病史、病情或擅自涂改、伪造体检文书及医学资料时，应当立即停止体检鉴定，并及时书面报告所在地地区管理局。

（h）体检医师和体检机构的其他医务人员在对申请人实施体检鉴定和医学检查时，应当尊重申请人的人格和权利，不得恶意造成其身体伤害，不得泄露和传播其身体状况和体检鉴定信息，不得利用职权索取或收受申请人的财物。

第 67.13 条　体检鉴定结论

（a）体检鉴定结论为：

（1）合格。经过辅助检查和体检鉴定，申请人身体状况符合本规则附件 A 相应类别体检合格证医学标准的体检鉴定结论为合格。

（2）暂时不合格。经过辅助检查和体检鉴定，申请人身体状况不符合本规则附件 A 相应类别体检合格证医学标准，但体检医师认为通过补充医学资料、进行短期疾病治疗或者医学观察，可以满足相应类别体检合格证医学标准的，体检鉴定结论为暂时不合格。

（3）不合格。经过辅助检查和体检鉴定，申请人身体状况不符合本规则附件 A 相应类别体检合格证医学标准的体检鉴定结论为不合格。

（b）合格的体检鉴定结论作出后的 3 个工作日内，体检机构应当通知申请人及其所在单位。

（c）暂时不合格的体检鉴定结论作出后，体检机构应当签署体检鉴定暂时不合格结论通知书，在 24 小时内通知申请人及其所在单位，并报告所在地区管理局。

在暂时不合格的体检鉴定结论作出后 90 日内，申请人按照体检医师的要求补充相应医学资料、接受相应疾病治疗或者医学观察，并接受体检医师的单科检查的，体检机构应当作出相应体检鉴定结论。超过 90 日未进行补充相应医学资料、未完成疾病治疗或者医学观察的，应当重新申请体检鉴定。重新进行体检鉴定时，体检医师不得以同一原因再次作出暂时不合格结论。

（d）体检鉴定不合格结论作出后，体检机构应当签署体检鉴定结论通知书，并在 24 小时内通知申请人及其所在单位，同时报告所在地区管理局备案。

第 67.15 条　特许颁证体检鉴定

（a）按照本规则第 67.43 条的规定申请特许颁发体检合格证的申请人应当接受特许颁证体检鉴定。

（b）特许颁证体检鉴定由专家委员会组织实施。

（c）特许颁证体检鉴定的检查项目除按照本规则附件 A 相应类别体检合格证医学标准要求的检查项目外，还可以根据申请人的身体状况，增加必要的医学检查项目。必要时，可以在模拟履行职责的状态下进行医学检查、健康检查和岗位能力测试。

（d）特许颁证体检鉴定结论为：

（1）合格。经过审查或者特许颁证体检鉴定，认为申请人身体状况符合本规则附件 A 相应类别体检合格证医学标准，无须特许即可合格的，其鉴定结论为合格。

（2）特许鉴定合格。经过特许颁证体检鉴定，认为申请人身体状况在满足相应限制条件下，能够安全履行职责的，其鉴定结论为特许鉴定合格。

（3）特许鉴定不合格。经过特许颁证体检鉴定，认为申请人身体状况不能够安全履行职责，或者没有充分证据证明可以安全履行职责的，其鉴定结论为特许鉴定不合格。

（e）特许颁证体检鉴定应当在 30 个工作日内完成。鉴定结论应当书面通知申请人及其所在单位，并报告民航局及申请人所在地区管理局。

第 67.17 条　疑难或特殊病例体检鉴定

（a）体检机构在体检鉴定中发现疑难或特殊病例时，应当及时报告所在地地区管理局，并送交专家委员会进行专家鉴定。

（b）专家委员会应当按照专家委员会章程规定的程序组织专家对疑难或特殊病例实施体检鉴定，作出体检鉴定结论，并书面通知申请人及其所在单位，同时报告所在地地区管理局。

C 章　体检合格证

第 67.19 条　体检合格证类别

体检合格证分下列类别：

（1）I 级体检合格证；

（2）II 级体检合格证；

（3）III 级体检合格证，包括IIIa、IIIb 级体检合格证；

（4）IV 级体检合格证，包括IVa、IVb 级体检合格证。

各级体检合格证适用的医学标准见附件 A《空勤人员和空中交通管制员体检合格证医学标准》。

第 67.21 条　体检合格证适用人员

（a）航线运输驾驶员执照、多人制机组驾驶员执照、商用驾驶员执照（飞机、直升机或倾转旋翼机航空器类别等级）申请人或者持有人应当取得并持有 I 级体检合格证。

（b）除（a）款之外的其他航空器驾驶员执照、飞行机械员执照申请人或者持有人应当取得并持有 II 级体检合格证。

（c）机场管制员、进近管制员、区域管制员、进近雷达管制员、精密进近雷达管制员、区域雷达管制员应当取得并持有 IIIa 级体检合格证；飞行服务管制员、运行监控管制员应当取得并持有 IIIb 级体检合格证。

（d）客舱乘务员应当取得并持有IVa 级体检合格证。

（e）航空安全员应当取得并持有IVb 级体检合格证。

第 67.23 条　体检合格证申请条件

体检合格证申请人应当符合本规则附件 A《空勤人员和空中交通管制员体检合格证医学标准》规定的相应医学标准，并取得民航局认可的体检机构出具的体检鉴定合格结论。

第 67.25 条　申请与受理

（a）体检合格证申请人应当在获得体检鉴定合格结论后 15 日内向所在地地区管理局提出申请，提交与本次申请办理体检合格证有关的体检文书和医学资料等。

（b）受理机关在收到申请人办理体检合格证的申请后，应当进行初步审查，并根据下列情况分别作出是否受理申请的决定：

（1）不需要取得体检合格证的，应当即时告知申请人不受理；

（2）不属于本机关职权范围的，应当即时作出不予受理的决定，并告知申请人向有关行政机关申请；

（3）申请材料不齐全或者不符合法定形式的，能够当场补正的，要求申请人当场补正。不能够当场补正的，在 5 个工作日内一次性告知申请人需要补正的全部内容。逾期不告知的，自收到申请材料之日起即为受理；

（4）申请事项属于本机关职权范围的，且材料齐全、符合法定形式，或者申请人按照要求提交全部补正材料的，应当受理，并告知申请人。

（c）以信函方式提出体检合格证申请的，受理时间以受理机关签收为准；以传真、电子数据交换和电子邮件提出申请的，受理时间以进入接收设备记录时间为准；申请材料不齐全或者不符合法定形式的，受理时间以收到全部补正材料时间为准。

第 67.27 条　审查

（a）受理机关应当在受理申请人办证申请之日起 20 个工作日内，完成办证审查并作出处理决定。20 个工作日内不能作出决定的，经受理机关负责人批准，可以延长 10 个工作日，并应当将延长理由告知申请人。

（b）审查的主要内容：

（1）申请人的基本信息；

（2）体检文书和医学资料；

（3）体检项目和辅助检查项目的符合性；

（4）体检鉴定结论的符合性；

（5）其他必要的内容。

（c）受理机关根据审查结果作出下列处理决定，并书面通知相关机构和人员：

（1）认为体检文书和医学资料齐全、体检项目和辅助检查项目符合本规则要求、鉴定结论符合本规则相应医学标准的，应当做出体检合格证颁发许可决定；

（2）认为体检鉴定没有针对申请人申请的体检合格证类别相应医学标准和辅助检查项目及频度等要求进行的，应当作出不予许可决定；

（3）认为体检医师适用医学标准不当，做出错误结论的，应当作出不予许可决定，并通知体检机构纠正错误；

（4）认为需要对体检鉴定结论符合性进行进一步认定的，送请专家委员会进行专家鉴定，并通知申请人。专家鉴定不计入审查期限。

第 67.29 条　颁发

（a）受理机关作出体检合格证颁发许可决定后，颁发体检合格证（样式见附件 B）。

（b）受理机关审查认为申请人的条件不能满足本规则要求的，作出不予颁发体检合格证的行政许可决定，并填写不予颁发体检合格证通知书。不予颁发体检合格证通知书中应当说明不予颁发的理由。

第 67.31 条　送达

（a）受理机关能够作出颁发体检合格证许可决定的，在作出许可决定之日起 10 个工作日内将体检合格证送达申请人。

（b）受理机关能够当场作出不予颁发体检合格证处理意见的，当场将不予颁发体检合格证通知书送达申请人。不能当场送达的，在审查期限内送达申请人。在送达同时告知申请人享有依法申请行政复议或者行政诉讼的权利。

（c）体检合格证可以通过直接送达、邮寄送达或者由申请人自行领取等方式送达。体检合格证送达必须保留送达回执或者邮寄凭证或者领取签收记录等。

第 67.33 条　有效期

（a）体检合格证自颁发之日起生效。年龄计算以申请人进行体检鉴定时的实际年龄为准。

（b）Ⅰ级体检合格证有效期为 12 个月，年龄满 60 周岁以上者为 6 个月。其中参加《大型飞机公共航空运输承运人运行合格审定规则》（CCAR-121）规定运行的驾驶员年龄满 40 周岁以上者为 6 个月。

（c）Ⅱ级体检合格证有效期为 36 个月。其中年龄满 40 周岁以上者为 24 个月，年龄满 50 周岁以上为 12 个月。

（d）根据体检合格证持有人所履行的职责，Ⅲ级体检合格证的有效期为：

（1）Ⅲa 级体检合格证有效期为 24 个月。其中年龄满 40 周岁以上者为 12 个月；

（2）Ⅲb 级体检合格证有效期为 24 个月。

（e）Ⅳa 级体检合格证和Ⅳb 级体检合格证有效期为 12 个月。

（f）体检合格证持有人可以在体检合格证有效期届满 30 日前，按照本规则的规定，申请更新体检合格证。

第 67.35 条　有效期的延长

（a）体检合格证持有人由于特殊原因不能在体检合格证有效期届满前进行体检鉴定、更新体检合格证，又必须履行职责时，应当在体检合格证有效期届满前向原颁证机关申请延长体检合格证的有效期。

（b）颁证机关接到延长有效期申请后，可以要求体检合格证持有人提供航空医师或执业医师对申请人进行指定项目的检查，并根据情况决定是否推迟体检鉴定，延长体检合格证的有效期。有效期延长时间不得超过下述期限：

（1）第 67.33 条（b）、（d）、（e）款规定的体检合格证持有人不超过 45 日；

（2）第 67.33 条（c）款规定的体检合格证持有人不超过 90 日。

（c）颁证机关应当在体检合格证有效期届满前做出决定，同意申请人体检合格证有效期延长的，应当以书面同意函通知申请人和所在单位。

第 67.37 条　符合性要求

（a）体检合格证持有人履行职责时应当遵守以下要求：

（1）履行职责时持有相应的有效体检合格证；

（2）遵守体检合格证上载明的限制要求；

（3）在身体状况发生变化可能不符合所持体检合格证的相应医学标准时，停止履行职责，并报告所在单位管理部门。

（b）体检合格证持有人所在单位应当遵守以下要求：

（1）在体检合格证持有人履行职责前，确认其身体状况符合所持体检合格证的相应医学标准，并能够满足履行职责的需要；

（2）建立体检合格证持有人健康观察档案，了解掌握其健康状况，实施健康风险管理和相应医疗保健措施，并将其纳入单位安全管理系统（SMS）；

（3）督促患有疾病的体检合格证持有人有针对性的采取疾病矫治措施。

第 67.39 条 补发

体检合格证持有人在体检合格证遗失或损坏后，应当向原颁证机关申请补发。颁证机关审查确认申请人体检合格证在有效期内且相关信息属实后，可为其补发与原体检合格证所载内容相同的体检合格证。

第 67.41 条 信息变更

体检合格证载明的姓名和国籍等信息发生变化时，持有人应当向原颁证机关申请信息变更。颁证机关审查确认申请人有关信息属实后，为其办理体检合格证变更，同时收回变更前的体检合格证。变更后的体检合格证的有效期和限制要求与原体检合格证相同。

第 67.43 条 特许颁发

（a）再次申请 I、II 和IIIa 级体检合格证的申请人（学员和学生驾驶员除外），在体检鉴定结论不合格时，如果有充分理由证明能够安全履行职责，并且不会因为履行职责加重病情或者使健康状况恶化时，可以向专家委员会提出特许颁证体检鉴定的申请，并提交下列文件：

（1）申请表；

（2）所在单位证明文件（私用驾驶员执照持有人除外）；

（3）所在地地区管理局指定技术专家出具的技术能力证明文件；

（4）体检文书和医学资料；

（5）需要提交的其他资料。

（b）专家委员会对申请人提交的全部材料进行初步审查。符合申请条件的，按照本规则第 67.15 条的规定组织进行特许颁证体检鉴定；不符合申请条件的，退回申请人。

（c）特许鉴定合格的申请人可以向地区管理局提出特许颁发体检合格证申请。

（d）地区管理局按照本规则第 67.25 条和第 67.27 条的规定进行受理和审查。根据申请人的基本情况、履行职责时承担的安全责任、可接受的保证安全履行职责采用的医疗措施以及实施的可能性等因素，做出特许颁发体检合格证的许可决定。准予特许的，颁发体检合格证；不予特许的，签署不予颁证意见，并书面通知申请人及其所在单位，并告知申请人所属体检机构。

（e）特许颁发的体检合格证上应当载明下列一项或多项限制条件：

（1）职责或任务限制；

（2）履行职责的时间限制；

（3）安全履行职责必需的医疗保障要求；

（4）必要的其他限制。

第67.45条 外籍飞行人员体检合格证管理

（a）持有其他国际民航组织缔约国民航当局颁发的有效体检合格证的外籍民用航空器驾驶员，在申请参加公共航空、通用航空、飞行院校等民用航空器运行单位飞行运行不足120日（含本数）的，可以申请取得所在地地区管理局签发的外籍飞行人员体检合格证认可证书，样式见附件C。超过120日的，应当申请办理按照本规则颁发的体检合格证。

（b）外籍飞行人员按照本规则的规定申请体检机构的体检鉴定，取得符合本规则标准的体检鉴定合格结论后，可以向所在地地区管理局申请办理体检合格证。

（c）地区管理局在收到外籍飞行人员办理体检合格证或认可证书的申请后，按照本规则第67.25条和第67.27条的规定进行受理和审查。审查认为符合相应要求的，给予颁发相应的体检合格证或体检合格证认可证书；审查认为不符合相应要求的，不予颁发体检合格证或体检合格证认可证书，并书面通知申请人和所在单位。

（d）参加我国航空单位飞行运行的外籍飞行人员履行职责时，应当同时持有其他国际民航组织缔约国民航当局颁发的有效体检合格证和依照本规则颁发的有效认可证书，或者持有依照本规则颁发的有效体检合格证。

D章 监督检查

第67.47条 监督检查

（a）民航局应当建立健全监督检查制度，监督检查体检鉴定和颁发体检合格证等工作，及时纠正违法、违规和违纪的行为。

管理局应当建立健全本地区体检鉴定和申请办理体检合格证管理制度，监督检查本地区体检鉴定等工作，及时纠正违法、违规和违纪的行为。

（b）民航管理部门应当依据本规则对体检合格证持有人履行职责时体检合格证和体检合格证认可证书的有效性进行监督检查。监督检查时不得妨碍其正常的生产经营活动，不得索取或者收受被许可人的财物，不得谋取其他利益。

第67.49条 许可的撤销

（a）民航管理部门在检查中发现有下列情形之一的，颁证机关可以撤销已作出的颁发体检合格证或者认可证书的行政许可决定：

（1）工作人员滥用职权、玩忽职守颁发的体检合格证；

（2）超越法定职权颁发的体检合格证；

（3）违反法定程序颁发的体检合格证；

（4）为不具备申请资格或者不符合本规则相应医学标准的申请人颁发的体检合格证；

（5）体检合格证申请人以欺骗、贿赂等不正当手段取得的体检合格证或者认可证书；

（6）依法可以撤销的其他情形。

（b）体检合格证申请人以欺骗、贿赂等不正当手段取得的体检合格证或者认可证书的，申请人在三年内不得再次提出申请。

第 67.51 条　体检合格证的注销

有下列情形之一的，颁证机关应当收回体检合格证，办理注销手续，并以书面形式告知体检合格证持有人（已经死亡的除外）和所在单位注销理由及依据：

（a）体检合格证有效期届满为未延续的。

（b）体检合格证持有人死亡或者丧失行为能力的。

（c）体检合格证被依法撤销的。

（d）法律、法规规定的应当注销行政许可的其他情形。

第 67.53 条　禁止行为

（a）体检合格证申请人不得有下列行为：

（1）隐瞒或者伪造病史、病情，或者冒名顶替，或者提供虚假申请材料的；

（2）涂改或者伪造、变造、倒卖、出售体检文书及医学资料的。

（b）任何人员不得有下列行为：

（1）协助申请人隐瞒或者伪造病史、病情，或者提供虚假申请材料，或者提供非申请人本人生物标本，或者在体检鉴定时冒名顶替的；

（2）涂改、伪造、变造或者倒卖、出售体检合格证的；

（3）未取得体检合格证从事民用航空活动的。

E 章　法　律　责　任

第 67.55 条　体检合格证申请人违反本规则规定的行为

体检合格证申请人违反本规则规定有下列行为之一的，地区管理局依据情节，对当事人处以警告或者 500 元以上 1 000 元以下罚款。涉嫌构成犯罪的，依法移送司法机关处理：

（a）隐瞒或者伪造病史、病情，或者冒名顶替，或者提供虚假申请材料的。

（b）涂改或者伪造、变造、倒卖、出售体检文书及医学资料的。

第 67.57 条　体检合格证持有人违反本规则的行为

体检合格证持有人违反本规则规定有下列行为之一的，地区管理局应当责令当事人停止履行职责，并对其处以警告或者 500 元以上 1 000 元以下罚款：

（a）从事相应民用航空活动时未携带有效体检合格证，或者使用的体检合格证等级与所履行职责不相符的。

（b）发现身体状况发生变化，可能不符合所持体检合格证的相应医学标准时，不按照程序报告的。

（c）履行职责时未遵守体检合格证上载明的限制条件的。

第 67.59 条　其他违反本规则规定的行为

（a）任何机构使用未取得或者未持有有效体检合格证人员从事相应民用航空活动的，民航局或地区管理局应当责令其立即停止活动，并对其处以 20 万元以下的罚款；对直接责任人处以 500 元以上 1 000 元以下的罚款；涉嫌构成犯罪的，依法移送司法机关处理。

（b）任何人员违反本规则规定有下列行为之一的，民航局或地区管理局可以对其处以警告或者 500 元以上 1 000 元以下罚款；涉嫌构成犯罪的，依法移送司法机关处理。

（1）协助申请人隐瞒或者伪造病史、病情，或者提供虚假申请材料，或者提供非申请人本人生物标本，或者在体检鉴定时冒名顶替的。

（2）涂改、伪造、变造或者倒卖、出售涂改、伪造、变造的体检合格证的。

（3）未取得体检合格证从事民用航空活动的。

第 67.61 条　颁证机关工作人员违反本规则规定的行为

颁证机关工作人员在办理体检合格证时违反法律、行政法规或本规则规定，或者不依法履行本规则 67.47 条规定的监督检查职责的，由其上级行政机关或者监察机关责令改正；情节严重的，由其上级行政机关或者监察机关依法给予行政处分；构成犯罪的，依法追究刑事责任。

F 章　附　　则

第 67.62 条　守法信用信息记录

对个人和有关机构的撤销许可、行政处罚等处理措施及其执行情况记入守法信用信息记录，并按照有关规定进行公示。

第 67.63 条　废止

2001 年 8 月 13 日公布的《中国民用航空人员医学标准和体检合格证管理规则》（民航总局令第 101 号）和 2004 年 7 月 12 日公布的《中国民用航空总局关于修订〈中国民用航空人员医学标准和体检合格证管理规则〉的决定》（民航总局令第 125 号）自本规则实施之日起废止。

第 67.65 条　原体检合格证的有效期

本规则实施前颁发的体检合格证，在其有效期内继续有效。

第 67.67 条　施行日期

本规则自 2012 年 8 月 1 日起施行。

附　录　一

《申请体检合格证的辅助检查项目和频度》

序　号	检查项目	I 级体检合格证	II 级体检合格证	IIIa 级体检合格证	IIIb 级体检合格证	IVa 级体检合格证	IVb 级体检合格证
1	脑电图	首次申请	首次申请				
2	静息心电图	首次申请；30 岁以上每 12 个月一次	首次申请；40 岁以上每次申请	首次申请；40 岁以上每次申请	每次申请	首次申请	每次申请
3	次极重运动负荷心电图	40～49 岁每 24 个月一次；50 岁以上每 12 个月一次	50 岁以上每次申请	50 岁以上每次申请			
4	胸部 X 线透视	首次申请；每 12 个月一次	每次申请	每次申请	每次申请	每次申请	每次申请
5	血红蛋白定量测定	首次申请；每 12 个月一次	每次申请	每次申请	每次申请	每次申请	每次申请
6	总胆固醇，甘油三酯低密度脂蛋白胆固醇	首次申请；每 12 个月一次		首次申请；每 12 个月一次			
7	肝功能检查	首次申请；每 12 个月一次	每次申请	每次申请	每次申请	每次申请	每次申请
8	HBsAg 检查	首次申请；每 12 个月一次	每次申请	每次申请	每次申请	每次申请	每次申请
9	空腹血糖	首次申请；40 岁以上每 12 个月一次	40 岁以上每次申请	40 岁以上每次申请			
10	尿糖定性，尿沉淀物检查	每次申请	每次申请	每次申请	每次申请	每次申请	每次申请
11	纯音听力计	首次申请；40 岁以下每 5 年一次；41 岁以上每 3 年一次	首次申请；40 岁以下每 5 年一次；41 岁以上每 3 年一次	首次申请；40 岁以下每 5 年一次；41 岁以上每 3 年一次			

续表

序　号	检 查 项 目	I 级体检合格证	II 级体检合格证	IIIa 级体检合格证	IIIb 级体检合格证	IVa 级体检合格证	IVb 级体检合格证
12	腹部 B 型超声声像学检查	首次申请；驾驶员每 12 个月一次；其他人员每 24 个月一次	首次申请；每次申请	首次申请；每次申请	首次申请	首次申请	首次申请
13	粪便细菌学检查					每次申请	

参 考 文 献

[1] 中国民用航空局. 中国民用航空人员医学标准和体检合格证管理规则[EB/OL]. (2001-08-31）[2015-11-02]. http://www.caac.gov.cn/XXGK/XXGK/MHGZ/201511/t20151102_8529.html.

[2] 中国民用航空局. 中国民用航空应急管理规定[EB/OL]. （2016-03-17）[2016-05-30]. http://www.caac.gov.cn/XXGK/XXGK/MHGZ/201605/t20160530_37657.html.

[3] 中国民用航空局. 民用航空招收飞行学生体检鉴定规范[EB/OL]. （2017-09-07） [2015-11-02]. http://www.caac.gov.cn/XXGK/XXGK/BZGF/HYBZ/201709/t20170912_46666.html.

[4] 姚红光, 李程. 航空卫生保健与急救[M]. 北京：旅游教育出版社, 2013.

[5] 吴兴裕, 常耀明. 航空卫生学[M]. 西安：第四军医大学出版社, 2003.

[6] 王诗彧. 把好航空卫生安全第一关[N]. 中国民航报, 2012-06-26（001）.

[7] 方言. 客舱卫生不该成为"抱怨点"[N]. 中国民航报, 2015-08-07（002）.

[8] 王利艳. 民航客舱救护[M]. 北京：中国民航出版社, 2015.

[9] 李金声, 虞学军. 航空航天卫生学[M]. 西安：第四军医大学出版社, 2013.

[10] 崔学民, 湛明. 机上急救[M]. 北京：国防工业出版社, 2014.

[11] 高文祥, 高钰琪. 慢性高原病分型、诊断与治疗的研究进展[J]. 第三军医大学学报, 2016, 38（05）：431-436.

[12] 董华平, 周其全, 高钰琪等. 急性高原病预防措施研究进展[J]. 人民军医, 2014, 57（01）：81-82+94.

[13] 李彬, 李年华, 高亮, 等. 急慢性高原反应症状体征影响因素及相关性探讨[J]. 西北国防医学杂志, 2016, 37（08）：494-496.

[14] 赖红泽. 空中女乘务员月经及生育情况调查分析[J]. 中华航空航天医学杂志, 1999（02）：64.

[15] 马建青. 大学生心理卫生[M]. 2 版. 杭州：浙江大学出版社, 2003.

[16] 刘轶. 自我实现预言在大学教育的运用研究[J]. 才智, 2015（26）：170.